新体系看護学全書

精神看護学❶

精神看護学概論／
精神保健

メヂカルフレンド社

本書デジタルコンテンツの利用方法

本書のデジタルコンテンツは、専用Webサイト「mee connect」上で無料でご利用いただけます。

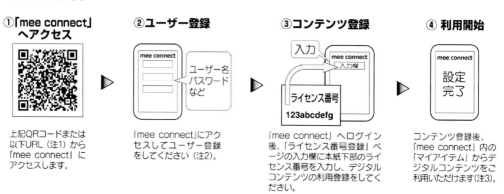

①「mee connect」へアクセス

上記QRコードまたは以下URL（注1）から「mee connect」にアクセスします。

②ユーザー登録

ユーザー名　パスワード　など

「mee connect」にアクセスしてユーザー登録をしてください（注2）。

③コンテンツ登録

入力

mee connect　入力欄

ライセンス番号　123abcdefg

「mee connect」へログイン後、「ライセンス番号登録」ページの入力欄に本紙下部のライセンス番号を入力し、デジタルコンテンツの利用登録をしてください。

④利用開始

mee connect　設定完了

コンテンツ登録後、「mee connect」内の「マイアイテム」からデジタルコンテンツをご利用いただけます（注3）。

注1：https://www.medical-friend.co.jp/websystem/01.html
注2：「mee connect」のユーザー登録がお済みの方は、②の手順は不要です。
注3：デジタルコンテンツは一度コンテンツ登録をすれば、以後ライセンス番号を入力せずにご利用いただけます。

ライセンス番号　　a048 0603 vxh4ql

※コンテンツ登録ができないなど、デジタルコンテンツに関するお困りごとがございましたら、「mee connect」内の「お問い合わせ」ページ、もしくはdigital@medical-friend.co.jpまでご連絡ください。

　新型コロナウイルス感染症（COVID-19）の蔓延により私達の生活は一変した。また，感染拡大を防ぐための長期にわたるロックダウンや外出自粛，移動の制限などは，世界の人々の心の健康に影響をもたらした。

　人と人とのかかわりが基本となる看護の道を選んだ学生の皆様にとっては，学内で講義や演習が受けられない，臨地実習に出られない，同級生との交流の機会が失われるなど，ステイホームやソーシャルディスタンスを強いられる毎日に，不安やストレスを募らせていたことと思う。一方，こうした困難の中でも，オンライン授業やリモート討議，臨地実習に代わるロールプレイなど，創意工夫された学習方法に挑戦し，学びを深めてきたことと思う。

　今改訂では，新たな学習の一形態として，動画を用いた学習が含まれている。学生の皆様にとって馴染みが薄いであろう精神看護の現場について，より理解を深めてもらえるよう，『精神看護学①・②』合わせて 10 本の動画にアクセスできるようになっている。動画では，障害をもつ方たちによる病気とのつきあい方や回復への道のりに関する体験談，精神看護専門看護師へのインタビュー，精神疾患をもつ人との関係の構築，リラクセーション法の実際，精神療法の様子などを紹介している。

　また，今改訂では，精神保健医療看護を取り巻く社会的・経済的環境の加速度的な変化と，それに伴う複雑かつ多様になってきている精神看護の役割を反映させつつ，地域精神保健の考え方を重視した内容とした。そして，学生が学習成果を臨床現場で適用しやすいような内容を取り上げ，精神看護学が私たちの身近な問題であり，挑戦しがいのある実践・研究領域であることを理解してもらえるよう編集した。そのため様々な現場における精神看護実践の現状と課題について言及し，学生が看護現象を複数の視点から批判的に検討できるよう，精神看護実践・研究における論争についても紹介した。また，できるだけ平易な記述とわかりやすい図表やイラストを用い，学生に親しみやすい教科書となるよう心がけた。

　『精神看護学①　精神看護学概論・精神保健』では，精神保健について，脳の構造と認知機能，心の構造と働き，個人の発達とライフサイクル，家族の機能と発達，学校・職場・地域における精神保健，危機状況，社会病理現象，精神保健医療福祉の歴史と現状，障害者の権利保障や精神障害をもつ人を守る法・制度など，幅広い視点から論究した。また，学生が自分自身の精神保健を保持増進するうえで活用できるよう，精神保健上のセルフケアの方法についても解説した。

　『精神看護学②　精神障害をもつ人の看護』では，精神疾患・障害をもつことの意味をはじめとして，精神疾患の症状・診断・治療法，精神疾患をもつ人や身体疾患を合併

している患者の看護，精神障害をもつ人の地域生活支援，精神障害者をケアする家族への支援を中心に構成した。障害者の成長を支持するための関係づくりやコミュニケーション，安全・安心の環境づくりにおける看護の役割に関する記述は，当事者の視点から見た世界や当事者の体験に関する記述と併せ，学生が現実の世界を反映した看護を考える一助となるはずである。また，障害をもつ当事者が自分の人生・生活を選択，実践していく基盤となるセルフマネジメントについても触れたが，これは学生が「当事者が病をもちながらも自分らしい生活を送れるよう」な看護支援を考える機会となるであろう。最後に，多様な精神看護の場として，リエゾン精神看護，司法精神看護，災害時の精神看護も取り上げた。

本書では，精神看護の対象者を「精神疾患患者」「精神障害者」としているが，それらの呼称は，当事者たちのアイデンティティを病者としての役割のみにつなぎ留めてしまうおそれがある。編者一同の自戒をこめてお伝えするが，精神疾患や精神障害をもつ人のアイデンティティを病者・疾患の観点から理解できたと思いあがってはいけない。そのような医療者の姿勢が，当事者の人生・生活における可能性を奪ってしまうからである。ありがたくも本書を手にとっていただき，精神看護を学ぼうとしている読者諸氏には，当たり前のことと思われるかもしれないが，『疾患や障害は，あくまでも，それをたまたま引き受けることになった人と，縁あってその人を，職業人として手伝うことになった私達が，ともに見つめ，協力しあって解決をはかる困難課題である』ということを念頭において，本書を活用していただけるとありがたい。

本書は，学生の皆様が卒業後も活用できるような内容となっており，執筆者一同の精神保健医療福祉への熱い思いと障害をもつ方への深い尊敬の念も詰まっている。本書が，精神看護を実践するうえでの根拠を提示できるばかりでなく，精神障害をもつ人への理解につながれば幸甚の至りである。

最後に，お忙しいなか本書の刊行にご尽力くださった執筆者の皆様，資料収集に際してご協力くださった皆様，終始適切な助言でご支援くださったメヂカルフレンド社編集部に，この場をお借りして，深く感謝申し上げる。

2021 年 11 月

編集ら

執筆者一覧

編集

岩﨑　弥生	千葉大学名誉教授
渡邉　博幸	千葉大学社会精神保健教育研究センター特任教授

執筆（執筆順）

岩﨑　弥生	千葉大学名誉教授
岡田　眞一	前千葉県精神保健福祉センターセンター長
池田　政俊	帝京大学大学院文学研究科臨床心理学専攻主任教授
花澤　寿	千葉大学教育学部教授
矢代　佐枝子	明星大学心理学部非常勤講師
山内　直人	医療法人社団爽風会心の風クリニック千葉院長
尾島　俊之	浜松医科大学医学部健康社会医学講座教授
渡邉　博幸	千葉大学社会精神保健教育研究センター特任教授
石川　真紀	千葉県精神保健福祉センター次長・臨床検査課課長
谷渕　由布子	医療法人同和会千葉病院医長
東本　愛香	成城大学治療的司法研究センター客員研究員
小石川比良来	亀田総合病院心療内科・精神科顧問
下里　誠二	信州大学医学部保健学科看護学専攻教授

目次

●本文の理解を助けるための動画を収録した項目に **VIDEO** のアイコンを付しています。
視聴方法：本文中に上記アイコンとともに付している QR コードをタブレットやスマートフォン等の機器で読み込むと、動画を視聴することができます。

「精神看護学」で 学ぶこと

I 精神保健で扱われる現象

　精神保健及び精神障害者福祉に関する法律（**精神保健福祉法**）の目的は，精神障害者の福祉の増進および国民の精神保健の向上を図ることであり，①精神障害者の医療および保護を行うこと，②精神障害者の社会復帰の促進および自立と社会経済活動への参加の促進のために必要な援助を行うこと，③精神疾患の発生の予防や国民の精神的健康の保持・増進に努めることが含まれている。

　つまり，精神保健で扱われる現象は，大きくは「精神障害の予防・治療，社会参加に関するもの」と「精神的健康の保持・増進に関するもの」に分けることができる。ここでは，まず精神障害の側面から，日本の精神保健を概観する。

A 精神障害と精神保健

1. 精神疾患の患者数の増加

　近年，日本では，精神疾患により医療機関にかかっている患者数は増加しており，2017（平成29）年の精神疾患を有する患者数は入院と外来を合わせて400万人を超え，過去最高となっている （図1）。そのうち最も患者数が多いのは気分障害であり，次いで神経症性障害，統合失調症が多い（図2）。精神疾患を有する患者数の増加の背景には，職場におけるうつ病の増加や高齢化に伴う認知症の増加がある。

　また，精神疾患との関連性が高いとされる自殺死亡者数は1998（平成10）年から2011（平成23）年まで3万人台で推移してきた。2012（平成24）年以降は減少に転じ，2019（令和元）年には2万人程度までにはなったものの，2020（令和2）年から再び増加に転じている。また，日本の自殺死亡率は国際的に高く，OECD（経済協力開発機構）による国際比較データでは，上位（2020年の自殺死亡率は人口10万人当たり15.4）に位置している（図3）。

2. 精神障害と障害調整生存年数（DALY）

　精神疾患は主要な死因ではないことから，疫学的に重要な問題として取り上げられてこなかった歴史がある。しかし，1990年代初期に障害調整生存年数（disability-adjusted life-years：DALY）という**疾病負担**＊の新たな測定方法が導入されたことにより，精神疾患が世界の疾病負担のなかで大きな割合を占めていることが明らかになり，精神保健対策の重要

＊ **疾病負担**：burden of disease。疾病負担を測定する健康指標として，DALYが用いられている。DALYは，死亡年齢と障害度を加味した指標で，多くの国で医療政策の策定に活用されている。DALYを疾病負担の指標として導入する前は，世界や地域の健康状態は，罹患率や死亡率，リスク要因に関する調査に基づきアセスメントされていたが，個別のデータを統合して政策に生かすことまではできていなかった。　参考／Murray,C.J.L.,et al:Measuring the global burden of disease,N Engl J Med,369（5）：448-457，2013.

序

「精神看護学」で学ぶこと

「精神（心）」のとらえ方

精神（心）の発達に関する主要な考え方

家族と精神（心）の健康

暮らしの場と精神（心）の健康

危機状況と精神（心）の健康

現代社会と精神（心）の健康

精神保健医療福祉の歴史と現在の姿

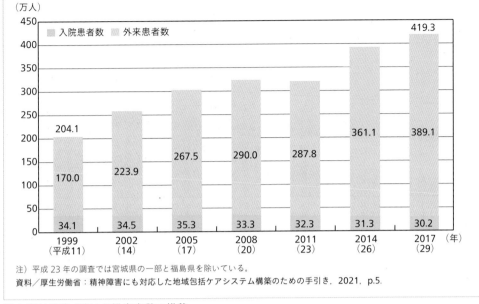

注）平成23年の調査では宮城県の一部と福島県を除いている。

資料／厚生労働省：精神障害にも対応した地域包括ケアシステム構築のための手引き，2021, p.5.

図1 精神疾患を有する総患者数の推移

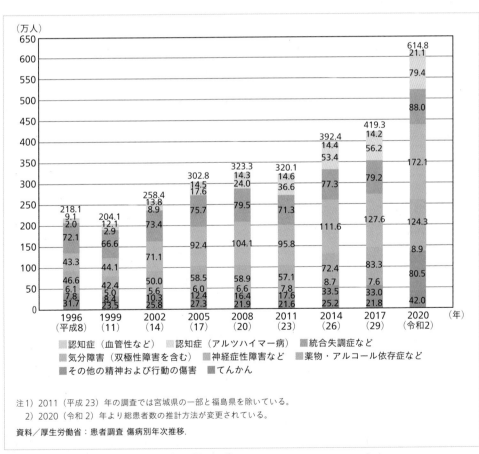

注1）2011（平成23）年の調査では宮城県の一部と福島県を除いている。
　2）2020（令和2）年より総患者数の推計方法が変更されている。

資料／厚生労働省：患者調査 傷病別年次推移.

図2 精神疾患を有する総患者数の推移（傷病別）

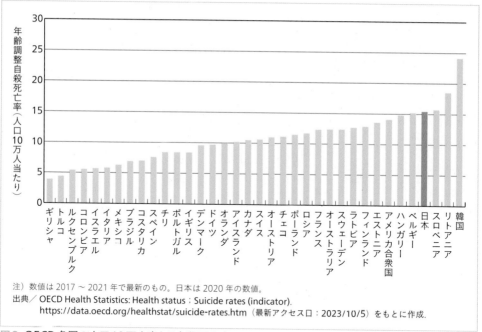

注）数値は 2017 ～ 2021 年で最新のもの。日本は 2020 年の数値。
出典／ OECD Health Statistics: Health status：Suicide rates (indicator).
https://data.oecd.org/healthstat/suicide-rates.htm（最新アクセス日：2023/10/5）をもとに作成.

図3　OECD各国の人口10万人当たり自殺死亡率

性が認識されるようになった。

▶ **障害調整生存年数（DALY）**　DALY は各種疾患による生命の損失（疾患による早期死亡で失われる年数, years of life lost due to premature death；YLL）と障害による損失（障害を有する年数, years lived with disability：YLD）を合わせたもので，死亡と障害による寿命の損失を表す。そして，DALY を用いた 1991（平成 3）年の世界保健機関（World Health Organization：WHO）と世界銀行による世界の疾病負担（global burden of disease：GBD）研究により，精神神経疾患が心疾患やがんに加え，先進国においても途上国においても，健康寿命の損失の主な原因となっていることが明らかにされた[1]。

▶ **疾患別の DALY**　2019（令和元）年の疾患別の DALY は，高所得国では悪性腫瘍（18％），心・血管疾患（15％）に次いで，精神疾患（7％）の占める割合が高い。日本では，悪性腫瘍（20％），心・血管疾患（15％），筋骨格系疾患（13％），神経疾患（9％）*に続き，精神疾患（5％）は5位となっている（図 4）。

　なお，WHO は，2014 年に統合失調症や気分障害，うつ病などの精神疾患をもつ人の死亡率は一般人口の 2 ～ 2.5 倍であり，平均余命が 10 ～ 25 年短くなっていること，主な死因は心疾患，脳血管疾患，糖尿病，呼吸器疾患，自殺であること，これらの死に関連するリスク要因は喫煙，身体不活動，肥満，抗精神病薬の副作用，といった予防可能な要因であることを報告している[2]。

* **神経疾患**：DALY の分類では，認知症は精神疾患ではなく，神経疾患に含まれる。

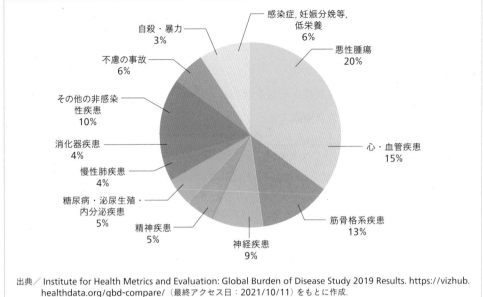

出典／Institute for Health Metrics and Evaluation: Global Burden of Disease Study 2019 Results. https://vizhub.
healthdata.org/gbd-compare/（最終アクセス日：2021/10/11）をもとに作成.

図4 日本の疾患別DALY（2019年）

B 日本の精神保健医療政策と方向性

　厚生労働省は，精神疾患により受療している患者数の増加や自殺による死亡数の増加を受けて，2011（平成23）年，医療計画に記載すべき疾患としてがん，脳卒中，心筋梗塞，糖尿病の「4疾病」に精神疾患を加え「5疾病」とした．各都道府県は「5疾病5事業（救急医療，災害時における医療，へき地の医療，周産期医療，小児医療）及び在宅医療」について，事業ごとに医療計画を立てることになっている．**第7次医療計画**（2018～2023年度）では，表1のような精神疾患の医療体制構築の方向性があげられている[3]。

表1 第7次医療計画における精神疾患の医療体制

❶ 精神障害にも対応した地域包括ケアシステムの構築
- 精神科医療機関やその他の医療機関，地域援助事業者，市町村などとの重層的な連携による支援体制の構築
- 本人の意思の尊重と，ICF*の基本的考え方を踏まえながらの，多職種協働による支援体制の構築
❷ 多様な精神疾患等（統合失調症，うつ病・躁うつ病，認知症，児童・思春期精神疾患，依存症など）に対応できる医療連携体制の構築
- 多様な精神疾患ごとに患者に応じた質の高い精神科医療を提供できる体制の構築
- 多様な精神疾患ごとに病院，診療所，訪問看護ステーションなどの役割分担・連携を推進するための体制の構築

＊ICF：ICF（International Classification of Functioning, Disability and Health, 国際生活機能分類）は，人の生活機能と障害を，健康状態と背景因子（「環境因子」および「個人因子」）との関係からとらえたものであり，「生活機能」は，心身機能・構造，活動（生活行為等の遂行），参加（生活や社会への参加）から構成される．2001（平成13）年5月にWHO総会で採択された（詳細は『精神看護学②』第1章-Ⅳ-2「生活機能モデル：国際障害分類から国際生活機能分類への変遷」参照）．

序

「精神看護学」で学ぶこと

「精神（心）」のとらえ方

精神（心）の発達に関する主要な考え方

家族と精神（心）の健康

暮らしの場と精神（心）の健康

危機状況と精神（心）の健康

現代社会と精神（心）の健康

精神保健医療福祉の歴史と現在の姿

Ⅱ 精神的健康の保持・増進としての精神保健

精神保健が，精神的健康の保持・増進を含むことはすでに述べた。WHO によると，精神的健康は「健康」に不可欠な要素である。

Ⓐ 精神の健康とは

1. 健康の定義

WHO 憲章（1946 年採択）の前文において，「健康」が全人類の基本的権利の一つであることが明記されている。そして，**健康**とは「完全なる身体的，精神的，社会的安寧の状態であり，単に病気や虚弱でないということにとどまらない」と定義されている。この定義は，それまでの身体中心の健康観に社会的な側面を取り入れた包括的な概念として高い評価を受けた[4]。

その一方で，WHO が定義したような絶対的な健康概念や「完全なる」という表現は，批判にさらされてきた。たとえば「完全なる」状態を健康と関連させることは，ほとんどの人がほとんどの期間を不健康であることを示唆し，社会の医療化を進める一因となったとする批判がある[5]。ルネ・J・デュボス（Dubos, R. J.）[6] が「絶対の健康ということは 1 つの幻想にすぎず，われわれはけっして到達できないこの幻想を熱心に追い求めているのである」と述べたように，絶対の健康状態とはだれも到達できない理想的な状態なのであろう。また，「完全なる」健康状態という定義は，様々な慢性疾患や障害をもちながら生きている人々を考慮に入れない概念といえるかもしれない。

WHO による健康の定義に対する批判は，健康の定義を再検討する契機ともなり，新たな健康概念の創出につながった。たとえば健康は個人と環境の関係で決まるとする相対的な健康概念や，健康とは環境からもたらされる変化に応じて常に生成されるといったとらえ方などを生み出した。しかし，現状では WHO による従来の定義が広く用いられている。

2. 精神的健康（メンタルヘルス）の定義

精神的健康（mental health，メンタルヘルス）の定義について合意されたものはなく，自尊感情，利他性，自我統合，対処能力，生活の質（quality of life：QOL），**レジリエンス**（resilience，逆境に処する能力），首尾一貫感覚（sense of coherence；SOC，ストレスに柔軟に対応する能力）など，様々な概念との関連から検討されている。

WHO の定義では，精神的健康とは「自己の可能性を実現し，日常生活におけるストレスに対処でき，生産的に働くことができ，地域社会に貢献できるような，良好な状態であ

序

「精神看護学」で学ぶこと

「精神（心）の」とらえ方

精神（心）の発達に関する主要な考え方

家族と精神（心）の健康

暮らしの場と精神（心）の健康

危機状況と精神（心）の健康

現代社会と精神（心）の健康

精神保健医療福祉の歴史と現在の姿

る」[7]。そして，精神的な健康と安寧とは，われわれの個人としてまた集団としての力量のことであり，「思考し，感情を表出し，相互に交流し，働き，人生を楽しむ」[8]ための基盤であるとしている。

厚生労働省による定義では，精神的健康とは「自分の感情に気づいて表現できること（情緒的健康），状況に応じて適切に考え，現実的な問題解決ができること（知的健康），他人や社会と建設的でよい関係を築けること（社会的健康）」[9]である。また，精神的健康がQOLに影響することについても言及している。

いずれの定義においても精神的健康には心理的・社会的な側面が含まれており，QOLとも密接に関係していることがわかる。

3. 心身一如と精神的健康

Body mind unity theory（心身一如理論〔しんしんいちにょ〕）を提唱したヨゼフ・W・エッガー（Egger, J.W.）によると，身体と精神は分かちがたい「統合されたプロセス」であり，思考や感情，衝動，行為といった「精神的現象は，同時に身体的出来事」でもある[10]。エッガーは，健康とは「病原菌やストレス，葛藤〔かっとう〕がない状態を指すのではなく，生物的・心理的・生態社会的レベルにおけるストレスに対して，自己調整をとおして対処していく内在的な回復能力であり，生物的・心理的・生態社会的レベルで絶えず生成されている」としている。また，これらの生物的・心理的・生態社会的レベルは相互に影響し合っているため，すべてのレベルで生起していることを並行して把握していく必要性にも言及している。

精神的健康が身体的健康と密に関連していることは，身体疾患と精神疾患の合併に関する調査から明らかになっている。たとえば，がんや慢性閉塞性肺疾患の患者では不安や抑うつの合併が多いこと[11]，抑うつが狭心症や心筋梗塞，脳血管疾患の発病リスクを高めること，循環器疾患，糖尿病，関節リウマチの患者はうつ病の有病率が高いこと[12]などが指摘されている。すなわち「精神的健康なくして真の身体的健康なし*」ということであろう。また，身体疾患と精神疾患の併存の多さは，健康状態を身体と精神の両面から見る必要を示唆しているともいえるだろう。

B 精神の健康を支える要因

精神的健康に関連する要因としては，本人がもつ資質に加えて，身体的健康状態，社会的・経済的状況，住環境，職場や学校の環境，コミュニティの環境，対人関係などがある。たとえば精神的健康問題のリスクを高める要因として，慢性の健康障害，薬物の乱用，貧困，失業，家庭内の慢性的な不和，暴力や虐待，過重労働，差別や人権侵害，戦争や紛争，自然災害などがある。これらの要因は，個人レベルで解決できないものも多く，国や自治

＊ **精神的健康なくして真の身体的健康なし**：WHOの初代事務局長であるブロック・R・チザム（Chisholm, B. R.）の言葉。

体による精神保健政策や，社会的な支援システムの構築，精神保健に関する啓発と教育などが重要になってくる。

Column レジリエンス

　レジリエンス（resilience）とは，逆境から立ち直る能力である。アメリカ心理学会（American Psychological Association；APA）によると，レジリエンスとは，困難な経験から立ち直ることを意味し，逆境，心的外傷，悲劇，脅威，大きなストレス（家族や人間関係の問題，深刻な健康問題，職場のストレス，経済的ストレスなど）に直面したとしても，うまく適応していくプロセスである。

　レジリエンスに関する研究として，発達心理学者のエミー・E・ワーナー（Werner, E. E.）と臨床心理士のルース・S・スミス（Smith, R. S.）がカウアイ島で行った縦断研究が有名である[1), 2)]。ワーナーらは，1955年に島で生まれた子どもたち698人（研究開始当初）を40年以上にわたり（誕生時，2歳，10歳，18歳，30歳，40歳）追跡している。子どもたちの両親または祖父母は，子どもたちのよりよい未来を夢見て，砂糖やパイナップルのプランテーションで働くために日本やフィリピンから移住してきた者たちであり，その多くは高等教育を受けておらず，単純労働者であった。ワーナーらは，周産期合併症，貧困（5人に1人），親のアルコール依存（4人に1人）や精神障害，家庭不和や遺棄，離婚などの生物的・社会心理的リスク要因が子どもたちの長期的な発達と適応にどのような影響を及ぼすのかを調べた。

　幼少期にリスク要因が多かった子どもたちのグループでは，3分の2の子どもたちに，10歳までに深刻な学習障害や行動障害が認められ，18歳までに反社会的行動や精神的問題，妊娠などが認められた。しかし，ワーナーらを驚かせたのは，こうしたハイリスクの状況下で育った子どもたちの3人に1人（コホート*全体の約1割）は，行動上・学習上の問題がまったくなく，快活で，能力と自信に満ちた思いやりのある青年に育っていたことである。

　つまり，この研究の何よりの成果は，子ども時代に「問題」の多い状況下で育ったにもかかわらず，適応的に発達する子どもたちの存在を明らかにした点にある。子どもたちの発達に保護的に働いた要因として，養育者（主に母親）との肯定的な関係，親に代わる養育者（祖父母，おじ，おば，近所の人，青少年指導員，教会のメンバーなど）の存在などがあるが，青年期においては親身になってくれる教師の存在が，成人期では配偶者の存在や親類縁者による精神的サポートが保護要因として重要になる。子どもたち自身の保護要因として，愛想のよさ，明るさ，人なつこさ，社交性，反応のよさ，落ち着きなどが報告されている。

文献／1) Werner,E.E., Smith,R.S.：Overcoming the odds；High risk children from birth to adulthood, Cornell University Press，1992.
　　　2) Werner,E.E., Smith,R.S.：Journeys from childhood to midlife；Risk, resilience, and recovery, Cornell University Press，2001.

＊ **コホート（cohort）**：共通した特徴や経験（年齢，階級，災害の体験など）を有する同世代の人々の集団をいう。古代ローマの歩兵隊に由来する。

▶ **精神的健康を支える生活要因**　精神的健康を支える要因は，身近なところに存在する。とりわけ栄養バランスや適度な運動，適切な睡眠，規則的な生活，人との交流など，ごく日常的な生活習慣は心身両面の健康の基盤となるものである。これらの日常生活上の習慣は，セルフケアをとおして調整できるため，精神的健康を保つ手軽な方法として実践することができる。また，問題解決のスキル（技能，実務能力），コミュニケーションを含めた対人関係上のスキル，対処スキル，ストレスマネジメントなども，精神的健康を支える身近な要因である。こうしたスキルはだれもが獲得でき，日常生活の様々な場面で活用できる。教育のなかで，すでにストレスマネジメントなどを取り入れている小中学校もあり，取り組みの拡大が期待される。

▶ **精神的健康とストレスとの関連**　日常的な精神的健康については，**ストレス**＊との関連から多くの研究成果が蓄積されてきている。なかでも，心理的ストレスに関する理論の一つにリチャード・S・ラザルス（Lazarus, R. S.）とスーザン・フォルクマン（Folkman, S.）のものがあり[13)]，それは領域を超えて広く用いられてきた。ラザルスらは，ストレスを引き起こす出来事への認知的評価と対処を含めてストレス研究に携わってきた。

　出来事を「脅威」ととらえるのか，あるいは「チャンス」ととらえるのか，出来事に対する認知的評価はストレス反応に影響する。また，問題解決を図ろうとする「問題中心の対処」をとるのか，情動的な苦痛を緩和しようとする「情動中心の対処」をとるのかもストレス反応に影響する。一般的には，出来事を「チャンス」ととらえ「問題中心の対処」をとるほうが**ストレス反応**＊は少なくなる。なお，熊野[14)]は対処スタイルのうち，事態を楽観的にとらえたり，悪い面ばかりでなく良い面も見つけようとする「肯定的解釈」は心理的ストレス反応を緩和するのに対し，責任を他人に押しつけたり，自分は悪くないと言い逃れをするなどの「責任転嫁」はストレス反応を強めることを紹介している。

Ⓒ ストレスマネジメント

　ストレスは，常に私たちの身のまわりに存在し，ストレスを避けて生きることはできない。**ストレスマネジメント**とは，①そうしたストレスを把握し，ストレス反応を処理したり適切な対処方法をとることで，ストレスとうまく付き合っていくことや，②ストレスへの

＊ **ストレス**：生理学者ハンス・セリエ（Selye, H.）は，物理学の概念「ストレス（ひずみ）」を生理学に適用し，ストレスを物理的・化学的・心理的有害刺激により引き起こされる生体の損傷と防衛反応と定義した。しかし，最初セリエは，生体に加えられた温熱や寒冷刺激，薬品や病原体，機械的損傷，精神的苦痛などの刺激をストレスと称していた。後に，これらの刺激をストレッサーに改め，ストレッサーにより引き起こされる生体の反応をストレスとよんだ。なお，日常的には，ストレスという言葉は，ストレッサー（ストレス刺激）の意味にも，ストレス反応の意味にも用いられる。

＊ **ストレス反応**：生体を侵襲するようなストレッサーが加わった場合，短期的には威嚇－逃走行動またはすくみ行動，自律神経系の反応（心拍数増加，血圧上昇，骨格筋血流の増大，呼吸促進，瞳孔散大など），内分泌系の反応（血糖値の上昇，βエンドルフィン放出［鎮痛，抗不安作用］など），免疫系の反応（リンパ球や好酸球の減少，NK細胞の抑制など）が生じる。

序
「精神看護学」で学ぶこと

「精神（心）」のとらえ方

精神（心）の発達に関する主要な考え方

家族と精神（心）の健康

暮らしの場と精神（心）の健康

危機状況と精神（心）の健康

現代社会と精神（心）の健康

精神保健医療福祉の歴史と現在の姿

抵抗力を高め，ストレスによる緊張を緩和することを含む。ストレスマネジメントは，ストレスを制御し，自分の能力を生かしながら社会生活を送る一助になる。

　ストレスマネジメントには，呼吸法やリラクセーション（緊張を緩める方法）をはじめ，タイムマネジメント（時間を有効に使うための時間管理法），対処スキル訓練（ストレスへの対処スキルや，不安・怒りなどの感情のコントロールのための対処スキルを高めるための実践），栄養管理，運動管理などが含まれる。

Column　楽しいから笑うのか，笑うから楽しいのか

　楽しいから笑うのか，笑うから楽しいのか。私たちの多くは「楽しいから笑う」すなわち「情動が感情表出に影響を与える」と理解しているのではないだろうか。しかし，末梢の生理学的反応が情動体験に与える影響について，これまで多くの研究がなされており，とりわけ表情に関連する筋肉の活動が私たちの情動体験に影響していることが報告されている。つまり，近年の研究では，脳はからだがどのような動きをしているのかをモニターし，それにより情動反応や行動に影響を与える，という反対方向の影響が明らかになっている。

　たとえば，アメリカの心理学者フリッツ・ストラック（Strack, F.）らは「身体障害をもつ人の質問紙記入における困難を明らかにする研究」と称して，参加者に「口唇を突き出して，口唇でペンを持つ（笑みの抑制）」（図1）あるいは「口唇をペンにつけずに，前歯だけでペンをくわえる（笑みの促進）」（図2）方法のうち，どちらかの方法でペンをくわえてもらい，質問紙に回答してもらった。その後，客観的に見た漫画自体のおかしさの程度と，漫画を読んで感じたおもしろさの程度を評定してもらったところ，両群の漫画に対する客観的な評定に差はなかったが，前歯でペンをくわえた（笑みの促進）グループのほうが，口唇でペンをくわえた（笑みの抑制）グループに比べ，漫画をよりおもしろいと感じていたこと，また，前歯でペンをくわえた（笑みの促進）グループでは，実験前に比較し漫画へのおもしろさの感情が大きく上がっていたことが報告されている。

　筋肉をコントロールするのは，情動をコントロールするよりもたやすい。笑いに関連の深い筋肉は，口角を耳の方向に引き上げる大頬骨筋であるが，自然の笑いには，目尻にしわをつくる眼輪筋の収縮が伴う。少し落ち込んでいるときには，まずは笑い顔をつくってみることをお勧めする。さらにお勧めしたいのは，愉快だったことを思い出して自然の笑顔になることである。

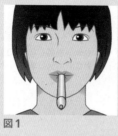
図1

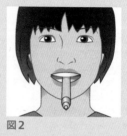
図2

文献／Strack,F., et al. : Inhibiting and facilitating conditions of the human smile ; a nonobtrusive test of the the facial feedback hypothesis, J Pers Soc Psychol, 54（5）: 768-777, 1988.

序

「精神看護学」で学ぶこと

「精神（心）」のとらえ方

精神（心）の発達に関する主要な考え方

家族と精神（心）の健康

暮らしの場と精神（心）の健康

危機状況と精神（心）の健康

現代社会と精神（心）の健康

精神保健医療福祉の歴史と現在の姿

● **準備**
- 邪魔が入らず，ゆったりとくつろげる，雑音の少ない所を選ぶ。部屋の温度は暑すぎず寒すぎないように調節し，部屋を薄暗くする。
- メガネや腕時計をはずし，ベルトやネクタイなどを緩める。
- 全身から力を抜く。少し緊張しているときはからだを揺すってみる。

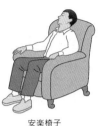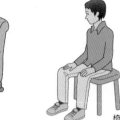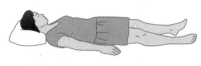

安楽椅子　　　　　　　　椅子

仰臥位
枕をして仰向けに寝る。両腕はからだから少し離し，両足は 20cm ほど離す。

● **第1段階**
「気持ちが落ち着いている」と心のなかで繰り返す。雑念が浮かんでも気にせず，「気持ちが落ち着いている」という言葉に戻ればよい。

● **第2段階**
「右手が重たい」と心のなかで繰り返しながら，ぼんやりした意識を，右手の指先から右手全体が重たく感じるのを待つ。
右手の重たさを感じたら，「左手が重たい」→「両手が重たい」→「右足が重たい」→「左足が重たい」→「両足が重たい」→「両手両足が重たい」の順に，心のなかで続けていく。

● **第3段階**
「右手が温かい」→「左手が温かい」→「両手が温かい」→「右足が温かい」→「左足が温かい」→「両足が温かい」→「両手両足が温かい」の順に，心のなかで繰り返していく。

● **消去運動**：筋肉に緊張を与え，元の意識水準に戻す
両手でグーパーを 4〜5 回繰り返し，その後，両手を握ったまま前腕を 3〜4 回屈伸させる。最後に，両手を上にあげながら背筋を伸ばし，大きく深呼吸して，目をあける。

● **練習**　1回 3〜4 分の練習を，朝，昼，夜に行う。練習を開始して 3 週間くらいで，重温感練習がマスターできるようになる。

● **注意**　持病のある人は，まず専門家に相談する必要がある。

図5　自律訓練法の最初の3段階

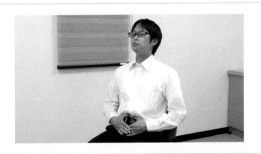

図6　心身を癒すリラクセーション法

リラクセーションは，ストレスへの抵抗力を高める有効な技法であり，セルフケアの一環として行うことが可能である（図5，6）。

Ⅲ 地域精神保健（コミュニティ・メンタルヘルス）

A 入院医療中心から地域生活中心へ

1. 地域ケアを中心とした体制へのシフトの始まり

日本の精神医療は，入院を中心に成り立っていた時代が長く，病院は治療の場でもあり生活の場でもあった。しかし，1987（昭和62）年の**精神保健法**の成立を契機に，入院医療中心の体制から地域ケアを中心とした体制へのシフトが始まり，1995（平成7）年の**精神保健福祉法**（精神保健及び精神障害者福祉に関する法律）の成立においては，自立と社会参加の促進が盛り込まれた。その後，2004（平成16）年に厚生労働省精神保健福祉対策本部より提示された「精神保健医療福祉の改革ビジョン」において"入院医療中心から**地域生活中心へ**"という方策が明瞭に打ち出され，精神障害者の地域生活を支援する制度や取り組みが強化された。

2. 地域ケアへの転換の2つの要因

地域を基盤とした精神保健福祉への転換が強化されている背景には，大きく2つの要因が影響していると思われる。

1つは，精神保健法の成立以降，精神保健福祉の専門家や行政などの努力にもかかわらず，精神病床数の削減や社会的入院の解消がなかなか進展しないまま，かなりの年月が経ってしまったことである。精神保健法（1987［昭和62］年），障害者基本法（1993［平成5］年），精神保健福祉法（1995［平成7］年）などの成立を経て，施設処遇中心から地域移行への方向転換が図られてきた。しかし，その成果はいまだ十分ではなく，**精神病床数**は32.4万床（2021［令和3］年10月），精神病床の**平均在院日数**は275.1日（2021［令和3］年）[15]となっている。日本の精神病床数の多さ（図7）と入院期間の長さ（OECD加盟国平均は36日）は世界のなかで突出しており，OECDは日本が緊急に取り組むべき課題の一つとして提言*している[16]。

＊ OECDの提言：OECDによる平均入院期間の算定では，リハビリテーションや長期療養を目的とする病床は除外される。また，国により長期入院の精神疾患患者は精神病床の区分で報告されていない可能性があるため，調査結果を一律に扱うことはできない。「OECD医療の質レビュー（OECD reviews of health care quality）」によると，長期入院の病床を除外すると日本の病床数と平均入院期間はOECD平均に近くなる[17]。

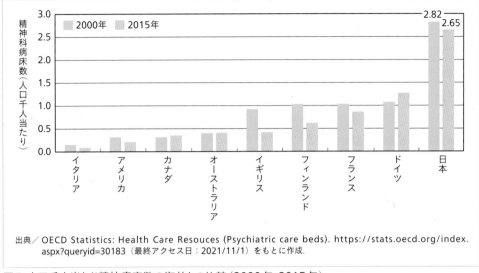

出典／OECD Statistics: Health Care Resouces (Psychiatric care beds). https://stats.oecd.org/index. aspx?queryid=30183 （最終アクセス日：2021/11/1）をもとに作成.

図7 人口千人当たり精神病床数の海外との比較（2000年, 2015年）

　地域を基盤とした精神保健福祉への転換にかかわるもう1つの要因としては，障害の有無にかかわらず，すべての人々が地域の一員として社会に参画していく権利があるといった考えが浸透したこともある。障害者が地域のなかで質の高い生活を送ることができるよう，精神保健福祉や障害者福祉に関する数々の法律が制定または改正され，本人が居住する地域で精神保健福祉サービスを受けられるように，地域資源の充実も図られている。

3. 地域におけるケア体制構築の課題

　しかし，現状は精神障害をもつ人が「住み慣れた地域で安心して当たり前の生活を送る」ための地域ぐるみの支援にはほど遠く，精神障害者の地域生活を支える社会資源や地域精神保健を担うマンパワーも，まだまだ不十分である。地域におけるケア体制の構築が急がれる。

　また，地域精神保健に軸足を移すのに伴い，精神看護に求められる役割もより幅広いものになり，そうした能力を身につけるための看護教育が必要になる。たとえば，本人・家族・地域住民との協働，家族全体のケア，職場や学校との連携，ファシリテーション（支援），危機介入，地域のアセスメント，資源の創出，地域づくりなどに関する知識・技術などである。

Ｂ 障害者の権利の保障

　2014（平成26）年1月，障害をもつ人々にとって画期的な出来事があった。それは，日本が障害者権利条約（障害者の権利に関する条約）を批准したことである。国連総会で障害者権利条約が採択されてから批准に至るまでに，7年あまりの年月を要したことになるが，

序
「精神看護学」で学ぶこと
「精神（心）の とらえ方
精神（心）の発達に関する主要な考え方
家族と精神（心）の健康
暮らしの場と精神（心）の健康
危機状況と精神（心）の健康
現代社会と精神（心）の健康
精神保健医療福祉の歴史と現在の姿

これは，条約批准に先立ち，**障害者基本法**の改正（2011［平成23］年），**障害者総合支援法**（障害者の日常生活及び社会生活を総合的に支援するための法律）の成立（2012［平成24］年），障害者差別解消法（障害を理由とする差別の解消の推進に関する法律）の改正（2013［平成25］年）など，国内の法制度を改革したためである。

▶ 障害者権利条約とは　**障害者権利条約**は，障害者の人権および基本的自由の完全かつ平等な享有を保障し，障害者の尊厳の尊重を促進することを目的としている。そして，障害に基づくあらゆる差別を禁止し，自立した生活と地域社会への包容，教育・保健・労働・雇用の権利，相当な生活水準と社会的な保障，政治的・公的活動への参加，文化的な生活・レクリエーション・余暇・スポーツへの参加など，様々な分野における障害者の権利実現のための措置などを定めている。

▶ 条約完全実施に向けての施策　日本弁護士連合会は，2014（平成26）年に国内法の整備をもってしても，日本の障害者は，障害者権利条約が目指す「あらゆる人権及び基本的自由の完全かつ平等な享有」を保障されていないとして，条約の完全実施を求める施策を提言している[18]。特に精神障害者に直接関連するものだけでも，①欠格条項*の廃止，②強制入院を必要最小限にするとともに強制入院中，常に入院者の希望する権利擁護者をつける制度の確立，③地域移行支援の充実，④障害者総合支援法を個別の事情に即した支援が受けられるよう改正，⑤成年後見制度に関連して，障害者本人が可能な限り自己決定し得る支援と環境整備を原則とする制度への改正などである。精神障害者の権利をどのように実現，保障していくのかが，看護職者にも問われてくるだろう。

Ｃ　地域精神保健における第一次予防, 第二次予防, 第三次予防

▶ 地域精神保健の定義　アメリカでは，1963年のケネディ教書（精神病および精神薄弱に関する大統領教書）が，地域を基盤とした精神保健サービスへの移行の転換点となった。そして，予防精神医学の立場から地域精神保健（community mental health, コミュニティ・メンタルヘルス）の重要性を提唱した先駆者はジェラルド・カプラン（Caplan, G.）である。カプランは地域精神保健を，地域住民の精神保健（メンタルヘルス）を向上させ，精神障害で苦しむ人々を減少させるための過程と定義し，地域精神保健医療の活動について，第一次予防，第二次予防，第三次予防の観点から整理し，危機介入の考えも取り入れた[19]。なお，カプランは「メンタルヘルス」の定義は難しいとしながらも，地域精神保健が目指すゴールとしての適切性も考慮したうえで，「その人の伝統・文化背景に応じて，現実的な方法で問題を解決する潜在能力」と定義した。

▶ 第一次予防　**第一次予防**は，疾病の予防と精神的健康の保持増進にかかわるもので，環

---

* **欠格条項**：障害があることを理由に資格や免許を与えないこと。

表2 第一次予防（例）

第一次予防の内容	具体例
精神障害に関する正しい知識の普及・啓発活動	● 統合失調症，うつ病，認知症などの精神疾患とその治療・ケアに関する知識の提供 ● 精神疾患への偏見や差別を減じるための啓発活動
学校や職場などにおけるメンタルヘルス対策	● 学校におけるいじめ防止対策 ● 職場におけるハラスメント（いやがらせ，いじめ）や暴力の防止対策 ● 災害などの危機時への対応計画
精神的健康の増進のための健康教育	● 問題解決，コミュニケーション，ストレスマネジメントなどのスキルを高めるための教育 ● 子育て中の親や高齢者の孤立を防ぐための活動 ● 家庭内暴力などの加害者に対する怒りのコントロールに関する教育
早期の相談を可能にする環境づくり	● 精神疾患に関する相談窓口や受診体制の整備 ● 健康診断時のスクリーニングの整備

境改善，相談業務や危機介入をとおしての精神障害の発生の予防を含む。第一次予防として，①精神障害に関する正しい知識の普及・啓発活動，②学校や職場におけるメンタルヘルス対策，③精神的健康の増進のための健康教育，④早期の相談を可能にする環境づくりなどがある（具体例については表2を参照）。

　イギリスでは，王立精神科医協会が 2010 年に出した公衆精神保健（public mental health）に関する基本方針のなかで，精神保健における優先課題の一つとして，ペアレンティング（parenting，子どもの養育，子育て）のプログラムや児童・青年向けのプログラムの提供など，人生初期における第一次予防をあげている。

▶ 第二次予防　**第二次予防**は，精神的健康の不調者の早期発見と早期治療をとおして，精神疾患の進行や重症化を防ぐことを目的としている。例として，精神保健ニーズの把握，スクリーニング，精神科トリアージ，危機介入，自殺予防などがある。

▶ 第三次予防　**第三次予防**は，精神疾患に伴う機能障害を最小限にして，機能障害による制約があったとしても充実した生活を送れるようにすることを目的としている。第三次予防の例として，リハビリテーション，服薬管理や症状管理を含めた再発予防教育，社会生活技能訓練（social skills training；SST），職業訓練，復職支援などがある。

Ⓓ リカバリーを機軸とした精神医療

▌ 1. リカバリーの定義

　アメリカでは 2003年，「精神保健に関する大統領の新自由委員会」（President's New Freedom Commission on Mental Health）により，リカバリー（recovery）が精神保健政策の新たな機軸に位置づけられた。アメリカをはじめ，リカバリーを指向した精神保健施策は，カナダ，オーストラリア，ニュージーランド，イギリスで進められており，精神保健医療の臨床現場でもリカバリーを基盤とした実践が取り入れられている。

　リカバリーとは，単なる病気からの回復や症状の消失，生活機能の向上といった医学モ

序

「精神看護学」で学ぶこと

「精神（心）」のとらえ方

精神（心）の発達に関する主要な考え方

家族と精神（心）の健康

暮らしの場と精神（心）の健康

危機状況と精神（心）の健康

現代社会と精神（心）の健康

精神保健医療福祉の歴史と現在の姿

デル的な回復を指すのではなく，「自分との和解，家族との和解，尊厳の回復，壊れたつ^{こわ}ながりの回復や新しいつながりの構築，抑圧的な社会構造や社会過程への抵抗と人権の回復，コミュニティとのつながりの回復」といった，極めて幅の広い全人的な回復をいう。

そして，リカバリーには専門家以外の人々とのつながりが必要で，専門家だけにサポートされている場合，リカバリーは生じない。つまり，リカバリーは病院の中では起こり得ないのである。このことからも地域精神医療の重要性がわかる。

■ 2. リカバリーの概念の発達

リカバリーの概念は，精神障害をもつ当事者（利用者［consumer］，サバイバー［survivor］ともいう）を中心に発達したものである。この概念が生まれる以前は，精神病からの回復は困難であり，病状が改善したとしても障害（心理的・社会的・職業的機能の低下など）が残るため，精神障害者は治療を継続して再発を防ぎ，リハビリテーションに取り組むように励まされてきた歴史がある。しかし，精神病からの回復や精神障害者の社会参加は，障害者自身の努力によるというより，社会の受け入れ態勢や精神病への態度（偏見，差別，排除，劣悪な生活環境など），治療の環境や精神保健医療システムの整備状況（隔離，拘束，非人道的^{かくり}な処遇，地域の受け皿の不足など）にも大きく左右されている。リカバリーは，こうした社会やシステムの問題を軽視し，精神疾患をもつ個人の治療や機能改善に終始してきたことへの批判から生まれた概念である。そして，当事者にとってリカバリーとは，必ずしも病気からの回復や症状の消失を意味するのではなく，人としての尊厳と誇りを取り戻し，病気をもちながらも社会の一員として意義ある生活を送ることを意味している。

1950年代後半から1960年代前半にかけて行われた公民権運動*は社会的に排除された人々が，不平等と社会的不公正に対して行動を起こすことを勇気づけた[20]。この運動は，社会的に排除された人々の権利に関する自覚を促し，1970年代のセルフヘルプ運動や権利擁護運動に発展した。その後，リカバリーの概念には，社会的排除や差別，不当な扱いといった精神障害者に対する負の影響を克服することも含まれるようになり，1990年代にはリカバリー指向の精神保健医療の重要性が認識されるようになった。

▶ **リカバリーの概念の発達に寄与した専門家**　リカバリーの概念の発達に貢献した代表的な専門家として，アブラハム・ロー（Low, A.）と，ウィリアム・アンソニー（Anthony, W.）がいる。

ローは，ウィーンからアメリカに移住した医師であり，1937年に世界初のセルフヘルプ機関「リカバリー社（Recovery Incorporated）」を設立した。アンソニーはボストン大学健康・リハビリテーション科学部の名誉教授で，リカバリー指向の精神医療の先駆者でもある。アンソニーは，リカバリーを「精神病の破滅的な影響を乗り越えて成長すること」

＊ 公民権運動：civil rights movement。アメリカのマイノリティ（社会的少数集団），特に黒人の人権の保障と差別の撤廃を訴えた運動。その結果，1964年7月，人種や性による差別の禁止と権利の平等をうたった公民権法が制定された。

であり，「病気による制限にもかかわらず，満足でき，希望に満ち，社会に貢献する生き方」であると定義し，精神保健医療従事者や当事者から多くの共感を得た[21]。

3. リカバリーを基盤とした看護モデル

リカバリーを基盤とした看護モデルに**タイダルモデル**（the tidal model）がある。タイダルモデルは，スコットランドのダンディ大学名誉教授のフィル・バーカー（Barker, P.）とソーシャルワーカーのポピー・ブキャナン・バーカー（Buchan-Barker, P.）夫妻が開発したもので，モデルの名はリカバリーの過程が潮（tide）の満ち引きに似ていることからきている。バーカー夫妻は，「人生は体験の大洋に船出する旅のようなものだ。病気と健康の経験を含めて人間の発達はすべて，体験の大洋を渡る旅での発見を含んでいる。そしてリカバリーは，その人が衰弱の極に達したとき（潮が一番引いたとき）に始まる」と述べている[22]。

タイダルモデルは，その人中心（person-centered）のリカバリーに焦点を当てた最初の看護モデルである。モデルの中心的な狙いは，それぞれの人が自分自身の発見の旅を創り出し，自分自身の物語と人生を取り戻すことである。

タイダルモデルの哲学的前提は「10のコミットメント*」に凝縮され，それは精神障害をもつ人が自身の人生経験と知恵を生かす実践を導くものである。

❶**声を尊重する**：本人の物語には，苦痛の話だけではなく，解決への希望も含まれている。

❷**言語を尊重する**：本人が人生の物語を語り，本人のみが知り得ることを表出する際，本人独自の方法で表現する。

❸**真の好奇心をもつ**：本人は人生の物語を書いているのだが，物語は他者に公開されているわけではない。われわれは，本人の物語に心から関心を寄せていることを伝える方法を考えなくてはならない。

❹**弟子になる**：本人は自身の人生の物語の専門家である。本人は自分の人生の物語のエキスパートである。われわれは，その物語が秘める力を学ぶことができるが，それは，われわれが敬意をもって本人の弟子になった時に初めて成就する。

❺**その人の知恵を引き出す**：本人は人生の物語を書く過程で，知恵の宝庫を築きあげてきている。援助者の重要な課題は，本人が内に秘められた知恵を引き出して，自身の回復への旅を導くために活用できるように支援することである。

❻**使える道具を使う**：本人の物語には「今まで何が役立ってきたか」「これから何が役立つか」などの実例がたくさん詰まっている。これらは，回復の物語の鍵を開けたり構築したりするための主要な道具となる。

❼**一歩先を創造する**：本人と援助者は協働して「いま」なすべきことを組み立てる。その第一歩は，変容する力を引き出し回復の目標を指し示す，極めて重要なステップで

＊ **コミットメント**：commitment。自身の信じることに時間やエネルギーを注ぐこと，何かをなすことへの固い決意や約束，積極的な関与を意味する。類語として，誓約，約束，責務，義務などがある。

序

「精神看護学」で学ぶこと

「精神（心）」のとらえ方

精神（心）の発達に関する主要な考え方

家族と精神（心）の健康

暮らしの場と精神（心）の健康

危機状況と精神（心）の健康

現代社会と精神（心）の健康

精神保健医療福祉の歴史と現在の姿

ある。

❽時間の贈り物を贈る：時間は変化を導く媒体である。本人と援助者が共に過ごす時間以上に貴重なものはない。

❾自分をさらけ出す：本人と協働する関係を構築するには，専門家は自分たちの特権と武器の後ろに隠れるのではなく，何が，何のためになされているのか本人が理解できるようにして援助すべきである。

❿無常であることを知る：変化は常に生じており，避けることはできない。援助者は，次の2点について気づきを増す必要がある。すなわち，①変化がどのように起きているのかへの気づき，②本人を危険や苦しみから脱出させ回復への航路に戻すために，どのように変化を利用できるのかへの気づき，を発達させる必要がある。

Ⅳ 「精神看護」の分野

Ａ 精神看護とは

▶ **精神看護と精神科看護** 「精神看護」とは何を意味するのだろうか？　看護の教科書を概観すると，狭義には精神疾患・障害をもつ人に対する看護を「**精神科看護**」，精神疾患・障害をもたない人への精神面のケアや学校保健・産業保健におけるメンタルヘルスに関する看護を「**精神看護**」とよび，広義には「精神科看護」と「精神看護」を併せ精神保健全般にわたる看護を「精神看護」と総称している。

　しかし，精神看護（英語では精神保健看護［mental health nursing]）という言葉には，もう少し重要な意味が込められているようである。バーカーら[23]は，世界各国の精神看護の実践者・研究者・教育者200人に対して，精神科看護（psychiatric nursing）と精神保健看護（mental health nursing）の定義およびそれぞれの実践方法について，一般人にもわかるように定義・記述するよう求めたところ，多くの回答者が一般的な言葉で定義・記述するのは難しいと回答したことを報告している。また，精神科看護と精神保健看護を区別して定義した回答はわずかだったとのことだが，そのなかのアメリカの看護学の教授からの回答を紹介している。その教授によると，精神看護領域には2つの立場がある。1つは精神医学に従属した，すでに周縁化（社会的に排除）されている人々の取り締まり，収容，矯正のための社会的統制装置の延長上にある学問領域としての立場である。もう1つは，精神の健康問題をもつ人々のかたわらにあり，関係をとおして，彼らとその家族が対処方法を発見し，自分たちの経験に意味を見いだし，リカバリー・再生・個人的成長の機会を探求する専門技術としての立場である。

　精神保健看護の定義に関連して，バーカーらは医師の技術補助者，そして患者の管理者

としての精神科看護の歴史に言及し，「電気ショック療法やインスリン療法，ロボトミーは過去のことかもしれないが，強制的な投薬は続いており」，拒薬している人に服薬を促すため，虚偽の情報を与えることや，薬の副作用を伏せることは，いまだに広く行われていることを指摘している。そして，バーカーらは精神保健看護の専門性を自分たちで定義しなければ，時代の経済状況や政策によって，自分たちが望まない方向で看護を提供しなければならなくなるリスクがあることにも言及している。

　これらのことは，精神看護に従事するわれわれ自身が，精神看護の暗い歴史にも向き合いつつ，精神看護の目指すところをしっかりと見定め，明瞭にする必要を示唆している（精神医療の歴史については，第7章-I「精神医療の歴史」参照）。

▶ **看護理論家による看護の目的**　参考までに，看護理論家がどのように看護の目的を規定しているのかを概観したものを表3に示す。理論家により看護が目指すところは様々であるが，どの理論家も，病気からの回復への支援にとどまらず，さらなる成長や可能性への支援を含めている。たとえば精神看護の臨床経験をもつ理論家としてヒルデガード・E・ペプロウ（Peplau, H. E.）とジョイス・トラベルビー（Travellbee, J.）がいるが，ペプロウは，看護の目的を「パーソナリティの発達と成熟を促す」ことだとしており，トラベルビーは「病の体験や苦悩（サファリング，suffering）に立ち向かうことを支援し，また必要に応じてそれらの体験に意味を見いだすことを支援する」ことだとしている。パーソナリティの発達を促す理論と，苦悩の体験に意味を見いだす理論では，かなり異なるアプローチになるだろう。つまり，選んだ理論により，看護の到達点とそこに到るまでの道筋がある程度決まってしまうことがわかる。そのため，自分の価値観や看護観に合致する理論を選び，それを臨床で適用するとよいだろう。

表3　精神看護でよく用いられる看護理論に提示されている看護の目的

看護理論家	理論の名称など（発表年）	看護の目的
フローレンス・ナイチンゲール	Notes on Nursing（看護覚え書）（1860）	患者の自然治癒力が発揮できるように患者を最良の状態に保つこと
ヒルデガード・E・ペプロウ	Theory of interpersonal relations（1952）	教育的手立てをとおしてパーソナリティの発達と成熟を促すこと
マーサ・E・ロジャーズ	Science of unitary human beings（1970）	人間と環境の場とのリズムを合わせ，患者の変化を支援し，よりよい健康状態に近づけるように援助すること
ジョイス・トラベルビー	Human-to-human relationship theory（1971）	個人，家族，地域が病の体験や苦悩に立ち向かうことを支援し，また必要に応じて，それらの体験に意味を見いだすことを支援すること
シスター・カリスタ・ロイ	Adaptation model of nursing（1976）	病気および健康時において，生理機能，自己概念，役割機能，相互依存の観点から，個人の適応を促進すること
ローズマリー・R・パースィ	Man-living-health（1981）Human becoming（1992）	今の瞬間を共に超越することをとおして，変容する過程で数多くの可能性の中から独自の道を創出すること
フィル・バーカー	Tidal model（2001）	人が成長，発達，変化を経験し，自身の経験から重要な何かを学ぶことができる状況を提供すること

B 精神看護の役割の広がり

▶ 日本精神科看護協会の定義　日本精神科看護協会は**精神科看護**を「精神的健康について援助を必要としている人々に対し，個人の尊厳と権利擁護を基本理念として，専門的知識と技術を用い，自律性の回復をとおして，その人らしい生活ができるよう支援すること」と定義している。なお，**自律性の回復**とは「対象となる人自らが，思考・判断・行動することをとおして，自身のより良い生き方を見出すこと」をいい，また**精神科看護の目的**は「対象者自ら精神的健康について考え，より良い生き方を見出せるように支えること」だとしている。

　これらの定義はかなり漠然としているが，その記載内容から，対象者としては自律性が何らかの理由で一時的に障害された精神的な疾患や障害をもつ人が想定されており，看護の目的は，その人たちの権利と自律性を担保しながら，その人たちが望む生活や人生を送れるよう支援することではないかと推測できる。つまり，この定義には，精神保健福祉法に定められた「精神疾患の発生の予防や国民の精神的健康の保持・増進に努めること」に関する部分が明瞭に示されていないのである。

▶ 病院から地域へ　精神科病院の臨床においては，精神看護が担う主な役割は，精神疾患に起因する身体的・心理社会的健康問題に対するケアや機能回復への支援が中心になるだろうが，精神障害者のケアが病院から地域に移行するのに伴い，看護の場は病院の病棟だけでなく，外来やクリニック（診療所），多様な精神保健福祉施設，復職支援施設，高齢者施設，学校，職場，家庭などに広がっている。こうした状況を踏まえると，「精神科」看護といえども，精神保健的な広がりをもって看護を提供していく必要があるだろう。

▶ 精神的健康の保持・増進，危機介入　また，近年，子どもの貧困問題，学校におけるいじめの深刻化，長時間労働，職場環境の悪化，失業，単身世帯の急増，自然災害などにより，家庭，職場，学校，地域におけるストレスが増している。強いストレスや慢性的なストレスは，身体的健康に大きく影響するばかりでなく，ストレス障害，抑うつ，不眠，不安，アルコール依存，薬物乱用，職場や家庭における暴力などの精神健康問題を引き起こすことがある。ストレスの多い現代社会では，精神的健康の保持・増進や危機介入において精神看護が果たすべき役割も大きい。

▶ 精神科認定看護師制度　一方，精神科病院の臨床においても，精神科医療の現場における専門分化，高度化の進展に付随して，精神看護が担う役割は広がっている。1995（平成 7）年，日本精神科看護協会は，精神科医療の高度化に対応できる専門性の高い**精神科認定看護師**（certified expert psychiatric nurse；CEPN）の養成と認定の制度を創設した。当初，精神科認定看護師の認定分野は，①精神科救急・急性期看護，②精神科リハビリテーション看護，③思春期・青年期精神科看護，④老年期精神科看護の 4 分野であった。

　しかし，その後，精神保健医療福祉を取り巻く状況が大きく変化し，精神科領域の疾病

表4 精神科認定看護師の役割：精神科認定看護師制度改正前後の比較

改正後の役割	改正前の役割
①すぐれた看護実践能力を用いて，質の高い精神科看護を実践する。	①専攻領域において，すぐれた看護実践能力を用いて，適切な看護を行う。
②精神科看護に関する相談に応じる。	②専攻領域において，他の看護領域の看護職に対して相談に応じる。
③精神科看護に関する指導を行う。	③専攻領域において，関係する医療チームと協働して，質の高い看護実践を行う。
④精神科看護に関する知識の発展に貢献する。	④専攻領域において，看護技術の知識の集積に貢献する。

出典／日本精神科看護協会：精神科認定看護師制度ガイドブック，平成 26 年度版および平成 27 年改訂版.

構造も変化してきたため，認定分野の見直しがなされた。具体的には，医療観察法の成立（2003［平成 15］年），精神保健医療福祉の改革ビジョンの公表（2004［平成 16］年），障害者自立支援法（現障害者総合支援法）の成立（2005［平成 17］年）により，入院患者の処遇の改善，精神病床の機能分化，精神科救急医療体制の整備，入院患者の退院促進などが進められたこと，ならびに気分障害と認知症の患者が増加したことにより，制度創設当時の 4分野だけでは精神医療の現場で十分に対応できなくなっていた。2007（平成 19）年，認定分野の見直しにより，次の 10 の専攻領域において精神科認定看護師の養成が始まった。すなわち，退院調整，行動制限最小化看護，うつ病看護，精神科訪問看護，精神科薬物療法看護，司法精神看護，児童・思春期精神科看護，薬物・アルコール依存症看護，精神科身体合併看護，老年期精神障害看護である。

さらに，2015（平成 27）年，精神科認定看護師制度は再改正され，専攻領域が統合されることになった。新たな制度のもとで「精神科の看護領域を専門とする認定看護師」は，これまでに比べ，格段に拡大した役割を担うことになる（表4）。とりわけ，「指導」においては組織内活動の活性化に関する活動が，また「知識の発展」においては看護研究の実施や研究論文の発表などが求められることになり，精神科看護領域における幅広い知識と高度な専門技術が必要になる。

C 精神看護の専門性

精神保健医療の高度化や複雑化，精神保健医療ニーズの多様化に対応すべく，1990 年代後半から精神科における高度実践看護師の養成，認定が始まった。2012（平成 24）年，診療報酬の精神科リエゾンチーム加算の算定要件として，精神看護専門看護師と精神科認定看護師が認められたこともあり，高度実践看護師の活動がますます期待されている。また，2014（平成 26）年，「特定行為に係る看護師の研修制度」が創設され，2015（平成 27）年度 10 月より制度が開始された。これを契機に，今後，看護職の裁量権拡大に何らかの動きが出てくるのか，目が離せない。

人口減少が進む超高齢社会である日本では，ケアの専門性を極めた高度実践看護師が医療行為の一部を自律的に提供できることで，住民および地域の QOL 向上に貢献できる可

序
「精神看護学」で学ぶこと

「精神（心）」のとらえ方

精神（心）の発達に関する主要な考え方

家族と精神（心）の健康

暮らしの場と精神（心）の健康

危機状況と精神（心）の健康

現代社会と精神（心）の健康

精神保健医療福祉の歴史と現在の姿

能性がある。看護職の裁量権拡大に期待するとともに，医療行為の安全性および質の高い
サービスを確保するための今後のオープンな議論が期待されている。

1. 高度実践看護師

日本看護協会は，1995（平成7）年，がん看護と精神看護の領域において，**専門看護師**
（certified nurse specialist；CNS）の認定を開始した（図8）。専門看護師は，複雑で解決困難
な看護問題をもつ個人，家族および集団に対して水準の高い看護ケアを効率よく提供する
ため，特定の専門看護分野の知識・技術を深めた看護師である。専門看護師の認定試験を
受験するには，①看護系大学院修士課程修了者で日本看護系大学協議会が定める専門看護
師教育課程基準の所定の単位（38単位）を取得していること，および，②実務研修が通算
5年以上あり，うち3年以上は専門看護分野の実務研修であることが求められる。

日本看護系大学協議会は2015（平成27）年から専門看護師教育課程を「高度実践看護師
教育課程」に改め，専門看護師教育課程に加えてナースプラクティショナー*（nurse
practitioner；NP）教育課程（46単位）の認定を行っている。

アメリカでは，専門看護師（clinical nurse specialist；CNS），ナースプラクティショナー（nurse
practitioner；NP），麻酔看護師（certified registered nurse anesthetist；CRNA），助産師（certified
nurse-midwife；CNM）は，共に**高度実践看護師**（advanced practice registered nurse；APRN）
とよばれている。APRNは，修士または博士課程の教育を受けており，複雑な健康問題に
取り組むことのできる高度な知識と実践能力を有する者である。APRNは，効率的な保健
医療サービスの提供，特に医師の偏在や不足が原因で十分な医療を受けられないポピュ
レーション（住民）に対するヘルスケアの提供に大きく貢献してきた。

日本では，2015（平成27）年10月に「特定行為に係る看護師の研修制度」（特定行為研修）*
が施行され，医師の指示のもとに手順書*により一定の診療補助を行う看護師の養成が始
まった。この制度は，団塊世代が後期高齢者となる2025年に向けて在宅医療などを拡充
させるために地域における医療及び介護の総合的な確保の促進に関する法律（医療介護総合
確保推進法）の一部として施行されたものである。**特定行為**（人工呼吸器からの離脱，創部ドレー
ンの抜去，インスリンの投与量の調整など38行為）は21に区分されており，その一つに「精神
及び神経症状に係る薬剤関連」（抗けいれん剤，抗精神病薬，抗不安薬の臨時投与）がある。この

---

* ナースプラクティショナー：ナースプラクティショナーの名称は，日本NP教育大学院協議会の「診療看護師（NP）」，
日本看護系大学協議会の「ナースプラクティショナー（JANPU-NP）」，日本看護協会の「ナースプラクティショナー
（仮称）」の3つが混在しており，役割も異なっている。それぞれどのような立場でどのような役割を果たすのか，
利用者の立場からは理解しにくいものとなっている。

* 特定行為に係る看護師の研修制度（特定行為研修）：診療補助のうち一定の行為を「特定行為」として明確化し，医
師又は歯科医師が作成する手順書により，一定の診療の補助（特定行為）を行う看護師を養成する研修制度。なお，
特定行為とは，診療の補助であり，看護師が手順書により行う場合には，実践的な理解力，思考力及び判断力並
びに高度かつ専門的な知識及び技能が特に必要とされるものとして厚生労働省令で定めるもの（保健師助産師看
護師法第37条の2）。

* 手順書：医師又は歯科医師が看護師に診療の補助を行わせるためにその指示として作成する文書又は電磁的記録で
あり，患者の病状の範囲及び診療の補助の内容その他の厚生労働省令で定める事項が定められているもの（保健
師助産師看護師法第37条の2）。

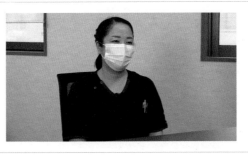

図8 精神看護専門看護師の役割

区分において研修を修了した看護師は 1529 名（特定行為研修修了者総数 6875 名，修了者延べ人数 3 万 5506 名，2023［令和 5］年 3 月現在）である [24]。

　特定行為研修は，2020（令和 2）年度から認定看護師*教育に組み込まれることになった。これは，日本看護協会が，医療提供体制の変化や将来のニーズへ対応しより水準の高い看護実践ができる認定看護師を社会に輩出するため，2019（平成 31）年 2 月に認定看護師制度を改正したことに伴うものである。現在，従来の認定看護師教育課程と特定行為研修を組み込んだ新たな認定看護師教育課程の 2 課程が提供されているが，従来の認定看護師教育は 2026（令和 8）年をもって終了となる。なお，現行の認定看護師資格を取得している場合は，特定行為研修を修了し必要な手続きを行うことで，新たな認定看護師になることができる。

　なお，日本精神科看護協会は，特定行為研修を精神科認定看護師教育に組み込んだ研修を現在検討しているところである。申請を検討している特定行為区分は，「栄養及び水分管理に係る薬剤投与関連」「血糖コントロールに係る薬剤投与関連」「精神及び神経症状に係る薬剤投与関連」の 3 区分である [25]。

　さらに，大学院教育においても特定行為研修を組み込んだ高度実践看護師の養成教育が始まっている。特定行為研修を高度実践看護師教育や認定看護師教育に取り入れていくことは，質の高い保健医療福祉の提供の観点から重要であろう。しかし，日本の地域精神保健の未来を見据えると，大学院教育を通して高度な専門知識と実践能力を有する精神保健領域の高度実践看護師の育成について引き続き検討していく必要があるだろう。

2. 司法精神看護

　日本の**司法精神看護**は，医療観察法に基づき，心神喪失や心神耗弱の状態で重大な他害行為を行った精神障害者に対して適切な治療と行為再発防止のための教育などを提供し，彼らが地域に戻り安定した生活が送れるよう支援する役割を担っている。これは，アメリカの司法精神看護の役割に比較するとかなり限られたものである。

＊ **認定看護師**：特定の看護分野における熟練した看護技術および知識を用いて，あらゆる場で看護を必要とする対象に，水準の高い看護実践のできる看護師。

序

「精神看護学」で学ぶこと

「精神（心）」のとらえ方

精神（心）の発達に関する主要な考え方

家族と精神（心）の健康

暮らしの場と精神（心）の健康

危機状況と精神（心）の健康

現代社会と精神（心）の健康

精神保健医療福祉の歴史と現在の姿

看護師の裁量権拡大

　高度実践看護師の裁量権拡大に関して大釜らが興味深い論文を発表している。大釜らは，訪問看護，老人施設，へき地など，医師が常駐していない医療現場における多様なニーズや，超高齢社会に向けた医療サービスの充実化に十分対応しきれていない現状があるとして，キュアとケアが融合した機能を看護師が担うことの重要性を訴えている。そして，高度実践看護師の裁量権拡大に関して政策提言することを目的に，日本の看護職の裁量拡大に関する研究文献をまとめている。

　訪問看護師に対する調査からは，まず死亡診断に関する問題が紹介されている。たとえば「在宅で看取りを行う医師を探すことが困難」「24時間対応の在宅診療のできる医師が少ない」状況下で，「死亡確認ができないために，家族や親戚がみんな集まっても何もできない」「死後の処置ができず，警察に連絡することによって検死になる」「人工呼吸器をはずせない」などの問題が報告されている。また，訪問看護の現場では，医師の指示が必要な行為であっても事後報告になってしまう現状も報告されている。たとえば訪問時の臨床判断に基づくグリセリン浣腸の実施や，投薬量の調節，酸素量の調整である。

　介護保険施設に勤務する看護師に対する調査では，医師と連絡がとりにくい夜間の急変時の対応に困難を感じており，裁量権拡大を期待する医行為として，褥瘡の壊死組織のデブリードマンの実施，X線撮影や心電図などの検査指示，状態が安定している入居者への鎮痛薬の処方などがあげられている。

　外科系看護師に対する調査からは，対象者112人中6割以上の回答者が，裁量権拡大に期待していることが報告されている。また，裁量権拡大を期待する医行為として，ルーチンの術前・術後の検査オーダーや前投薬の準備，縫合（ほうごう）状態が良好な患者の抜糸，動脈採血，浅い創のデブリードマンがあげられている。

　外科系医師を対象とした調査では，対象者160人中7割の回答者が，特定看護師の導入に賛成していることが報告されている。賛成の理由は，外科系医師の多忙・疲弊が続いているため，安心・安全な医療を提供できる環境を整備する必要性が高いことである。特定看護師に期待する役割としてあげられたのは，皮膚手術創閉鎖や手術助手，術前・術後の管理，心肺停止患者への気管挿管，人工呼吸管理と離脱に向けての設定変更，気管切開などの小手術の助手，抜糸・抜鉤（ばっこう）などである。

　無医地区の住民71人に対する調査では，「診療看護師の診療を利用したい」と回答した住民は45％，「わからない」は25％，「利用したくない」は3％であったこと，ならびに住民が「診療看護師に委譲しても良い」と考える医行為のうち上位を占めていたものは，血液や尿といった比較的簡単な検査や，軽微な症状や状態が安定している慢性疾患の診療や処方であったことが報告されている。

文献／大釜信政，中筋直哉：本邦における高度実践看護師の裁量権拡大に関する文献検討，ヒューマンケア研究学会誌，4（2）：37-45，2013.

▶ 司法精神看護師　アメリカの司法精神看護は，1970年代後半に，拘置所や刑務所における医療向上への社会の要請を受けて導入され，**司法精神看護師**は「精神病者」と「犯罪者」という二重のスティグマ（負の表象）をもつ人々の看護に当たった[26]。その後も，社会的要請や司法看護に携わってきた看護師たちの活躍により，司法精神看護は発展し，現在では，精神障害が疑われる犯罪者の精神状態や暴力・自殺リスクのアセスメントから，暴力や性犯罪の加害者と被害者からの証拠の収集，犯罪被害者・児や家族へのケア，専門家証言，被害者の権利擁護まで，幅広い役割を担っている[27]。

▶ 医療観察法　日本の**医療観察法**は，心神喪失または心神耗弱の状態（精神障害のために善悪の区別がつかず，通常の刑事責任を問えない状態）で殺人・放火・強盗・強制性交などの重大な他害行為を行った人に対する，適切な医療の提供と社会復帰の促進を目的として，2005（平成17）年7月に施行された。法の施行により，有罪判決を受け実刑に服す者を除き，心神喪失などで重大な他害行為を行った者（つまり，心神喪失などの理由により不起訴処分や無罪判決を受けた者全員）は，医療観察法のもとで治療を受けることになった。

▶ 医療観察法の目的　医療観察法の目的は，法の対象者の継続的な医療や観察・指導をとおして，他害行為の原因となった病状の改善および同様の行為の再発防止を図ることである。対象者は国公立等の指定入院医療機関におおむね18か月入院し，薬物療法をはじめ，各種治療プログラムに参加する。この間の入院治療費用は全額国費で提供される。退院後は，原則として3年間，最大5年間，指定通院医療機関で治療を継続するとともに，保護観察所による観察と指導を受けることになる。

▶ 医療観察法以前の精神医療　医療観察法導入以前は，精神科病院にはニーズの異なる様々な状態の患者（急性期の患者，慢性期の患者，難治性の患者，対応困難な患者，薬物使用の患者，触法患者など）が混在しており，司法精神看護に関する臨床の知を体系化していくのは難しい面があったと思われる。一方，医療観察法では，一定水準の医療と支援を提供できるように入院処遇ガイドラインおよび通院処遇ガイドラインなどが整備されており，時期ごとに各職種の業務が整理され，様々な治療プログラムや教育プロセスが系統的に組み立てられている。今後は，看護の立場から，現行の制度を評価するとともに，犯罪行為者と被害者に対する看護としてできることを検討していくことが求められるだろう（医療観察法については，『精神看護学②』第9章-Ⅱ-B-1「司法精神医療の法的基盤；医療観察法の基本的性格」参照）。

文献
1) Murray, C. J. L., et al.：The global burden of disease in 1990；summary results, sensitivity analysis and future directions, Bull World Health Organ, 73（3）：495-509, 1994.
2) WHO：Information sheet；Premature death among people with severe mental disorders. http://www.who.int/mental_health/management/info_sheet.pdf（最終アクセス日：2021/11/2）
3) 厚生労働省：疾病・事業及び在宅医療に係る医療体制構築に係る指針, 2017, p.48-67. https://www.mhlw.go.jp/file/06-Seisakujouhou-10800000-Iseikyoku/0000159904.pdf（最終アクセス日：2021/11/2）
4) 桝本妙子：「健康」概念に関する一考察, 立命館産業社会論集, 36（1）：123-139, 2000.
5) Huber, M. et al.：How should we define health?. BMJ, 343：d4163, 2011.
6) デュボス, R. 著, 長野敬, 中村美子訳：人間への選択；生物学的考察, 紀伊国屋書店, 1975, p.96.
7) WHO：Investing in mental health, 2003, p.7.
8) WHO：Investing in mental health；evidence for action, 2013, p.7.

序
「精神看護学」で学ぶこと
「精神（心）」のとらえ方
精神（心）の発達に関する主要な考え方
家族と精神（心）の健康
暮らしの場と精神（心）の健康
危機状況と精神（心）の健康
現代社会と精神（心）の健康
精神保健医療福祉の歴史と現在の姿

9) 健康日本 21 企画検討会，健康日本 21 計画策定検討会：21 世紀における国民健康づくり運動（健康日本 21）について報告書，厚生省，2000，p.17. http://www.mhlw.go.jp/www1/topics/kenko21_11/pdf/all.pdf（最終アクセス日：2021/11/2）

10) Egger, J.W.：Biopsychosocial medicine and health；the body mind unity theory and its dynamic definition of health, Psychologische Medizin, 24（1）：24-29, 2013.

11) WHO Regional Office for Europe: Addressing comorbidity between mental disorders and major noncommunicable diseases. WHO, 2017. http://www.euro.who.int/__data/assets/pdf_file/0009/342297/Comorbidity-report_E-web.pdf（最終アクセス日：2021/11/2）

12) Miorelli, A., Abe A.M.：Psychiatric aspects of chronic disease. Medicine, 44（12）：729-732, 2016.

13) ラザルス，R. S.，フォルクマン，S. 著，本明寛，他：ストレスの心理学；認知的評価と対処の研究，実務教育出版，1991.（原著：Lazarus, R. S., Folkman, S.：Stress, appraisal, and coping, Springer, 1984.）

14) 熊野宏明：ストレスに負けない生活；心・体・脳のセルフケア，筑摩書房，2007.

15) 厚生労働省：令和 3（2021）医療施設（動態）調査・病院報告の概況，2020. https://www.mhlw.go.jp/toukei/saikin/hw/iryosd/21/d1/11gaikyou03.pdf（最終アクセス日：2023/10/5）

16) OECD：OECD Reviews of Health Care Quality；Japan2015. https://www.oecd.org/publications/oecd-reviews-of-health-care-quality-japan-2015-9789264225817-en.htm（最終アクセス日：2021/11/2）

17) 前掲 16).

18) 日本弁護士連合会：障害者権利条約の完全実施を求める宣言，2014.

19) Caplan, G.：Principles of preventive psychiatry, Basic Books, 1964.

20) National Mental Health Consumers' Self-Help Clearinghouse：History of the mental health self-help and advocacy movement, 1999.

21) Anthony, W.：Recovery from mental illness；The guiding vision of the mental health service system in the 1990s, Psychosocial Rehabil J, 16（4）：11-23, 1993.

22) Barker, P., Buchan-Barker, P.：The tidal model；a guide for mental health professionals, Brunner-Routledge, 2005.

23) Barker, P., Buchan-Barker, P.：Myth of mental health nursing and challenge of recovery, Int J Ment Health Nurs, 20（5）：337-344, 2011.

24) 厚生労働省：特定行為研修を修了した看護師数（特定行為区分別），2023. https://www.mhlw.go.jp/content/10800000/001081039.pdf（最終アクセス日：2023/10/5）

25) 日本精神科看護協会：特定行為研修制度および精神科認定看護師制度に関する検討プロジェクトの中間報告，2019. http://www.jpna.jp/education/pdf/tokutei-koui_nintei_pj_chukan-hokoku.pdf（最終アクセス日：2021/11/2）

26) Kent-Wilkinson, A.：Forensic nursing educational development；an integrated review of the literature, J Psychiatr Ment Health Nurs, 18（3）：236-246, 2011.

27) Brown, K. M.：From Nurse Ratched to modern forensic mental health nursing, J Psychiatr Law, 40：93-104, 2012.

参考文献

・Kolappa,K., et al.：No physical health without mental health；lessons unlearned?, Bull World Health Organ, 91（1）：3-3A, 2013.

・日本看護協会：専門看護師・認定看護師・認定看護管理者. https://nintei.nurse.or.jp/nursing/qualification/cn（最終アクセス日：2021/11/2）

第 **1** 章

「精神（心）」のとらえ方

この章では

- 脳の構造と認知機能について理解する。
- 認知機能の神経基盤について理解する。
- 精神（心）の構造と働きについて学ぶことの意味を理解する。
- 精神（心）の構造と働きについての精神力動理論を理解する。

精神（心）は，人の主観的な体験であり，物質としてとらえることはできない。一方，脳は人の身体（臓器）の一部であり，物質である。

　精神（心）の生成には，脳の働きが重要な役割をはたしていると考えられるが，精神（心）のすべてが脳（物質）の働きによって生み出されているのか議論のあるところであり，その生成の機序が十分に解明されているとは言い難い。

　本章のⅠでは，人間の精神（心）の働きを脳神経科学の立場から，脳が生み出す「認知機能」として概説し，Ⅱでは，心理学の立場から，主として精神力動理論を用いて説明する。

　この二つは全く異なるアプローチであるが，複雑な精神（心）をとらえるには，多面的な理解が必要であることを学んでほしい。

Ⅰ 脳の構造と認知機能

　脳の機能（働き）は，外界を知覚し，その情報を処理して判断し，それに基づいて行動するという機能である。食物を探し，危険な相手（捕食動物）を察知して逃げるなど動物の生存にとって必要不可欠な機能である。ヒトは，ほかの動物と同様に自然環境のなかで生きているが，同時に社会をつくって生活しており，処理している情報は膨大で，必要な行動も複雑多岐にわたる。

　この節では，ヒトの行動に必要な高次脳機能とよばれる認知機能を説明するが，まずその基盤となる脳の構造について概説する。

A 脳・神経系の構造

1. 神経組織

　神経組織は，ニューロン（神経細胞）やグリア細胞など多くの細胞から構成されているが，主たる細胞は，**ニューロン**（図1-1）である。ニューロンの主な機能は，外部から情報を受け取り，電気信号に変換し，相手の細胞（ほかのニューロンや筋細胞など）へと伝達することである。

　ニューロンの細胞体からは，出力線維である1本の軸索と入力線維である複数の樹状突起が伸びている。軸索の終末が樹状突起と接する部分を**シナプス**（図1-2）という。シナプスでは，終末から化学物質（神経伝達物質）が放出され，相手のレセプターに作用して情報を伝達する。軸索には，髄鞘で巻かれた有髄線維と，巻かれていない無髄線維がある。

　大脳の表面でニューロンが層状に集まったものを皮質，またニューロンが非層状に集まった集合体を神経核という。

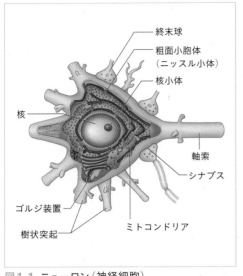

図1-1 ニューロン（神経細胞）

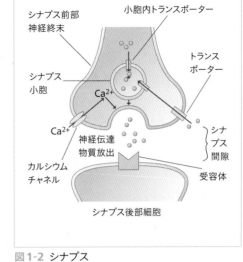

図1-2 シナプス

2. 中枢神経

　神経系は，中枢神経系と末梢神経系に分かれる。中枢神経系は，脳と脊髄（せきずい）で構成されている。

　脳は，上方から終脳（大脳），間脳，中脳，後脳，髄脳に5分される（図1-3）。

▶ 大脳　大脳皮質，嗅球，海馬，扁桃体（へんとうたい），線条体（尾状核（びじょうかく），被殻（ひかく））などからなる。大脳皮質下には，大脳基底核があり，線条体（尾状核，被殻），淡蒼球（たんそうきゅう），視床下核などからなる。大脳基底核は運動の細かいコントロール，学習，動機づけに関連がある。

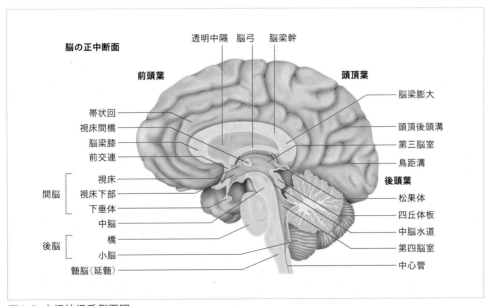

図1-3 中枢神経系側面図

「精神看護学」で学ぶこと

1 「精神（心）」のとらえ方

精神（心）の発達に関する主要な考え方

家族と精神（心）の健康

暮らしの場と精神（心）の健康

危機状況と精神（心）の健康

現代社会と精神（心）の健康

精神保健医療福祉の歴史と現在の姿

▶ 間脳　視床，視床下部などからなる。**視床**には多くの神経核があり，大脳皮質に向かうすべての感覚入力がここを経由する。**視床下部**は自律神経とホルモン分泌の中枢であり，身体内部の臓器をコントロールし，また体内環境を整えている。さらに食行動，性行動など，いわゆる本能行動，睡眠・覚醒の調節，体温や体液の調節も行っている。視床下部の下の小さな器官を下垂体といい，ここから種々のホルモンが分泌される。

▶ 中脳　中脳は，視覚の入力，聴覚の中継，運動の調整などの役割を持つ。

▶ 後脳　橋および小脳からなり，橋は感覚入力や運動出力に関与し，小脳は運動学習をつかさどる。

▶ 髄脳　延髄ともいわれ，体性感覚・聴覚・味覚の入力，内臓の知覚と運動調節，顔や舌の運動にかかわる。

　中脳，橋，髄脳（延髄）を**脳幹**とよぶ。脳幹の内部に網様体という構造がある。中枢神経系に入力してきた様々な感覚情報が，網様体をとおって，脳の上位へと運ばれ，意識を覚醒させる。このシステムは**上行性脳幹網様体賦活系**とよばれる。

1 ｜ 大脳皮質

　大脳の外側から見える部分を**大脳皮質**という。大脳は，左右2つに分かれており，左側を左大脳半球，右側を右大脳半球といい，両半球は脳梁という神経線維の太い束で結合されている。

　大脳の表面には溝があり（脳溝），溝と溝の間は盛り上がっており，脳回という。大脳の

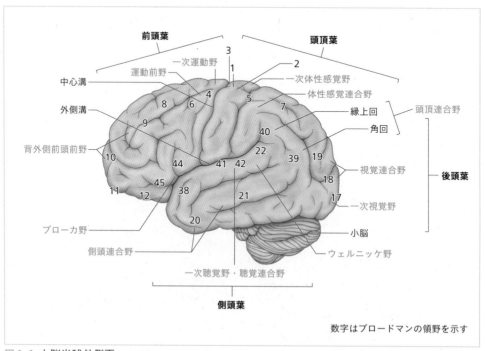

図1-4　大脳半球外側面

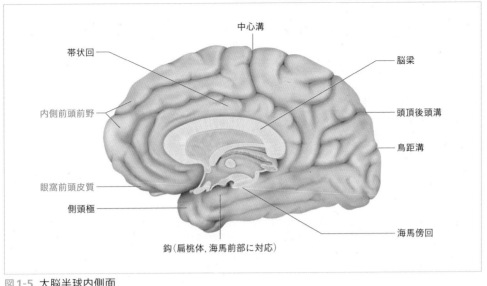

図1-5 大脳半球内側面

図の中のラベル：
中心溝
帯状回
脳梁
内側前頭前野
頭頂後頭溝
鳥距溝
眼窩前頭皮質
側頭極
海馬傍回
鉤（扁桃体，海馬前部に対応）

断面をみると，表面に近い部分は少し濃い色になっていて，その内側は白くなっている。色の濃いところは顕微鏡下では多くの神経細胞が層状に並んでいて**灰白質**，白い部分は顕微鏡下では有髄神経線維が並んでいて**白質**とよばれる。

外側の表面の中央に上下方向の大きな脳溝があり，**中心溝**（ローランド溝）という。中心溝の前は前頭葉とよばれる。前後方向に大きな脳溝があり，**外側溝**（シルビウス溝）という。この脳溝より下は側頭葉という。中心溝の後ろには頭頂葉と後頭葉があり，間に頭頂後頭溝があり，この脳溝は内側面ではっきりしている（図1-4, 5）。**前頭葉**は運動，行為，行動の実現に，**頭頂葉**は体性感覚や，時間，空間，身体の認知に，**側頭葉**は聴覚や形態の認知に，**後頭葉**は視覚認知に関連がある。

脳の機能に対応した大脳皮質内の区分を領野という。ブロードマンは1909年，大脳皮質の細胞の並び方などの違いから大脳皮質を52野に区分した。区分図は**ブロードマンの脳地図**とよばれ，現在でも使用されている。表1-1に，各領野と関連する機能を示した。

2 | 大脳辺縁系

側頭葉の内側に海馬，扁桃体がある。脳梁のまわりを取り巻いている皮質を帯状回という。海馬，扁桃体，帯状回，海馬傍回，側坐核，乳頭体などは互いに連絡しており，大脳辺縁系とよばれ情動・感情や記憶と関連がある。

3. 神経ネットワーク

大脳皮質には150億個とも200億個ともいわれるニューロンがあり，1個のニューロンには2万〜8万個のシナプスがあるといわれる。

ニューロンの集合が局所神経回路を形成し，さらに皮質−皮質間，皮質−皮質下間，皮

「精神看護学」で学ぶこと

1 「精神（心）」のとらえ方

精神（心）の発達に関する主要な考え方

家族と精神（心）の健康

暮らしの場と精神（心）の健康

危機状況と精神（心）の健康

現代社会と精神（心）の健康

精神保健医療福祉の歴史と現在の姿

表1-1 大脳皮質の各領野と機能

	機能的部位	ブロードマンの領野	働き
前頭葉	一次運動野	4 野	随意運動の発現にかかわる。運動指令を脳幹や脊髄へ出力する主要な拠点
	運動前野	6 野	複雑な一連の運動や運動しようとする意志など高次の運動に関連
	ブローカ野	44，45 野	運動性言語中枢
	前頭前野	9，10，46，47 野など	霊長類で目立っており，ヒトで最大となる。行動の計画と実行，欲動・動機づけ（意欲）の制御，情動や価値判断に関連
頭頂葉	一次体性感覚野	1，2，3 野	からだの各部位から体性感覚の入力を受け取る
	体性感覚連合野	5，7 野，40 野の一部	空間内でのからだの位置など体性感覚空間を形成し，動きや広がりを基にした空間視を統合する。体性感覚的および視覚的運動を制御する
	頭頂連合野	39 野（角回），40 野（縁上回）	読み書き中枢 側頭連合野とともに後方連合野をなし，視覚・聴覚・体性感覚などの情報を統合し，高次の情報を形成する
側頭葉	一次聴覚野	41 野，42 野	聴覚情報の受け取り
	聴覚連合野	22 野	個々の音の情報を統合的に処理
	ウェルニッケ野	22 野後方	聴覚性言語の入力。音声言語を理解・認識
	側頭連合野	20，21 野	形や色を基にした形態視を統合し，名前や意味と結びつける
後頭葉	一次視覚野	17 野	視覚情報の受け取り
	視覚連合野	18，19 野	視覚情報の統合

質−辺縁系間，左右の大脳半球間，前方脳−後方脳間などで結合があり，**神経ネットワーク**を形成する。たとえば前頭前野は運動野，運動前野とネットワークを形成するとともに，側頭や頭頂の連合野，大脳辺縁系，視床や大脳基底核などと神経ネットワークをいくつも形成している。

B 認知機能と神経基盤

　外界からの情報を認識し，その情報の入力から出力までの過程の処理にかかわる機能を**認知機能**という。ヒトは外界をそのまま体験するのではなく，脳のなかで処理された情報を体験している。

　認知機能は注意，記憶，言語，認知（知覚）や行為，遂行機能，感情，社会的認知などの機能系に分類される。各機能系は，それぞれ大脳皮質を中心とする神経ネットワークをもっている。

　1つの脳部位が，ある1つの認知機能をすべて統括しているのではない。認知機能は複数の神経ネットワークに支えられている。神経ネットワークを介して，脳は言語システムなど機能的システムを形成する。脳は多数のシステムからなる1つの超システムである。

表1-2 注意の分類

注意の強度・範囲	注意を集中する強さと広さ
持続性注意	一定の時間，注意を維持する能力
選択的注意	多くの刺激から１つの刺激に反応する能力
分配性注意	同時に複数の刺激に注意を向けつつ，注意を切り替える能力

1. 意識と注意

意識は，高次脳機能にとって基本的な要素である。意識が清明な状態では，ヒトは自分の状態や周囲の状況をはっきり認識している。自分や周囲のことが「わかっている」，自分のおかれた時間，空間（場所），周囲の人物を認識していることを**見当識**があるという。

意識には２つの要素，覚醒と注意がある。**覚醒**は目覚めていることである。

注意は外界の様々な刺激（情報）から，必要とされる特定の刺激を**選択**し，それに**集中**する能力である（表1-2）。作業では，一定の時間経過のなかで注意を**維持**することも必要になる。ヒトは同時に２つ以上の刺激に注意を向けつつ（**分配**），注意を切り替える（**変換**）こともできる。野球の投手が，背後のランナーを気にしつつ，投球する場面を思い浮かべてほしい。

われわれは覚醒度と注意をコントロールして，作業に適した状態（精神基調）をつくりだしている。これがうまくできないと，たとえば授業に集中できず，居眠りをしたり，不注意で大切なことを聞き漏らすことになる。

覚醒には，視床と脳幹の上行性脳幹網様体賦活系の活動が重要である。注意に関する神経基盤は広範で，前頭葉，頭頂葉，視床，脳幹網様体などが関連するが，前頭前野は複雑な注意に重要な役割を負っている。

2. 記憶

記憶とは，新しい情報や経験を蓄積し，後でその情報や経験を意識や行為のなかに再生できる機能である。記憶の対象は，出来事だけでなく，言葉の意味や知識，運動など広範囲にわたる。記憶は，ほかの認知機能すべてに関連する。

1 記憶の分類

❶持続時間による分類

記憶は，いろいろな方法で分類される。持続時間で分類すると，**短期記憶**と**長期記憶**に分かれる。

▶ 短期記憶　即時記憶ともよばれ，新しい情報を数秒から数分のあいだ意識上にとどめておく記憶である。新しい電話番号を聞いて，すぐにかけるときは短期記憶を使用する。かけ終わると電話番号は忘れてしまうが，リハーサルを繰り返すことで長期記憶に移行する。

「精神看護学」で学ぶこと

1 「精神（心）」のとらえ方

精神（心）の発達に関する主要な考え方

家族と精神（心）の健康

暮らしの場と精神（心）の健康

危機状況と精神（心）の健康

現代社会と精神（心）の健康

精神保健医療福祉の歴史と現在の姿

短期記憶をできる時間と容量には限界がある。

短期記憶と別に，**ワーキングメモリ**（作業記憶）とよばれる記憶がある。短時間，注意を向けて意識している間，あることを記憶にとどめておく機能で，短期記憶を行うと同時に，頭のなかで認知的な作業も行う。暗算や数列の逆唱などの作業で，このメモリを使用している。

▶ 長期記憶　蓄える記憶で，その記憶期間は数日から生涯にわたる。ヒトは莫大な量の情報を蓄積しているが，そのすべてを意識することはできない。

短期記憶を**即時記憶**とし，長期記憶を**近時記憶**（数分から数日）と**遠隔記憶**（数週間以上）に分ける分類もある。

❷スクワイアの分類

アメリカの心理学者のラリー・R・スクワイア（Squire, L. R.）は記憶をその内容や性質によって分類した（図1-6）。**陳述記憶**は言葉やイメージなどとして意識に浮かび，それを何らかの形で表現できる記憶である。

▶ エピソード記憶　個人的な出来事や経験を記憶したり思い出したりする場合の記憶で，日々の生活の出来事の記憶である。1回しか生起せず，時間，場所，感情経験を含めた内容で，自分が体験したという意識が伴う。「先週の日曜日にレストランで友人と食事して，楽しかった」という記憶である。

▶ 意味記憶（知的記憶）　辞書の項目的な事実の記憶で，語彙，概念，記号，色，声，相貌，景色などが含まれる。何回も繰り返されて，保存される。

▶ 手続き記憶　熟練した行為や技術などで，意識に浮かばなくとも，行為（運動）を介して再生できる。自転車に乗る，泳ぐ，踊る，楽器の演奏などである。

「勉強やピアノの練習を昔よくやった」ことを思い出すのはエピソード記憶，勉強で得た知識は意味記憶，ピアノ演奏の技能は手続き記憶である。

❸その他の記憶の分類

記憶する過程を分けることも考えられており，記銘，保持，再生（想起）に分ける。

また，記憶を利用する際に，想起できる記憶は**顕在記憶**であるが，意識に上らないで機能している**潜在記憶**もある。

さらに，時系列上の現在を境として，回想記憶と展望記憶に分けることもできる。**回想**

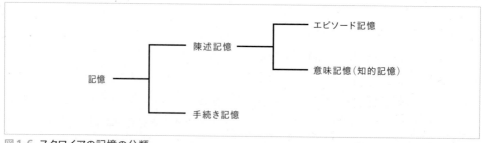

図1-6 スクワイアの記憶の分類

記憶（回顧記憶）は過去事象に関する記憶である。**展望記憶**（予定の記憶）は，未来の予定に関する記憶で，「来週の金曜日18時に○○で友人に会う予定」など，時間，場所，人物の情報が含まれる。

2 記憶に関連する脳部位

記憶機能，特にエピソード記憶に関連する重要な脳部位は大脳辺縁系で，海馬，海馬周辺（嗅内皮質，嗅周囲皮質），視床や視床関連領域，前脳基底部などがある。なかでも**海馬**には，多くの外部情報が入力され，記銘や再生に重要な役割を果たしている。スクワイアは海馬で記憶が形成されて，数年で新皮質に移行するとしている。

意味記憶は大脳皮質連合野を中心に広い範囲に分散して記憶されていると考えられているが，短期記憶から長期記憶への移行の機序は十分解明されていない。

手続き記憶には大脳以外に小脳や大脳基底核が関与しており，ワーキングメモリには前頭前野が関与している。

記憶の障害を**健忘**という。アルツハイマー型認知症では，病初期から海馬を中心とする側頭葉内側が障害されるため，健忘（記憶障害）が病初期から目立つ。

3. 言語

ヒトは言語記号（音声記号と文字記号）を用いて，情報をやりとりする。そこに実際のものがなくても，「リンゴ」という言葉を聞いたり読んだりしただけで共通のイメージがわく。

音声記号は，音素のただの連続ではなく音韻（名前，たとえば「リンゴ」）とそれに対応する情報（意味）の連合である。リンゴの意味には，視覚イメージ（赤い，丸い）だけでなく，果物であること，甘酸っぱい味や香りがすることなど様々な意味が含まれる。

言語機能には，大脳に左右差があり，多くの人で左半球が優位である。音声言語の受容は，音（リ・ン・ゴ）が聴覚を介して，両側側頭葉の一次聴覚野（41，42野）に入り，言語性の音声と非言語性の音響に判別される。音声は左上側頭回後方の**ウェルニッケ野**（22野後方）に入り，音韻の同定が行われ，名前（リンゴ）が決定する。一方，左前頭葉の**ブローカ野**（44，45野）は音韻形を喚起し，音声に変換する過程に関与している。ウェルニッケ野とブローカ野に隣接する中心回下方（中心前回および中心後回）には，口，舌，喉頭，咽頭などの筋肉群の運動中枢や感覚中枢があり，実際の発声に関与する。

山鳥[1]は，口頭言語の生成に関与する領域が3領域あるとする。

①環シルビウス溝言語領域（音声系列の生成）

②環・環シルビウス溝言語領域（音声系列への言語的意味の充填）

③右半球言語領域（意味ある音声系列への社会的意味の充填）

ブローカ野，ウェルニッケ野，その中間に位置する縁上回，中心回下方は**環シルビウス溝言語領域**（perisylvian speech zone；**PS**）とよばれ，この領域は音声言語の受容から，言語の音声出力に重要な役割を果たす。

「精神看護学」で学ぶこと

1 「精神（心）」のとらえ方

精神（心）の発達に関する主要な考え方

家族と精神（心）の健康

暮らしの場と精神（心）の健康

危機状況と精神（心）の健康

現代社会と精神（心）の健康

精神保健医療福祉の歴史と現在の姿

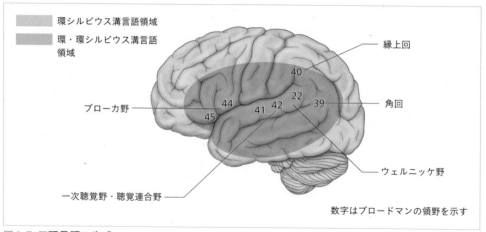

図1-7 口頭言語の生成

この環シルビウス溝言語領域の外側の広い領域，ブローカ野の前方や中前頭回後方，頭頂葉の角回や頭頂・後頭葉境界領域，中側頭回後方など側頭葉の領域を**環・環シルビウス溝言語領域**（peri-perisylvian speech zone；**PPS**）といい，言語の意味の生成・処理に関与する。たとえば物（果物や道具）の意味は側頭回，身体部位や空間関係（左右）の意味は頭頂葉の角回で組織化されている。意味をもつ言葉の生成には，この2つの領域の統合的活動が必要になる（図1-7）。

さらに，前述の①②の領域に対応する右半球は，状況に応じた言語使用，比喩やユーモアの理解，感情表現などの言語の実用的な運用に重要である。言葉のプロソディ（音調）＊により，自分の言葉に感情を込めたり，相手の言葉に込められた感情を理解できる。「馬鹿な奴」という言葉には，親しみが含まれたり，軽蔑が込められたりする。

書き言葉は，文字記号を後頭葉一次視覚野，視覚連合野で文字と認知し，角回を経由して，言語領域で理解と産出を行い，運動前野が手を制御して，一次運動野が文字を書くという経路をたどる。

脳損傷の結果，言語の記号構造が崩壊し，言葉を話したり，理解したりする能力が欠ける状態を**失語**という。

4. 認知

認知＊とは，知覚を使って，物を意味づける作業で，その物が「何であるかわかる」機能である。知覚には，聴覚，体性感覚，視覚，嗅覚，味覚があり，体性感覚には，触覚，痛覚，温度覚，振動覚，位置覚（関節の運動覚）が含まれる。

視覚認知では，網膜からの視覚情報は，一次視覚野（17野）で目に映った映像を，横線・

＊ **プロソディ（音調）**：話し言葉のリズム，メロディ，抑揚で，言語に固有のプロソディと情動性のプロソディなどがあり，情動性のプロソディは言葉で感情を表現する。
＊ **認知**：ここで用いる「認知」という語は，見出しの認知機能の認知よりも狭い意味で使用している。

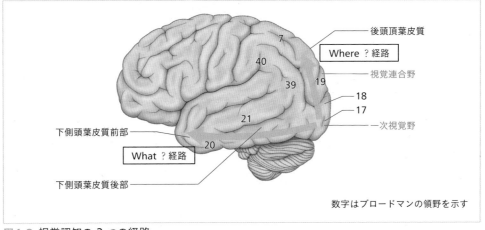

「精神看護学」で学ぶこと

1 精神（心）のとらえ方

精神（心）の発達に関する主要な考え方

家族と精神（心）の健康

暮らしの場と精神（心）の健康

危機状況と精神（心）の健康

現代社会と精神（心）の健康

精神保健医療福祉の歴史と現在の姿

図1-8 視覚認知の2つの経路

縦線，色，空間座標などの要素ごとに整理し，一次視覚野を取り巻いている視覚連合野（18,19野）でまとまった図形や相貌と認知する。形態の認知は，物品，相貌，漢字，風景などの対象ごとに，脳の違う部分で処理されている。

　また，視覚認知には2種類ある。物の形態や色の認知と空間内での物の位置や動き，物と物の空間関係，物と自己との関係の認知である。後者を**視空間認知**という。脳の処理機構も2つあり，形態などの認知を担当する腹側ルート（後頭葉から側頭葉；What? 経路）と視空間認知を担当する背側ルート（後頭葉から頭頂葉；Where? 経路）に分かれる（図1-8）。

　外界の対象物を認知しているだけでなく，ヒトは自分のからだも認知している。からだを1つのもの，自分のからだとして体感し，目を閉じていても手足の位置や姿勢がどうなっているかわかる。身体図式は自己の身体についての空間的イメージ像で，身体各部の空間的，物理的な特性に関する情報を含み，体性感覚，視覚，運動感覚など様々な感覚を統合して，頭頂葉でつくられる。

　要素的な感覚機能に問題がないのに，その感覚を用いて対象を認知できない状態を**失認**といい，視覚失認，相貌失認などがある。

5. 行為

　行為は道具の操作能力や身体部位の操作能力である。ヒトはつまんだり，離したりする手指の動作，つかんだり，上げ下ろししたりする手や腕の動作，時に足の動作も使って，道具を使用する。衣類を身にまとうこともする。また，手と目の協調運動（知覚－運動協調）として，手本を写したり，組み立てたりする行為（視覚構成行為）や，自動販売機のコイン投入口に貨幣を入れる動作もできる。

　さらに言葉ではなく，身振りやパントマイムを使って，合図，象徴行為などの意味を伝えることもする。コップの水を飲む真似をすることで，飲料がほしいことを伝え，ていねいにお辞儀をして，相手に対する敬意を伝えるのである。

行為は，大脳の広い領域を使って実現している。自分の意図した運動は頭頂連合野で，視覚認知，触覚認知，視空間認知などを統合し，行為の情報として組み立て，その情報を前頭葉に伝え実現する。運動野，運動前野が行為を実現するが，その行為を前頭前野が制御している。

主として頭頂葉が障害され，運動機能に問題がないにもかかわらず，目的にかなった行為（運動）ができなくなる状態を**失行**という。

6. 遂行機能（実行機能）

遂行機能は目的をもった一連の活動を効果的に成し遂げるために必要な機能である。目的を設定し，計画を立案し，必要に応じて修正しながら，効率的に行動する。今まで述べたような認知機能をうまく管理・運営する能力で，ほかの認知機能より上位の機能となる。

たとえば料理の献立を考え，冷蔵庫の食材を思い出し，足りない食材を買い集め，下ごしらえをするなど，調理の一連の作業を手際よく行うことである。

遂行機能は，日常のルーチンの行動よりも，特に新しい状況や予期しなかった状況に対応し，新しい解決が必要になるときに活発に使用される。朝起きて洗顔や歯みがきをするときは考えなくともからだが動く。しかし，外に出れば，日常生活は予期せぬ出来事に満ちている。病棟で，今日は時間に余裕があるので看護計画を立てようと思っていても，急な入院や急変があるかもしれない。予定を変更し，優先順位を考え，動かなければならない。このような状況で遂行機能が必要となる。

遂行機能には，前頭前野を中心とする神経ネットワークが活動する。

7. 感情

感情も認知機能としてとらえることができる。ヒトが身体の状態を自己認知する過程で感情が生まれると考えられる。「今日は気分がいい」とは気分の良さと同時に体調の良さも表している。感情と身体には強い結びつきがある。

情動・感情・気分の定義は難しい。ここでは，短期的で比較的激しい反応で自律神経による身体の変化（顔面紅潮，動悸など）を伴うものを**情動**，それより弱いが表情や身振りなど身体表出を伴うことが多いものを**感情**，長期的で弱く続く基底的なものを**気分**とする。

基本情動として，喜び，悲しみ，怒り，恐怖，驚き，嫌悪があり，ほかにも多くの感情を表す言葉がある。海面に例えると，大きな波が情動，小さな波が感情，海面が気分となろうか。情動・感情・気分の基本的性質は「快」「好」「良い」と「不快」「嫌」「悪い」の2方向に分けられる。ヒトが外部環境と接したときに生まれる感情の方向性が行動選択（接近か回避かなど）に影響を与える。

脳には，皮膚，筋肉，関節，内臓の動きなどから入る知覚情報や，内臓，体液などの体内部の情報が絶えることなく入力され，身体の状態が持続的にモニターされている。身体を介して受け入れる感覚情報が，感情（脳の認知機能）をつくり出しており，感情と身体は

不可分の関係にある。

　脳神経学者のアントニオ・R・ダマシオ（Damasio, A. R.）は，人は社会的状況や脈絡の
なかでの適切な行動選択や判断に，身体の状態・反応を目印（ソマティック・マーカー）と
して利用しているとした（ソマティック・マーカー仮説）が，人は身体の状態を感情として認知
しており，感情は人の合理的判断に重要な役割を担っている。

　身体内外の情報が集まる扁桃体など大脳辺縁系が感情の神経基盤とされているが，前頭
前野も扁桃体と連絡が密であり，大脳辺縁系と前頭前野を含む神経ネットワークが感情と
価値判断に関与している。

▍8. 社会的認知

　社会的認知は人が社会で行動するために必要な認知機能である。社会的認知には，大脳
辺縁系，前頭葉，側頭葉，頭頂葉と広範な領域が関与している。社会で適切に行動するに
は，対人関係をうまく調整することが大切になる。対人関係では，相手の心的状態，つま
り相手の気持ち，感情，意図などを推し量ることが求められる。相手の言葉のプロソディ
や，表情，まなざしから，相手の感情，気持ちを読み取ることが必要になる。また，相手
の気持ちに共感する能力も必要である。

　他者の心的状態，信念，意図や感情を類推する能力を「**心の理論**」という。相手の感情
だけでなく，発言や行動から相手の意図を推測することや相手の思い込みの認知も含まれ
る。他者にも自分と同様に「心」があるとわかっていることが前提で，このような認知は
3〜5歳頃に成立するとされる。共感や心の理論には，**ミラーニューロン**の関与が推定され
ている（column参照）。

Column　ミラーニューロン

　ミラーニューロンは，1996年にイタリアのパドヴァ大学の神経生理学者ジャコモ・
リゾラッティ（Rizzolatti, G.）らの研究で発見された。彼らは，サルが手で物をつかむ
行為をしているときの運動前野のニューロン活動を調べていた。偶然研究スタッフが
エサを拾い上げるところを見ていたサルの運動前野で，サル自身がエサを取るときに
活動するニューロンが同様の活動を示すことに気づいた。他者の行為の観察と自分の
行為で，鏡のように同じ反応が脳内に生じることから，ミラーニューロンと名付けら
れた。また，同じエサをつかむ行為でも，エサを口に入れるときと容器に入れるとき
で，活動パターンが異なることから，行為の意図まで処理していることが示された。

　ヒトでは直接脳のニューロン活動を記録できないが，fMRI（機能的核磁気共鳴画像）を
用いた脳画像研究などで，下前頭回でミラーニューロンの存在が示唆されている。ミ
ラーニューロンは，行為だけでなく，他者の行為の意味や意図の理解，心の理論，共
感などに関与し，社会的認知に重要な役割を果たしていると考えられており，今後の
研究が期待される。

「精神看護学」で学ぶこと

1 「精神（心）」のとらえ方

精神（心）の発達に関する主要な考え方

家族と精神（心）の健康

暮らしの場と精神（心）の健康

危機状況と精神（心）の健康

現代社会と精神（心）の健康

精神保健医療福祉の歴史と現在の姿

また，社会では，複雑で予測困難な状況のなかで，自分の行動を適切に選択する能力も必要になる。そのためには，自分および周囲の状況を認知して，目先の利益だけでなく，行動結果の予測をするなど，現在と未来の「損得」を計って，判断することが必要になる。

機能画像を用いた研究からは，相手の表情や視線から相手の気持ちを推測するときには，扁桃体を中心とした神経ネットワークが働き，「心の理論」には，内側前頭前野，側頭極，側頭－頭頂連合野などの関与が示唆されている。

9. 認知機能の大脳半球優位性

右利き（また多くの左利き）では，言語機能は左半球優位である。左半球は，言語以外に，行為，数処理，時系列処理などに優れる。

右半球は，相貌の認識，外空間の認識や身体空間の認識に優れている。また情動・感情に関することも右半球が優位である。

C 大脳皮質の機能区分

1. 大脳皮質の機能区分

前述したように脳の機能に対応した大脳皮質内の区分を**領野**というが，領野は，一次皮質，単一様態連合野，異種様態連合野，傍辺縁領域の大きく4つに分けることができる（図1-9）。

▶ **一次皮質**（一次感覚・運動野）　視覚，聴覚，体性感覚情報が入力してくる一次視覚野（後頭葉），一次聴覚野（側頭葉），一次体性感覚野（頭頂葉）と運動の命令を出力する運動野（前頭葉）からなる。

▶ **単一様態連合野**　前述の4つの一次皮質の情報をより高次に処理するところで，視覚連合野，聴覚連合野，体性感覚連合野，運動前野などからなる。

▶ **異種様態連合野**（前頭前野・後方連合野）　異種の感覚や情報を統合する高次な情報処理を行う場所で，前頭前野（前頭連合野）および後方連合野（頭頂連合野，側頭連合野）からなる。連合野は系統発生的に新しく，ヒトで最も発達している。

▶ **傍辺縁領域**　眼窩前頭葉尾側，側頭極，帯状回，海馬傍回などからなる。

外部環境からの情報は感覚入力として脳に入り，一次感覚野→単一様態連合野→異種様態連合野（後方連合野）と流れ，より高次の処理がなされ，前頭前野に入力される。

頭頂葉には，皮膚，筋肉や関節，内臓の動きなどの自己の身体に関する知覚情報も入力される。

一方，内部環境（内臓，体液など身体内環境）の情報は，間脳，大脳辺縁系から傍辺縁領域で処理され，前頭前野に入る。前頭前野では，外部環境，内部環境からの情報を統合し，行動の目的，計画を立案し，運動前野，運動野を通じて，実際の行動（運動）を出現させる。

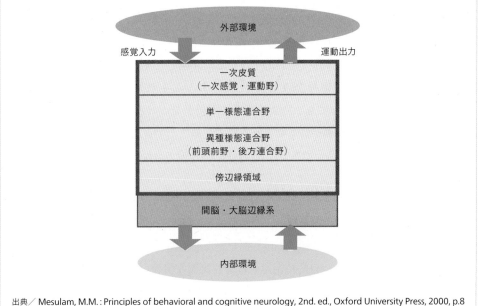

図1-9 大脳皮質の機能区分

出典／Mesulam, M.M.: Principles of behavioral and cognitive neurology, 2nd. ed., Oxford University Press, 2000, p.8 をもとに作成.

「精神看護学」で学ぶこと

1

「精神（心）の とらえ方

精神（心）の発達に関する主要な考え方

家族と精神（心）の健康

暮らしの場と精神（心）の健康

危機状況と精神（心）の健康

現代社会と精神（心）の健康

精神保健医療福祉の歴史と現在の姿

　大脳を外側面（前掲図1-4参照）からみると，中心溝の前が前方脳，後ろが後方脳と分けられる。前方脳は前頭葉，後方脳は頭頂葉，側頭葉，後頭葉からなる。後方脳は，**感覚脳**（入力系）で，側頭葉からは聴覚情報，頭頂葉からは体性感覚情報，後頭葉からは視覚情報という，3方向からの外部環境の情報が，感覚入力される。情報は，それぞれ単一様態連合野で処理された後，後方連合野（頭頂－側頭連合野）に集積，統合され，高次の情報が形成され，**運動脳**としての前方脳（運動野・運動前野）に働きかけ，運動が実現する。

　また，後方脳は，**道具脳**ともいわれる。道具機能とは言語，認知，行為などのように，単純な運動，感覚機能よりも複雑な機能をもち，知的精神活動を行うのに必要な道具の役割を果たす機能をいう。その道具脳を管理・監督して，行動計画を選択して実行するのが，前方脳（前頭前野）である。

　大脳の内側面（前掲図1-5参照）には，脳梁を囲むように傍辺縁領域，大脳辺縁系があり，中心部に間脳がある。ここは記憶や情動・感情と関連が強く，内部環境（身体状態）からの情報が入力される。前方には，内側前頭前野，眼窩前頭皮質が位置し，辺縁系と連絡が密である。前頭前野の内側面は，情動・感情とともに価値判断にかかわり，最終的な行動の選択に影響する。

2. 前頭前野（前頭連合野）

　前頭前野は，ヒトで最も発達しており，ヒトらしい最も高いレベルの高次脳機能に関与する。前頭前野（前頭連合野）は背外側前頭前野，内側前頭前野，眼窩前頭皮質の3領域に

分かれる。

　前頭前野は，自然環境や複雑な社会環境に適応して，目的を成し遂げるための行動を実現するために中心となる領域である。ヒトは「今ここで」（たとえば食欲を満たすなど）だけでなく，遠い未来の結果を期待して目的を設定し，計画を立案するところが，ほかの動物と異なる。この能力を心理検査などで数値化することは難しい。**知能**（intelligence quotient：IQ）が正常であっても，社会的に適切な行動をとれない脳損傷患者は，前頭前野が損傷されている場合が多い。このような能力を**知性**とするなら，いわゆる知能検査で測定された IQ とは区別が必要である。IQ は後部脳の能力を反映するという意見もある。

1　認知機能系の活動を制御・調整・監視

　前頭前野は管理・監督的役割を担い，認知機能系の活動を制御・調整・監視する。背外側前頭前野には，ほかの前頭葉領域や後方連合野などを通じて，莫大な情報が入ってくるが，多くの情報のなかから，目的に関連するより複雑な情報をつくり，情報を統合する。また，情報を意味ある連続性に維持して，行動計画の時間的順序を維持する。複数の行動計画を同時に想起して，状況に応じて適切に選択し，計画を実行に移す（遂行機能）。数ある行動計画のなかで実行できるのは 1 つであり，他の行動は抑制しなければならない。「抑制」は前頭前野の重要な機能の一つである。

2　欲動・動機づけ・意志（意欲）の形成と制御

　前頭前野の第 2 の重要な機能は，行動を発現するための，欲動・動機づけ・意志（意欲）の形成と制御であり，内側前頭前野が関与する。欲動は基本的活力でヒトの行動を賦活する力である。いわゆる本能とは違う。動機づけは誘因（インセンティブ）を供給して，行動を促す力である。欲動・動機づけは知的に制御される。われわれは家庭や学校教育などで自分の住む社会でやったほうがいいこと，やってはいけないことを学習する。好奇心，向上心，金銭欲や名誉欲などが行動を促進するし，道徳・倫理などで行動を抑制する。また，情動・感情も動機づけや行動に影響する。楽しいことはもっとやりたいし，嫌なことは気がすすまない。

3　内外の情報から価値判断し行動に結びつける

　第 3 に，眼窩前頭皮質や内側前頭前野には，ほかの前頭前野や後方連合野を介して外部環境からの多種の感覚情報と自己身体の知覚情報，扁桃体など大脳辺縁系からの内部情報が入力される。自己の身体の知覚情報や内部情報には，外部環境からの情報に反応して生じた身体状態の変化や惹起された情動（快−不快，好−嫌など）が含まれる。この内外の情報を連合して，価値判断（生存にとっての有利・不利，目的にとっての損得などの勘案）をし，適切な行動に結びつける。

最後に，前頭前野は後方連合野との相互作用により，自己意識や自己認知の形成に関与すると考えられている。これらは，自己を意識するだけでなく，社会的環境のなかで自己の位置を認知する能力である。自己の主観的意識（内）を保持しながら，自己を比較的客観的な観点（外）から認識できる。また，自己の一貫性（過去－現在－未来）も保持している。

Ⓓ 高次脳機能の研究方法

高次脳機能，認知機能と脳との関連を調べる研究は 19 世紀に始まった。現在，**神経心理学**＊とよばれる学問分野である。

1 患者の症状・行動観察と脳病理解剖および脳画像による研究

研究は当初，脳梗塞・脳出血，頭部外傷などの脳損傷を負った患者の症状・行動観察と，死後の脳病理解剖で確かめられた損傷部位との関連が検討された。1861 年，フランスの医師ピエール・P・ブローカ（Broca, P. P.）は陳旧性脳梗塞で言語機能を失った症例タン（「タン」としか話すことができない症例）の報告をし，言語表出に関与するブローカ野を発見した。また，1868 年，アメリカの医師ジョン・M・ハーロウ（Harlow, J. M.）は頭部外傷後に著明な人格変化をきたしたフィアネス・P・ゲージ（Gage, P. P.）の症例を報告した（**column** 参照）。その後も，脳損傷のために生じた行動の変化から，認知機能と脳の部位との関連

> **Column** **事故による人格変化**
>
> 　ゲージは鉄道敷設の建設現場監督であった。1848 年，ゲージが 25 歳のとき，作業時の爆発事故で，鉄の棒が顔から頭部を貫通したが奇跡的に生存し，数か月で，ほぼ元の生活に戻った。しかし，事故の前には，勇気があり，計画的に粘り強く仕事ができる有能な男と評価され，敬意を集めていた人物が，事故後には，気まぐれで，無計画で，優柔不断で，無礼で下品な人物に変わった。
>
> 　彼は職を失い，その後も仕事を転々としたが，社会になじめず 36 歳で死去。後年，残された頭骸骨を使ってコンピューター・グラフィクスにより再構成された脳画像によって，両側の前頭葉内側部に損傷があったことが確かめられた。前頭葉損傷で人格が変化し，社会的に適切な行動がとれなくなることが詳細に報告された最初の例であり，アメリカの脳神経学者ダマシオにより詳細に再検討されている。

＊ **神経心理学**：神経心理学はヒトの心理学的な現象を脳神経系の働きとの関係で解き明かすことを目的とする。臨床神経心理学では，人間の脳損傷によって生じた症状・行動を媒介にして，脳と心の関係を追究する。ここで用いる心理検査を神経心理学的検査（神経心理検査）という。現在高次脳機能障害を対象とする医療分野には，行動神経学，神経精神医学，高次脳機能障害学，認知リハビリテーション学などがある。

「精神看護学」で学ぶこと

1

「精神（心）」のとらえ方

精神（心）の発達に関する主要な考え方

家族と精神（心）の健康

暮らしの場と精神（心）の健康

危機状況と精神（心）の健康

現代社会と精神（心）の健康

精神保健医療福祉の歴史と現在の姿

を推測する手法で，失語，失認，失行などに関して数多くの研究がなされ発表された。

　1970 年代から，CT（コンピューター断層撮影）をはじめとして，その後は MRI（核磁気共鳴画像）が開発され，脳画像診断法が爆発的に発達し，脳損傷部位の同定が容易・精緻になり，さらに研究が進んだ。たとえば症例 NA の報告があげられる（column 参照）。

2 ｜ 脳外科手術の術中の検査と術後経過観察による研究

　2 番目は，脳外科手術の術中の検査と術後経過観察による研究である。カナダの医師ワイルダー・G・ペンフィールド（Penfield, W. G.）は，1950 年代，てんかんの手術を行うときに，局所麻酔下の覚醒状態で患者の大脳皮質を電気刺激する実験を行った。刺激でからだのどこが動くか，感じるかを調べ，一次運動・感覚野の地図（ペンフィールドの脳地図）をつくったことで有名だが，ほかにブローカ野を刺激すると発語が停止したり，側頭葉皮質の刺激で過去の記憶の断片と考えられる複雑な幻視や幻聴，情景が体験されたことを報告している。また，てんかんの治療のために側頭葉内側切除した症例 HM（column 参照）や，てんかん治療の目的で施行された脳梁離断術による離断症候群の研究（アメリカの心理学者ロジャー・W・スペリー［Sperry, R. W.］とマイケル・S・ガザニガ［Gazzaniga, M. S.］の研究）が有名である。

Column　記憶の神経基盤を明らかにした症例

● 症例 NA

　1960 年（22 歳時），フェンシング剣が鼻腔から頭部を突き抜ける事故で，脳損傷を受けた。その後 NA は，記銘障害（特に言語）が強く残ったが，受傷前の遠隔記憶の追想障害は目立たなかった。受傷 4 年後の IQ は 118 であった。後年 CT 上，左視床背内側核の選択的損傷が確認された。間脳（視床）が記憶に関連する重要な部位であることが判明した（間脳性健忘）。

● 症例 HM

　10 歳より，てんかん小発作，16 歳から大発作が出現した。抗てんかん薬が無効な難治性てんかんであった。脳波上は局在性の異常波がなく，てんかんの焦点は不明であった。1953 年 9 月 1 日（27 歳時），てんかんの外科的治療のため，海馬を含む両側側頭葉内側切除が施行された。術後，最近の日常生活のことを忘れてしまうなど前向性健忘が出現した。1955 年 4 月 26 日，心理検査が施行された。「今日は 1953 年 3 月で，自分は 27 歳」という。検査前に医師と話をしていたが，検査時には医師に会ったことも忘れていた。会話はいつも少年時代のことに戻った。術前 3 年間の逆向性健忘も残存した。知能検査（WAIS）では IQ 112 で知能障害はなかった。

　HM には不幸なことであったが，海馬が記憶に重要な部位であることがわかった側頭葉性健忘例である。HM はその後も記憶研究に協力して，2008 年に死去した。

　3番目は，脳機能画像による研究である。CT や MRI は脳の形態をみる検査法であるが，PET（ポジトロン断層撮影）では放射性同位元素が付いているトレーサーを体内に注入して，脳血流や糖代謝量を計測することで，脳の活動が亢進ないし低下している部位を同定する。

　fMRI（機能的核磁気共鳴画像）は，1990 年前後の小川誠二の研究をもとに開発された。脳のある部位の神経細胞が活動すると酸素を消費し，これに伴い活動している部位の血流が変化する。この事象を，MRI の信号強度の変化として画像化したものが fMRI である。

　PET や fMRI は，患者だけでなく正常被検者も対象とすることで，正常な状態の脳機能を研究することが可能になった。被検者に，ある機能を働かせる課題（心理的作業）を与えて，賦活される脳部位を確かめるのである。たとえばワーキングメモリ課題では前頭前野が賦活され，また，自分自身の記憶の想起時には，海馬とともに前頭葉内側部が賦活される。認知機能に応じた様々な課題が考案されている。

Ⅱ　精神（心）の構造と働き

　脳が存在しなければ，おそらく精神（心）は存在しないだろうが，脳機能だけで心の働きを説明することはできない，ともいわれる[2]。そもそも「脳」という言葉で，脳という臓器の存在や機能を考えているのは心なのである。

　脳機能で説明できない心の働きの最たるものは，「自分は自分である」という観念だろう。これは**自我意識**ともよばれ，青年期などの不安定な時期や，離人症*などのある種の心の病の状態で揺らぐことがある観念である。この「自分」という観念は，再現性と普遍性を前提とした自然科学によって脳機能を追究していくことでは説明しにくい，極めて個別性の高いものである。

　たとえば，「いつか死ぬ『自分』は，どのように生きたらよいのだろうか」「いつか死ぬことは，どのように受け入れたらいいのだろうか」「仕事もあり家族もいるが，なぜかいつも空虚な感じがする」「本当にこの生き方で良いのだろうか」「なぜ今『自分』はこんなに苦しいのだろう」「『自分』は本当に，この人と一緒にいていいのだろうか」「『自分』のからだは男性（女性）だが本来の『自分』は女性（男性）ではないのか」などといった悩みには正解がなく，自然科学的な脳機能の探求だけでは解決しにくいのである。

　現実には，精神医学は進行麻痺（第4期梅毒）*の発見もあって，心の病＝「脳の病気」

＊　**離人症**：解離症状の一つ。自分が考えたり感じたり行動したりしている実感がなかったり，自分のからだが自分のからだでないような感じがしたり，周囲から疎隔されているように感じる状態。様々な精神障害でみられる症状だが，健康な人でも過労時や物質使用時に体験することがある。

「精神看護学」で学ぶこと

1　「精神（心）」のとらえ方

精神（心）の発達に関する主要な考え方

家族と精神（心）の健康

暮らしの場と精神（心）の健康

危機状況と精神（心）の健康

現代社会と精神（心）の健康

精神保健医療福祉の歴史と現在の姿

と推定することで進歩してきた側面があり，また現代の疾病分類も心の病の自然科学的な証拠を探すのに適したものとなっていて，画像解析，神経化学，分子生物学などによる心の病の研究の知見が日々積み重ねられてきている。

　一方で，脳に明らかな生物学的な病変がなくても心の病が起こることがあり，生物学的な治療ではなく臨床心理学的な治療によっても，心の病が治ることがあることは，古くから知られている。実際，生物学的な問題が解決しても，心理学的な悩みや痛みは長く続くことがあり，また，心の悩みがからだの不調を引き起こすこともしばしばある。まさに「病だけでなく人をみる」という全人的な観点が必要なゆえんである（病，特に心の病は，社会構造のなかでつくられてきた側面もあるが，ここではそのことには触れない。ただし「人をみる」ときには，この社会文化的な視点も必要であることはいうまでもない）。

　脳に明らかな病変がなくても起こることのあるこの心の病と，その治療法を探求した代表的な人物が**ジークムント・フロイト**（Freud, S.）である。

　フロイトは，**精神分析**という方法を創始し，実践していくなかで，人の心の構造と働きについて，様々な考えを打ち立てていった。たとえば「無意識」や「自我」といった概念は，こうしたなかで生まれてきた仮説的な概念である。こうした概念は，実証の対象となるようなものではないものの，その後100年近くにわたって人の心の構造や働き，人と人との関係性，人と社会との関係性などを考えるときに有用な概念として生き延びてきている。ここでは，フロイトとその後継者たちによって発展させられてきた精神分析（精神力動）理論について概観する。

Ⓐ 精神力動理論とその派生理論

▌1. 無意識の発見

　フロイトは，当時治療困難とされていたヒステリー*患者（今でいうと解離症群，身体症状症の症状を示した人々）への治療を模索するなかで，人の心のなかに意識的理性的には存在を認めたくない，認められない**無意識**の領域があると考えることが，とても有用であることに気づいた。当時のフロイトの周囲の女性たちは，社会文化的な背景のなかで，性的な欲動が自分のなかから湧き出てくることがあることを，自分で認めることも，外に表すこともしにくかった。

　性的な欲動は人間である以上，当然ながら身体的な本能から湧き上がってくるものなのだが，それはないことにするしかなかった。つまり無意識に蓋をして閉じ込める（抑圧する）

---

* **進行麻痺（第4期梅毒）**：梅毒感染後10〜30年後の第4期梅毒のことを進行麻痺という。40〜50歳になって発症することが多く，脳が生物学的に障害されて気分変調，認知機能障害，幻覚・妄想などの精神病症状，人格水準の低下など様々な精神障害と同様の症状を起こす。
* **ヒステリー**：からだの病気がないにもかかわらず，歩けなくなったり，話せなくなったり，のどにものが詰まる感じがしたり，記憶喪失や多重人格になること。

しかなかった。催眠暗示下でのカタルシス*（解放，浄化）によって，その蓋を緩めて中身を少しずつ解放することで症状が改善していく患者をみながら，フロイトはヒステリー症状の背景に，無意識に抑圧された性衝動の存在を確信したのである。

▎2. 夢，失錯（策）行為

　このように無意識の存在を考えるということは，当時の理性中心主義の西欧社会にとっては大きな衝撃であり，パラダイムチェンジ（根本的なものの見方の転換）を必要とするものであった。つまり，ルネ・デカルト（Descartes, R.）の「我思う故に我あり」という言葉に代表されるように，意識的・理性的であることが人間の尊厳であると考えていた人々にとって，人が無意識的なものに大きく影響されていることを受け入れることは容易ではなかったのである（これは現代にも通じることかもしれない。心の病といわれるよりも，更年期障害や自律神経失調症などといわれるほうが受け入れやすい傾向は，いまだに少なからずあるようである）。

▶ **失錯（策）行為**　しかし，人には動物的な面があること，オモテだけでなくウラがあること，大人にも子どもの側面があること，などといった考えを受け入れなければ，説明しにくい現象は，病以外にもあったのである（図1-10）。その代表的なものが夢，失錯（策）行為，催眠現象である。すなわち**夢**は無意識的な願望や欲求の歪められた充足の試みであるし，言い損ないややり損ない，度忘れなどの**失錯（策）行為**は"ついうっかり"などではなく，本来の意図とそれを妨害しようとする第2の意図とが心の奥で衝突し，干渉し合って生じてくると考えられるケースが少なからずあることを，フロイトは見いだしたのである。

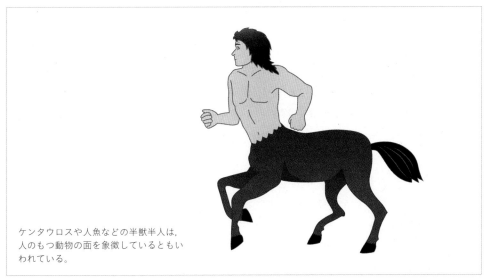

ケンタウロスや人魚などの半獣半人は，人のもつ動物の面を象徴しているともいわれている。

図1-10　ケンタウロス

＊　カタルシス：無意識に抑圧され溜めこまれた，意識すると苦痛に感じる欲求や感情を，言葉などで表出し，発散すること。

「精神看護学」で学ぶこと

1　「精神（心）の」とらえ方

精神（心）の発達に関する主要な考え方

家族と精神（心）の健康

暮らしの場と精神（心）の健康

危機状況と精神（心）の健康

現代社会と精神（心）の健康

精神保健医療福祉の歴史と現在の姿

たとえば人は，準備が十分ではなく自信がない状態で，やむなく試験を受けようと学校に向かっているときに限って"ボーッとして降りるべき駅を通り過ぎてしまう"などということを経験するかもしれない。これは単に試験の準備で寝不足気味だったため寝過ごしたとも考えられるが，試験を受けなければならない気持ちと，受けたくない気持ちのせめぎ合いのなかで，受けたくない気持ちが一時的に少し強めに起きたための失錯（策）行為であった可能性も考えられるだろう。また，本当は出たくはないが，様々な事情で嫌々出ざるを得なかった会合の開始のあいさつで"つい終わりのあいさつをしてしまう"などということもあるかもしれない。ここにも早く終わりたい気持ちが影響していると考えられそうである。つまり，これらは本人が意識から閉め出している意図，抑圧された願望や感情の意識や行動面への出現であると考えられたのである。

▶ 催眠暗示　さらに無意識の存在を推定しないと説明しにくい現象として，後催眠暗示(こうさいみんあんじ)がある。これは，催眠中に「窓を開けなさい」など，ある行動を指示すると同時に，指示を受けたことを覚醒後に忘れるように指示し覚醒させると，被催眠者が覚醒後しばらくして指示された行動をとる，つまりこの場合は窓を開けるといった現象である。この際，本人に理由を尋(たず)ねると「わからない，何となく」とか「暑かったから」（これを合理化という）などと答えるのである。

▌ 3. 自由連想法

▶ 無意識への抑圧　フロイトは"無意識の意識化こそがヒステリーをはじめとした様々な心の病(やまい)の治療につながる"と考え，当初はこれを催眠暗示によるカタルシスによって行おうとしていたが，次第にそれが容易ではないことに気づくようになった。すなわち，なかなか催眠にかからず，意識化できないケースが少なからずあることに気づいたのである。また，たとえ意識化できて症状が軽減しても，その際，治療者に対する非常に強い恋愛感情や崇拝感情が患者に起こることがあることにも気づいた（こうした現象は，後に転移と名づけられた。強烈な転移感情は，参っている人に献身的に，万能的にみえる情緒的な支援を行うときには，ほぼ必然的に起きる現象である。皆が「白衣の天使」にみえるのである）。こうしたことから彼は，無意識への抑圧は，その人にとって何らかの役に立っているようだ，一見苦痛な症状を起こしているようだが，それ以外にも患者にとって何らかの意味があるようだ，と考えるようになった。すなわち，この「抑圧＝蓋(ふた)をする」ことも無意識であるし，蓋をする主体がいて，何らかの理由で蓋をしていると考えざるを得なくなったのである（蓋が役に立っていることは，一次疾病利得といわれる）。

▶ 自由連想法　このため，彼はまず催眠による治療をやめ，前額法(ぜんがくほう)*を経て，自由連想法という治療法をとることにした。**自由連想法**は，週4回以上，1回45〜50分間，患者に寝

＊ **前額法**：圧迫法，集中法ともよばれる。フロイトが催眠での治療の限界を感じたときに用いた方法で，あおむけに寝て目をつむることで精神集中を求めたうえで，患者の額を片手あるいは両手で圧迫し，その瞬間に心の目に映ったものや回想としてひらめいたものがあったら報告するよう求めた。

椅子に横になってもらい，治療者が患者から見えない頭側に座り（図1-11），患者に「頭に浮かんだことを，できるだけ自由に話してください」とだけ教示して，ひたすら傾聴する（この間，治療者は一言二言しか話さないで黙って耳を傾けていることもある）。治療者は支持や保証，指示，助言，暗示，励ましなどを行わず，患者の語りを聞きながら，またその語りや振る舞い，治療者のなかで浮かんだ連想などから，治療場面で起きている患者との関係性を考え，それらから紡ぎ出した患者の心についての理解を伝える。すなわち解釈だけを行う方法である。

　どうしたらいいか（すなわち how to）ではなく，何が起きているか，起きやすいか（すなわち what）だけを伝えるのである。これは無理に無意識を意識化させようとするのではなく，少しずつ，治療者との安全な関係性のなかで，患者が自分のやっている無理に気づきながら，深いレベルで自分の心のありようについての理解を深め，それまで考えずにごまかしてきた問題を，情緒を伴って考えられるように援助する方法であったのである（もちろん，初めから自由に連想できる人などいるわけがなく，自由連想はむしろ目標なのであるが）。

▶ 深層心理学と自我心理学　そしてこの自由連想法を実践していくなかで，彼は次に述べるような人の心についての様々な仮説的な理論を考え出していった。ここで注意しなければならないのは，これらの理論（フロイトは無意識まで考えた心理学［サイコロジー］という意味で，**メタサイコロジー**とよんだ）は一見異なっているように見えるが，すべて並列であることである。たとえばフロイトは，人の心を無意識，前意識，意識からなるとする深層心理学を打ち立てた後に，超自我，自我，エスという構造論をベースとした自我心理学を考え出したが，自我心理学を考えた後も深層心理学は残したのである。これらは人の心の構造や働きを理解するときの切り口の違いであり，相互排他的な理論ではないのである。

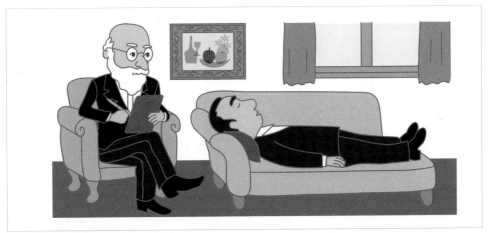

図1-11　自由連想法

「精神看護学」で学ぶこと

1

「精神（心）」のとらえ方

精神（心）の発達に関する主要な考え方

家族と精神（心）の健康

暮らしの場と精神（心）の健康

危機状況と精神（心）の健康

現代社会と精神（心）の健康

精神保健医療福祉の歴史と現在の姿

▶ 性的なエネルギー　**深層心理学**は，最も古典的であり精神分析的な人間の心の理解の枠組みである。すなわち，人の心には，意識的な領域（あるいは意識というシステム）だけではなく，**前意識**（ふだんは意識に上っていないが，少し努力すれば思い出せる領域，またはそうしたシステム）や無意識の領域（システム）がある。このなかで特に無意識の領域が大きく，それは性的なエネルギー（や攻撃的なエネルギー）の影響を強く受けている，というとらえ方である。これを**局所論**という（図1-12）。つまり人間のほぼすべての文化的な達成などの活動の源は性的なエネルギーである（この考え方を欲動論という）。この性的なエネルギーの処理のしかた，すなわち無意識的なものと意識的なものとの折り合いのつけ方は，幼少時からの親との関係のなかで決まってくるものであり，それがその人のパーソナリティである，といった考え方である。

　この性的なエネルギーの処理のしかたの一例をあげてみよう。人は一人の女性として，あるいは男性として，性的な面も含めて豊かに幸福に生きていくことに困難を感じることが多く，このことが様々な心の病の原因やきっかけとなることが多い（表1-3）。たとえば女性であれば，ライバルでもあるほかの女性たちとの競争に打ち勝って，能力のあるすてきな男性とパートナーシップをつくり，より優れた子孫を残そうとする方向へと本能によって動かされるが（人類は有性生殖によって繁栄してきた動物である。もちろんパートナーや子孫を求めない生き方を選ぶことも可能である），それを実現するためには，様々な三角関係を乗り越えざるを得ず，それは非常に大変なことなのである。

　一方で，ほかよりも優れようとする方向へ，つまり競争に勝ち，人よりも高い評価を受けようとする方向や，異性から，より魅力的に見られようとする方向へは，大きなエネルギーが出やすい。つまりがんばろうという気持ちになりやすいことも経験的にわかるだろう。これは挫折につながることも，達成につながることもある。

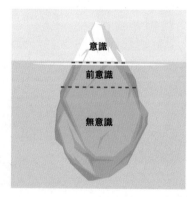

人の心は，氷山のように見えない部分が大きい，という考え方である。

図1-12 局所論

表1-3　病理の現れやすいところ（男性の場合）

- 女性を含む三角関係における男性間の競争と対抗
- 異性愛的状況，特に罪悪感を伴う場合
- 男性の権威への敵意，それとの葛藤，またはそれによる非難，特に性愛を伴う状況における場合
- テストされること（たとえば試験）
- 失敗，没落，懲罰，報復
- 実際的または象徴的な身体的傷害
- 成功
- ほかの男性の，特に権威像の死または没落，または彼らを傷つけること，またはほかの形での勝利
- ほかの男性に取って代わること
- 男性により失望させられたり拒絶されたりすること
- 権力，強さ，男性性を象徴しているとみなされるものを盗み取ること

出典／マラン，D.H.著，鈴木龍訳：心理療法の臨床と科学，誠信書房，1992をもとに作成.

▶ **エディプスコンプレックス**　フロイトは，人がこの競争や評価の背景にある三角関係を心理的に体験し始めるのは5歳頃だと考え，ギリシャ神話にならって**エディプスコンプレックス**（表1-4）と名づけた。すなわち人は5歳くらいになると，異性の親を巡って同性の親と性的な意味で競争できるくらいにまで発達する。そして最終的に，同性の親には敵わないと悟り，性的な願望をいったん断念する方向で乗り越える。こうしたなかで，人は性的な願望を恥ずかしいと思うようになり，下着で外生殖器を隠すようになり，近親姦の禁止などのタブーが内在化されるようになるというのである。

　この抑圧された性的なエネルギーは，その後の小学校年代（**潜伏期**）では，学習による知識やスキルの習得に振り向けられるが，思春期（**性器期**）になると，身体の成長とともに再び収拾がつきにくくなり，この5歳頃の体験を踏まえて，再び三角関係と向き合っていかざるを得なくなっていくのである。これを**二相説**という。この段階では，たとえば父親（母親）のようになって母親（父親）のようなパートナーを家族外に求めるようになるのだが，自分がそうしていることは意識されていないことが多いといわれる。つまり選んだ

表1-4　エディプスとその神話の概要

エディプス	・ギリシャ神話のテーベ（古代ギリシャの都市国家）の王の名。ソポクレスが劇の素材として取り上げ有名になった。 ・エディプスは，もともとは「腫れた足」という意味であるが，物語では1人の男性が，我と我が身を探索し，次第に自分自身を明確にしていくプロセスが描かれる。 ・自分自身の真実を知ることが，いかに大変かを描いているが，それは，すべての人間がタブー視しながら，その無意識の深層にもち続けている，人間の不条理な欲望をあらわにする過程である。つまり，「心の深層では，一人ひとりが潜在的な想像上のエディプス」だといえる。
神話の概要	・デルフォイの神託によってテーベ王ライオスと王妃イオカステの間にできた子どもは父親を殺す運命にあると予言された。 ・このため彼らは，息子エディプスが生まれたとき，息子をある山中に放置したが，彼は救い出され，コリントという町で育てられた。 ・彼が成長したとき，路上で馬車に出会い，カッとなって喧嘩になり，彼は御者と乗客を殺した。その乗客が父親のライオスとは知らなかった。 ・彼はテーベに行って，怪物スフィンクスの謎を解き，最近未亡人となった王妃イオカステを妻として与えられた。王の殺害者が何者かはもちろん不明であった。 ・彼は父を殺し，母と結婚したことを発見して，後悔と自責の念から目をつぶした。

出典／マラン，D.H.著，鈴木龍訳：心理療法の臨床と科学，誠信書房，1992をもとに作成.

パートナーが異性の親に似ていることは，後から気づかされることが多いのである。

▶ 発達理論　さて，このような理論はフロイトによる心の発達理論（**心理性的発達論**あるいは**精神性的発達論**）といわれる（図 1-13，フロイトによるこの発達理論を社会的な問題とつなげて，心理社会的発達論として発展させたエリクソンの理論については次章で概説する）。発達理論は，主に心のトラブルに陥った成人の治療から得られた情報によって再構成されたものであり，実際の乳幼児を観察して打ち立てられたものではない。したがって，後に大人になったときに大きく悩む領域（性にまつわる三角関係の領域）に焦点が当てられることになったのだろう。このために発達心理学の知見のような客観性には欠けるものの，臨床的には，すなわち患者とよばれる人々の悩みを臨床心理学的に理解し援助しようとするときには極めて有用なのである。たとえば，からだの病気にかかることは，心理学的にはある種のプライドを失うこと，つまり男性であれば，立てたペニス（男性器，ファルス*）をへし折られること，と体験されているかもしれないのである。

▶ 退行　この理論は，人がこの性にまつわる三角関係の領域，つまり競争の領域でうまくいかなくなったときにどうなるか，ということも示唆している。このようなとき，人はこの三角関係を体験しはじめるエディプス期よりも前の段階の心性に逃げ込む（**退行する**）のである。すなわち，モノを貯めたり排出したりすることをコントロールする肛門期に退行して，モノ集めに走ったり理屈によって支配することにこだわることもあれば，母親の乳房を吸っていた口唇期に退行して，美食やおしゃべり，喫煙や飲酒，過食などに走ったりすることもある。こうした退行は，一時的なこともあれば継続的なこともあり，健康に資することもあれば病理につながることもある。何を不安に感じやすく，どのように逃げる傾向があるのかが，その人のパーソナリティである。

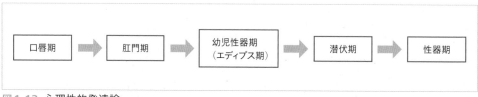

口唇期　➡　肛門期　➡　幼児性器期（エディプス期）　➡　潜伏期　➡　性器期

図1-13 心理性的発達論

---

* **ファルス**：一般的には，昔から多産と豊穣の象徴として用いられてきた男性性器の像のことをいう。フロイトによれば，3〜5歳の幼児にとって，男根の存在，不在が知的探求の主題となる。やがて幼児は，去勢する超越的なものの存在を無意識的に確信するようになる。こうしたことから，人間精神にとって男根は生物学的な機能には収まりきれない意味を獲得する。ペニスが現実的な対象を表すのに対して，そのギリシャ語を語源とするファルスは象徴的なものである（象徴的に勃起したペニス，という人もいる）。ファルスは人間が意味をもって存在することを示し，その意味を超越的な他者（象徴的な父親）に関係づける言葉となる。人間が存在することに関連した根源的なプライド，と考えるとわかりやすい。

「精神看護学」で学ぶこと

1 「精神（心）」のとらえ方

精神（心）の発達に関する主要な考え方

家族と精神（心）の健康

暮らしの場と精神（心）の健康

危機状況と精神（心）の健康

現代社会と精神（心）の健康

精神保健医療福祉の歴史と現在の姿

C 自我心理学：自我の防衛機制

▶ **構造論**　こうした感じやすい不安や逃避傾向の違いはどこからくるのだろうか。そうしたことを考えるためには，前述したように不安を感じる主体，不安によって欲動を抑圧する（蓋をする）主体を考えないとわかりにくい。そうしたことからフロイトは**構造論**（第2局所論）という考え方を打ち出した。この構造論に基づく理論が**自我心理学**である。すなわち，人の心は，エス（イドともいう），自我，超自我の3つの機関からなる，という考え方である。

▶ **エス，自我，超自我**　フロイトは，もともと人間には**エス**しかなく，そこでは欲動（からだから起きる本能が心では欲動となるとフロイトは考えていた）が無秩序にうごめいている（これを**快感原則，一次過程**などという）のだが，そこに外界から刺激がくると，それを処理するためにエスから**自我**ができてくる（エス［Es］は「それ」という意味であり，自我は Das Ich［私］の訳である。つまり「それ」から「私」というパーソナルなものが分離独立していくとフロイトは考えたのである）。さらに，エディプスコンプレックスを乗り越えていく過程で，内在化される無意識的な道徳や良心，さらには自我理想を**超自我**と名づけて，自我とは別の機関とした。

▶ **防衛機制**　そして，その自我が欲動や現実や超自我からの圧力をうまく調整することで，人は何とか自分というものを保っているのだが，その動きはほとんど無意識的に行われている。このように人間の心というものは静的（static）なものではなく，様々な機関の力関係のなかでバランスをとっている相対的，力動的（dynamic）なものだと考えた。この自我による調整のことを**防衛機制**とよび，このバランスのとり方が，その人のパーソナリティであるし，身体症状や精神症状，心身症的な身体疾患，様々な病的な行動（摂食障害や家庭内暴力，アルコール依存など），職業選択や趣味などの適応的な行動を決めていると考えたのである（図 1-14，15）。

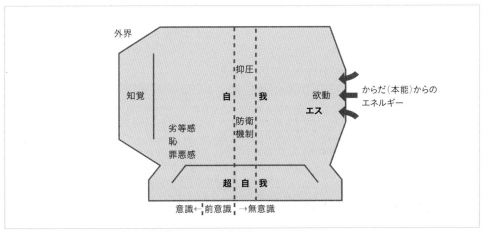

図1-14 エス，自我，超自我の関係①（図1-15も参照）

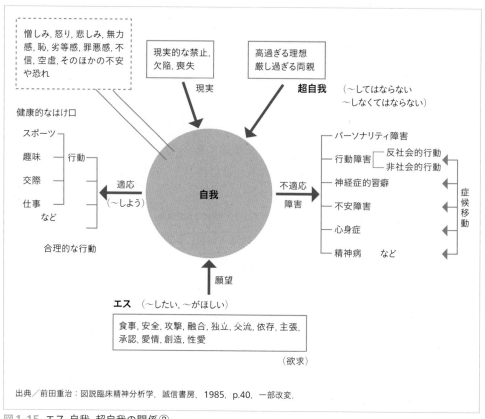

出典／前田重治：図説臨床精神分析学，誠信書房，1985，p.40，一部改変.

図1-15 エス，自我，超自我の関係②

▶ パーソナリティ　すなわち自我は，エスからくる欲動を発現しようとすると，現実や超自我からの圧力によって様々なレベルの不安（表1-5）を感じ，それを信号として，不快を避けるために様々な防衛機制を発動させる。防衛機制は蓋をして無意識に閉じ込める，すなわち抑圧を中心とした比較的成熟度の高いもの（表1-6）と，自分から切り離して人のせいにする，すなわち分裂や投影同一化などの未熟な防衛機制（表1-7）に大別される。この不安を感じて防衛するというパターンは，生物学的な準備状態によっても影響を受けるが，ある意味で人類に普遍的（エディプスコンプレックスは両親がいなくても体験される）である。

表1-5 フロイトの心理性的発達論における不安の発達的段階

発達期の分類	当初の意味（意義）	今日的な意味（意義）
口唇期	破滅不安 迫害的不安	精神病水準の不安といわれる。一者関係の問題，すなわち，何もしなくてもそこにいて良い，という安全安心感が不足している
肛門期	分離不安 （対象喪失の不安，対象の愛や承認を失う不安）	パーソナリティ障害水準，あるいはボーダーライン水準の不安といわれる。二者関係の問題，すなわち，対象が自分を捨てていなくなってしまったり，自分をうまく出すことができずに，対象が自分を見限ってしまうのではないか，という不安である。主題はコントロールである
幼児性器期 （エディプス期）	去勢不安 神経症～健常水準の不安 （自尊不安，道徳的不安，超自我不安，現実不安）	神経症水準の不安，つまりだれにでもある不安である。三者関係，すなわち競争関係のなかで負ける不安である。特定の罰や傷害を受けること，あるべき自己と現実とのズレに苦しみ，罪悪感や劣等感に苛まれたりする。主題は闘いである

表 1-6 成熟度の高い防衛機制（例）

防衛機制	内容	例
抑圧	不快や不安，葛藤など，自分にとって都合の悪い欲求などが意識に上がらないよう，蓋をして無意識の領域に抑え込む	嫌な思い出を忘れる
逃避	困難な状況や危険に直面すると，傷つくことを避けるために，目の前の現実から逃げる	通院日に受診せず，家でゲームをする
退行	より低次の発達段階に逆戻りする	妹が生まれた兄が，赤ちゃん返りをする
反動形成	自分の中にある認めがたい欲求や感情を隠すために，自分の素直な感情を表面に出さず，正反対の態度をとる	嫌いな人に対して，必要以上にていねいに接する
隔離（isolation）	受け入れがたい感情や衝動と，思考や行為，意識内容，観念などを切り離す	動揺などしていないかのように，淡々と話す
解離（dissociation）	生死にかかわることや深い悲しみを経験したとき，自分から切り離してやり過ごす	自分が経験した出来事を，他人事のように話す
知性化	自分の状況などについて知的に頭で考え，説明しようとする	患者が自分の病気について学ぶことで不安を解消しようとする
投影（投射）	自分が認めたくないような感情や欲求を，あたかも他者のもの，あるいは他者から向けられたものであるとみなす	自分が後ろめたいと感じていることを，相手が自分を責めていると思う
打ち消しやり直し	不安や罪悪感を生じる行動をとったあとで，反対の心理的効果を生じる行動をやり直すことで，最初に抱いた不安や罪悪感を打ち消そうとする	悪口を言った相手に対して，褒めたり優しく振舞ったりする
代償（補償）	自分の欠点や劣等感をほかの優越感で覆い隠すことで，心の安定を保とうとする	運動は苦手だが，勉強でよい成績をとる
置き換え	欲求や不安の対象を，ほかの対象に向ける	怒りの感情を直接相手にぶつけず，物にあたる
昇華	そのまま表現すると不都合な感情や欲求を，社会に認められる健全な形で発揮する	破壊的衝動をスポーツや文化的な活動に向ける
合理化	欲求をありのままに認めず，自分の行為を正当化し，理由づけをする	食事制限を守れない患者が「食べ過ぎたのは友人が夕食に誘ったからだ」と考える

表 1-7 未熟な防衛機制（例）

防衛機制	内容	例
分裂	自分や対象（他者，物事，状況）には良い面と悪い面の両方があるととらえられずに，極端な認識（二分法的思考，白か黒か）をする	良い面だけを見て「あの人は素晴らしい人」と称賛したかと思えば，悪い面が見えると「あの人は悪い人」と，評価が一変してしまうようなとらえ方をする
原始的理想化	自己と対象が分裂している状態で，分裂させた一方を過度に誇大視して理想化する	相手をすべて良いとみなす
脱価値化	理想化していた対象が思いどおりでない場合，対象を価値のないものと過小評価して切り捨てる	相手をすべて悪いとみなす
躁的防衛	不安や罪悪感などの不快な感情を意識しないようにする。3つの感情「優越感（征服感）」「支配感」「軽蔑感」に特徴づけられる	自分は万能であり，相手を支配できると思い込む
投影同一化	自分の嫌な部分を見ようとせずに，その嫌な部分を他人のせいにする（他人のせいにすることで，自分の嫌な部分と直面することを避ける。その他人も巻き込まれて自分のせいではないかと感じる）	自分が後ろめたいと感じているとき，前から来た警察官に疑われていると思う（警察官も挙動不審だと思う）
否認	不安や苦痛な体験・出来事から目をそらし，認めようとしない	がんと告知されたが「誤診だ」と否定する

「精神看護学」で学ぶこと

1 「精神（心）」のとらえ方

精神（心）の発達に関する主要な考え方

家族と精神（心）の健康

暮らしの場と精神（心）の健康

危機状況と精神（心）の健康

現代社会と精神（心）の健康

精神保健医療福祉の歴史と現在の姿

表1-8 パーソナリティ傾向と病理の深さ

| | 主な不安 | 主な防衛 | パーソナリティの機能水準 | | |
| | | | 病理 軽 高レベル | | 病理 重 低レベル |
			神経症水準	パーソナリティ障害水準	精神病水準
精神病質（反社会性）	自分のなさが露呈，恥	力を発揮し他者を操作，万能的コントロール，投影同一化，行動化，羨望，価値下げ，情動遮断			
シゾイド	迫害，呑み込まれ	撤退，壁			
パラノイド	迫害，呑み込まれ	投影，力と行動化			
自己愛	自分のなさが露呈，恥	肯定的評価追求，理想化と価値下げ，完全主義，自虐性，偽りの自己			
抑うつ	対象がいなくなる	自分が悪いと考え（対象の悪い側面の無意識の内在化，自己自身への向け換え），対象を理想化			
マゾヒスティック	対象がいなくなる	抑うつの主な防衛に加えて怒りと敵意，行動化，道徳化，否認			
躁的	対象がいなくなる	否認と行動化，愛着を恐れ，逃避			
強迫性	感情表出への非難，罰	隔離（罪の）打ち消し，道徳化，反動形成			
ヒステリー	依存し，性的に豊かであると，見捨てられ，侵入され，去勢される	抑圧，性欲化（誘惑的だが無自覚），退行（印象主義的），対抗恐怖的に行動化（権威を挑発，性的な恐れ→誘惑，反動形成して露出），解離		演技性	境界性

注）色の濃さは，それぞれのパーソナリティ傾向で，どの病理の深さの人が多いかを示す（例：シゾイドパーソナリティの人は低レベルのパーソナリティ障害水準の人が多い）。

出典／池田政俊：心理臨床におけるパーソナリティの見立て，帝京大学心理学紀要12，2008，p.33-50，一部改変.

しかし，どういう不安を強く感じて，どう防衛するかというパターンは，個人個人異なる。すなわち幼少時の体験から大きな影響を受けて形づくられる極めて個別性の高いものである。つまりこれこそが，その人の個性，**パーソナリティ**である（不安と防衛のパターンとパーソナリティ傾向との関係を表1-8に示した）。そしてそのパターンが，日常の対人関係のなかで無意識的に反復されているため，集約的な心理療法を行えば，セラピストとの間でも再現されると考えたのである。

D 自己心理学：関係精神分析

自己心理学は，古典的な精神分析療法では傷つくだけで改善しなかった自己愛パーソナリティ患者への治療の工夫から，ハインツ・コフート（Kohut, H.）が生み出した理論である。彼らは，自分というものをもっておらず，セラピストの顔色をうかがい，セラピストに気に入られようと躍起になってがんばるのだが，解釈しか言わない中立的なセラピストには，いじめられているように感じてしまい，それを取りつくろおうとして必死になるばかりで，自己理解に向かうことができず，どんどん傷ついていってしまうのである。

こうした体験から「自分」をもっていない人に，自己理解を促すのは無理があると考えたコフートは，傷ついた「自己感」をはぐくみ，本来の健全な方向に発達できるように援助することが大切だと考えた。彼の考えた理論は次のようなものである。

1. コフートの自己心理学

まず，新生児の自己は，新生児が生まれ落ちた人間的環境との相関においてのみ，とらえられる。つまり，新生児が心理的に存在するためには，共感的対応を示す母親という人間的環境が必要であるし，新生児は心理的なニードと期待を細やかに感じとってくれる共感的環境を何のためらいもなく当てにしている。このような新生児はフロイトのいうようにヘルプレスな（助けのない）存在ではなく，生まれながらにして「生への自信」と「自己主張」をもつ。つまり，共感的環境におかれる限り，新生児は確固とした自信ある存在であり，そうあることに歓喜を覚える。

このときの母親をコフートは**自己対象**とよんだ。自己対象とは，赤ん坊の自己の一部として体験される対象である。つまり，赤ん坊の自己の延長といってもよく，その他者性ないし分離性は，はじめから否定されている。人間にとって必要な酸素のようなものであり，ある種の機能である。母親は，赤ん坊の自己が実際以上に確立しているかのように振るまう。

▶ 実質的な自己　この母親から自己対象機能の提供を受けて，赤ん坊は健全な「自己感」を発達させることができる。これが，実質的な（virtual）自己（あるいは断片化した自己）であり，自己の起源である。つまり，母親が赤ん坊を目にし，触れた瞬間に，人の自己を構築する過程が実質的に始まる。

▶ 中核自己　その後の自己感の発達は，野心（向上心）と理想の二軸を中心に展開する。それが，**中核**（nuclear）**自己**である。これは母親（自己対象）との間で無限に繰り返される交流を通じて形成される。この中核自己は，次の3つからなる。

① （「○○ちゃんよくできたわね」といった形で，自己対象によって誇らしげに映し出される）誇大的自己。これは**野心**（向上心）の中核となる。

② （お母さんのようになりたい，といった自己対象の理想化による）理想化された親イメージ。これは変容性内在化をとおして人生の**理想**（目標）の中核となる。

③ （野心や理想の実現に必要な）能力・才能・技能といった**執行機能**。野心と理想の2つの極（双極自己）が執行機能に永続的な安定性と行動力を与える。

▶ 融和した自己　この中核自己が，自己対象との間で変容性内在化を繰り返すことによって，すなわち必然的に起こる自己対象機能の失敗，つまり共感不全という至適な欲求不満を乗り越えたり，取り入れたりすることによって，緊張緩和機能や自己評価調節機能を確立し，深刻な断片化を起こす危険がないところまで到達した自己を，融和した（cohesive）自己とよぶ。

この融和した自己を確立していく時期に，共感的対応を示す自己対象に恵まれず，緊張

緩和機能や自己評価調節機能といった心的構造を確立できなかった場合，その人は，理想化された親イメージつまり誇大的自己を誇らしげに映し出してくれる自己対象を飽くことなく希求することになる。つまり，教師や上司などを理想化し，その人の意向や期待を読みとり，それに必死になって合わせる人となる。こうした人は，人の意向ばかりをうかがってしまうため，外見は素晴らしくよく見えても，中身がなくなる。つまり自分が何をしたいのかがわからなくなって慢性的に空虚感にさいなまれてしまうのである。これが**自己愛パーソナリティ**である。この自己対象希求の治療場面での表れが，自己対象転移（理想化転移と鏡転移）である。

▌2. 自己心理学の評価

　この自己心理学は，「自己」実現による社会適応を重視するプラグマティック（実利的）なアメリカで隆盛した。しかし一方，西欧ではほとんど顧みられていない。これは後に述べるドナルド・W・ウィニコット（Winnicott, D. W.）の治療論との表面的な類似性が高いことと，「自己」という定義の曖昧さ，根源的な欠損（「自分」などというものは存在しない，ある種の錯覚にすぎないという精神分析の前提）が無視されているように見えることなどが原因だろうといわれている。

　しかし，早過ぎる解釈は理想化転移と鏡転移をくずし，自己愛的憤怒（独りよがりなプライドを傷つけられる思いをすることによって起こる激しい怒り）を引き起こすので，傷ついているクライエントの自己感を，共感的理解によって，すなわち向けられた理想化を引き受け，鏡として映し返すことではぐくむという自己心理学の考え方は，ある意味において非常にわかりやすい。この理論では，自己対象としての両親，特に母親を重視している。適度な共感の失敗は必然であり，必須だが，クライエントの怒り，すなわち攻撃性は，共感不全に対応しきれなくなって初めて生じるとされるのである。

　つまり，コフートの考えでは，治療の中心は解釈や知的洞察ではなく，徐々に成熟を続ける自己が，（治療場面で）昔の経験を繰り返し再体験することによって段々に積み重ねられる変容性内在化の結果であり，自己対象としてある治療者を，自己が精神分析という共感的環境のもとで，変容性内在化する過程である。女性性や男性性に関して自信がもてるかどうかの問題，すなわちエディプスコンプレックスなどの三者関係，三角関係の問題は，この自己感の健全な発達があればおのずと乗り越えられる，ということになるのである。

　なお，このコフートの自己感の発達理論は，実質的な自己が中核自己に取って代わられるのではなく，実質的な自己の土台の上に中核自己が形成され，そのまた上に融和した自己が形成されるという考え方である。

　この自己心理学の理論は，自己と不可分なものとして体験される自己対象と自己との関係から出発している。つまり，人間の主観的世界は相手から独立したものではないという考え方を含んでいる。これが two person psychology（間主観性の理論，関係性の理論）へと展開し，アメリカにおける精神分析の新たな潮流をつくりつつある。

E 対象関係論

　対象関係論は，フロイトの超自我の発生の考え方に内包されていた考え方を広げていったもので，前述の自我心理学などに代表される通時的，直線的なモデルではなく，共時的，空間的なモデルであるといわれる。すなわち「患者には昔こういうことがあったから今こうなっている」というモデルではなく，「患者の心の空間には様々な対象がある。対象は『良いおっぱい』や『悪いおっぱい』のような部分対象であることもあるし，厳しさと優しさを兼ね合わせたお父さんのような全体対象であることもある。この対象と自己との心のなかでの対話が，過去の体験の影響を受けつつ，今の対人関係，治療者との関係に現れている」とするモデルである。つまり，人との関係性というものがどのように心に内在化されて，自分と他者との関係に終生影響を与え続けるのか，といった切り口から人の心を理解しようとする考え方である。

　この人間理解の方法からすると，治療は次のように展開することになる。

▶ **対象関係論による治療**　人間の心のなかでは，いつも対話がなされている。心理療法を通じて，その対話の相手にセラピストがなることで患者は情緒的に考えることや思いめぐらすことを体験できる。すなわち，持ちこたえきれなくなっていた様々な情緒，症状の形で表れたり行動や現実の歪曲でごまかして処理していた情緒を，考えることや思いめぐらすことによって体験していくことができる。

　患者の心のなかから切り離されていたもの，患者自身が体験できなかったもの，バラバラにして外に投げつけていたものや無意識のなかに放り込んでいたものが，からだや心の病の症状としてだけではなく，治療状況や患者の生活のなかや，患者の夢の空間に持ち出されている。これが集約的な心理療法を行うと治療場面にて再現，再演される。それを患者が治療関係のなかで様々に味わい，付き合い，取り戻し，考えることによって，情緒をもって体験できるように援助する。そうすると患者が自分というある種の錯覚を保てる可能性が広がる，というモデルである。

　この考え方が注目を浴び始めたのは，精神分析が性的に豊かに生きること，すなわち男らしさや女らしさを巡っての競争に悩む人々よりも，もっと重篤な，存在に悩む人々，安心してそこにいられない人々を対象とするようになってきたからだともいわれる。彼らは，寂しさを抱えきれずに自分を傷つけてしまったり，激しく混乱して現実と空想の区別がつかなくなってしまう，たとえば自分が後ろめたいのか，まわりが自分を責めているのかの区別がつかなくなってしまったりするのである。

　狭義の対象関係論は後に述べる独立学派（中間学派）のことをいうが，独立学派の考え方は，オーストリア出身の精神分析家であるメラニー・クライン（Klein, M.）とその後継者たちの考え方に大きな影響を受けている。広義の対象関係論にはこのクライン派を含める。

「精神看護学」で学ぶこと

1 「精神（心）の とらえ方

精神（心）の発達に関する主要な考え方

家族と精神（心）の健康

暮らしの場と精神（心）の健康

危機状況と精神（心）の健康

現代社会と精神（心）の健康

精神保健医療福祉の歴史と現在の姿

1. クラインとその後継者たち

1 | 無意識的空想

　クラインは，子どもたちとのセラピーを通じて，人間について独特な切り口の理解をするようになった。これは一見したところ突拍子もないような考え方であったが，重い病態の子どもたちとの深いセラピーのなかで紡ぎ出されてきたものであったために，強い説得力をもっていた。

　まず彼女は，本能が心に入ってくるときには，ある物語，空想（ファンタジー）として入ってくると考えた。つまり無意識的な空想としてしか，人は本能を体験できない。すなわち，何かを壊したいとか，おっぱいをバラバラにしたいとか，いろいろなものを引き裂きたいとか，そういうことを乳児は無意識的な形で体験していると考えたのである。

　たとえば乳児の体験しているであろう空想を大人の言葉で表現すると，次のようになるだろう[3]。

　　乳児は，母親の乳房に対しての欲望を「乳首を吸いたい」という特定の空想として体験する。この欲望が不安のせいで，とても強いと「お母さんを全部食べてしまいたい」となる。こうした空想は，いつまでも母親の乳房をしゃぶり続けるという形で表れるかもしれない。また，母親を再び失うことを避けるため，あるいは快感を得るため，「お母さんを自分の中に入れたままでいたい」という空想を抱くかもしれない。これは強烈な分離不安やそれによるしがみつき，あるいは頑固な便秘の形で表現されるかもしれない。もし，欲求不満や怒りがあれば，衝動は攻撃的な性質を帯びて，「乳房を嚙み切りたい。お母さんをバラバラに引き裂きたい」となるし，尿道の衝動が優勢だと「お母さんを溺れさせたり，焼きつくしたりしたい」となる。これは頻繁なお漏らしとなる。

　　また，攻撃的な願望による不安が強いと，「自分がお母さんから切り刻まれたり，バラバラに引き裂かれるだろう」と体験されるだろうし，自分が食べてしまって自らの内側に取り込まれた乳房，という内的対象とこの不安が結びつくと，母親を排出したくて，「お母さんを自分の外に放り出したい」となるだろう。これは，吐く，下痢をする，といった形で表現される可能性がある。

　　さらに，こうした空想による喪失や悲しみや無力感は，「お母さんは永遠にいなくなってしまった」と体験され，「お母さんを取り戻したい。お母さんが今ここにいるのだ」という思いは，親指を吸ったり性器をいじったりという自体愛的な満足の形で表れたりする。これは「自分の親指を吸ったら，お母さんが自分のもとに戻ってきて，自分のものになって，喜びを与えてくれているような感じがする」という空想と考えられる。

　　また，空想のなかで母親を攻撃し傷つけた後に修復したいという思いは，「バラバラになったものを再びつなぎ合わせたい」「お母さんをもっといいものにしたい」「お母さんが自分にお乳を与えてくれたように，自分もお母さんにお乳を与えたい」などの，いろいろな空想になるだろう。クラインは，重篤な心の病にさいなまれていた子どもたちのこうした空想を直感的に読み取り，解釈することによって，劇的な改善をみたケースを何例も報告している。それらはとても説得力のあるものである。

　これらの空想は，矛盾しても併存するし，夢と同様，互いに相容れない願望が同時に存在し，表現される。これ以外にも，早期の精神過程は万能的な性質をもっている。つまり「〜したい」という願望が「〜している」と感じられる。「お母さんを自分の中に入れてい

る」と空想されたりする。つまり，乳児は自分の欲望や感情に圧倒されていて，願望や衝動がその子の世界のすべてを埋め尽くしているがために，願望や衝動が実際に満たされていると感じられがちなのである。乳児には，願望と事実，外的な事実とそれに対する自分の感情などの区別は徐々にしか生じない。

2 ┃ 妄想分裂ポジションと抑うつポジション

　この空想の処理のしかたに，大きく分けて2つの様式があることにクラインは気づいた。それが妄想分裂ポジションと抑うつポジションである。この2つは，乳児においてはじめは通時的に発達するのだが，そこに留まらず，終生相互に行ったり来たりする共時的なものである。

❶妄想分裂ポジション

　妄想分裂ポジションは，破滅解体不安（たまらなく苦痛でわからない悪いものが自分の内から自分をバラバラに断片化してしまう恐怖）から逃れようと，あがいている乳児の心のありようである。乳児は，良い自己部分を悪い苦痛な自己部分から空想上で分割（splitting）するという心の操作（メカニズム）を積極的に使うしかない。そして，悪い自己は排泄し，悪い内的対象群のなかに投影する。しかし，これはもともと自己部分なのであるから，内的対象群からの攻撃として体験され，迫害不安と感じられる。ちなみに乳児はこの内的対象群を外部に投影しているので，乳児にはこれは外部の対象からの破壊と感じられている。この迫害不安に対応していく乳児の心的態度を含めた内的世界の状況を，クラインは妄想分裂ポジションとよんだのである。

（1）妄想分裂ポジション（例①）

　たとえば乳児が自分の心のなかで起こっていること，空想にもちこたえられないとき，その空想を自分からバーッと出して，それを相手のからだの中に放り込んで，相手のからだを汚染させたり，相手のからだをコントロールする空想をもつかもしれない。これは自分のからだの内容物や自分の中の悪いものを他者に排出していく空想である。これは突然ミルクを吐き出して母親をミルクまみれにする行為として表現されるかもしれない。つまり，自分の中では大変だから，他者の中でコントロールしてもらう，他者の中にあずけてコントロールさせる空想である。

　乳児に起こるかもしれない悪いものを相手に押しつけてしまったという罪悪感は，罪悪感としては乳児には体験されず，その相手から恨まれ攻撃されるという心配として体験される。これが被害妄想の精神分析的な理解である。つまり罪悪感をもちこたえるだけのキャパシティ（受け入れる能力）が乳児の心にはまだないので，自分が罪深いのではなく，相手が自分を責めていると感じるしかないのである。こうした空想をもつ局面が乳児と母親の間で繰り返され，それは精神分析を体験すればセラピストとの間で絶えず出てくることになる。

「精神看護学」で学ぶこと

1 精神（心）のとらえ方

精神（心）の発達に関する主要な考え方

家族と精神（心）の健康

暮らしの場と精神（心）の健康

危機状況と精神（心）の健康

現代社会と精神（心）の健康

精神保健医療福祉の歴史と現在の姿

（2）妄想分裂ポジション（例②）

　別の例をあげよう。赤ん坊が，おなかが空いているための苦痛を排出しようと泣きわめいているとき，その赤ん坊はそうすることで自分の中のわからない苦痛を自己から分離して，外へ投げだそう，すなわち投影しようと試みている。つまり苦痛は自分の中にあるのではなく，外の悪いおっぱい（おっぱいをくれないおっぱい，あるいは不在のおっぱい：乳児はまだ不在，ゼロ，ない，という観念をもつことができないので，「おっぱいがない」とは体験できない。「ないおっぱい」がある，と体験されるのである）が自分に嫌がらせをしているのだと考えることで，自分がバラバラになるかもしれないという不安にもちこたえている。そのとき，そばにいる母親によってその苦痛が受け止められ，理解され，ミルクを与えられ，くつろぐことができれば，赤ん坊の苦痛にもちこたえる能力は，少しずつ向上するだろう。

　これが投影同一化によって母親に**コンテイニング**＊される（包みこまれる）ことで相互コミュニケーションになっていくモデルである。すなわち母親が赤ん坊から投げ入れられた苦痛をもちこたえ，咀嚼し，赤ん坊が受け入れられる形にして投げ返しているのである。このとき母親が「あらあら，おなかが空いていたのね」といった声かけを繰り返すと，赤ん坊はその言語能力の向上と相まって，自分の体験を「おなかが空いている」という言葉で受けとめられるようになる。言葉による象徴化（アルファ機能＊）によって不在にもちこたえることが可能となる（図 1-16）。

　ただ，このことによる新たな気づき，すなわち悪いおっぱいが自分に嫌がらせをしていたのではなく，自分のおなかが空いていたのだ，と気づくこと（洞察）は，大切なおっぱいを悪者にして攻撃していたのだという新しい不安や心の痛みを生むことになる。つまり，これまで破壊してきた「悪いおっぱい」が「良いおっぱい」と同じだと気づくことになる。この，もはや 2 つに分割されない自己のもつ攻撃性への悔いが，罪業感，孤独感，絶望感，良い対象への思い焦がれ，せつなさ，悲哀，哀悼といった抑うつ的な心の痛みを生むことになり，それが，償いや修復の願望，思いやりの能力につながる。

❷抑うつポジション

　ここで，自分には良い面と悪い攻撃的な面の両方があり，母親＝対象にも良い面と悪い面の両方がある（全体自己や全体対象）という認識や，あるものがなくなって別のものが現

＊ **コンテイニング**：相手からの投影物である感情や思考を受容的に受け入れる心的態度の特性。ウィルフレッド・R・ビオン（Bion, W.R.）の提唱した概念。包みこみ，包みこむこと，包容機能などと訳される。赤ん坊は欲求不満にさらされたときに，欲求不満に満ちた自己の部分を母親に投げ入れるが，母親は受け入れてその意味を理解し（この機能をもの思い／アルファ機能という），赤ん坊が理解できる状態にして返していく。そして今度は，赤ん坊はそれを取り入れて意味のある体験として自分の心に保持していくことができる。この赤ん坊が母親に投げ入れた自己の一部がコンテインド（包み込まれるもの）であり，それを受け入れていく母親の機能がコンテイナー（包み込むもの）である。そしてこのコンテイナーの機能を表した動名詞がコンテイニングである。

＊ **アルファ機能**：ビオンの概念。思考の発達論のなかで，感覚的なデータ（これをベータ要素という）を考えられ得る原始的な思考（これをアルファ要素という）に変容させる精神機能のこと。たとえばある程度健康な母親は，泣きわめいている赤ん坊の声を聴いて，一瞬大きく動揺して一緒に泣きわめきたくなるが，それをこのアルファ機能（もの思い）によって持ちこたえ，赤ん坊はおなかが空いているのだ，と適切に理解し，あやしながら乳を与えることができる。このようなコンテイニングのベースとなる思考の機能のことである。

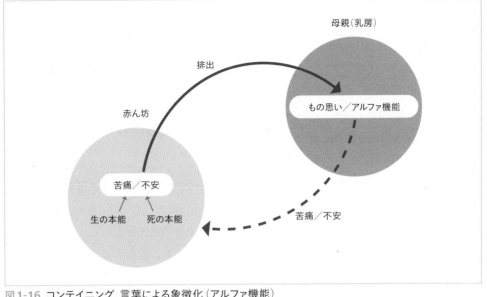

図1-16 コンテイニング，言葉による象徴化（アルファ機能）

れるのではなく，多様性をもったあるものが様々に変化しながら連続して存在するという時間的連続性の感覚が生まれることになる。この内的世界の状況を**抑うつポジション**というのである。つまり心の痛みにもちこたえることによって，現実吟味力，全体対象性，アンビバレンス（相反する感情を同時にもつこと）の保持が可能になるのである。

　もし，赤ん坊がこの心の痛みにもちこたえられないと，正常な悲哀ではなく，病的な抑うつが生じることになる。こうした抑うつは，強引に跳ね返されることもある。すなわち過剰な空元気，躁的防衛によって苦痛を否認してしまうこともある。これが病的なうつ状態や躁状態の精神分析的な理解である。

▶ 早期エディプスコンプレックス　クラインはこうした考えのもとで，**早期エディプスコンプレックス**という概念を提唱した。すなわち男性性，女性性の問題以前の乳児期に，赤ん坊はそれまで自分だけのものと思っていた母親が，自分だけのものではないことに気づく。つまり母親は，赤ん坊から離れてトイレに行くこともある（母親は母親自身のもの）し，自分以外の人（象徴的には父親）も見ている（母親は父親のもの），という現実に，心の痛みを伴って気づく瞬間がくるのである。すなわち早期エディプスコンプレックスは，抑うつポジションの一現象ということになる（自分が女性［男性］としてまだ十分な力をもっていないことを，痛みを伴って受け入れるという意味では，通常のエディプスコンプレックスも抑うつポジションの一現象である）。

❸ 妄想分裂ポジションと抑うつポジション

　こうした迫害的な構え，すなわち「妄想分裂ポジション」と，抑うつ的構え，すなわち「抑うつポジション」は，このようにまずは発達段階として展開するが，その後，一生を通じて2種類の心的構えとして，振り子のように行ったり来たりしながら続くことになる

「精神看護学」で学ぶこと
1
「精神（心）」のとらえ方
精神（心）の発達に関する主要な考え方
家族と精神（心）の健康
暮らしの場と精神（心）の健康
危機状況と精神（心）の健康
現代社会と精神（心）の健康
精神保健医療福祉の歴史と現在の姿

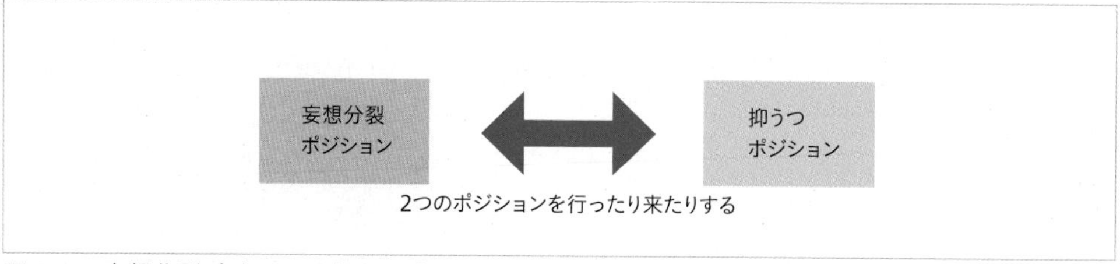

図1-17 妄想分裂ポジションと抑うつポジション

（図1-17）。

　人生は喪失体験の連続である。人は温かい子宮，ミルクを与えてくれる母の乳房から始まり，万能感，誇り，健康，大切な人々，若さなどを次々と失っていく（最後は生命を失う）。この喪失体験を乗り越えていくにあたって，人はそのときの状況によって，迫害的になったり抑うつ的になったりするのである。つまり人はだれもが，程度の差こそあれ，被害的－他罰的心性と現実受容的－他者肯定的心性を行きつ戻りつ揺れ動きながら人生を歩んでいくのである。

（1）妄想分裂ポジションと抑うつポジション（例①）

　たとえば大切な試験に失敗してしまったとしよう。試験の直後は茫然自失となるかもしれないが，そのうち試験場の隣でずっと鼻をかんでいた受験生にムラムラと腹が立ってくるかもしれない。「あいつがうるさくて集中できなかった。そういえば試験中の監督者の靴音もうるさかった。だいたいあんな問題を出してきた出題者はどうかしている。あのテキストにこのことは載っていなかった。家で勉強しようとした時に騒いでいた妹のせいだ。片づけを手伝わせた母のせいだ……」など，試験に失敗した心の痛みをもちこたえられずに，自分以外の人や物のせいにする心性，これが妄想分裂ポジションである。

　しばらくして，心の痛みを伴いながら「やっぱり勉強の努力が足りなかった。あと1年がんばって，もう一度チャレンジするしかない」と思えるようになることもあるだろう。これが抑うつポジションの心性である。

（2）妄想分裂ポジションと抑うつポジション（例②）

　もう1つ例をあげよう。恋に落ちたとき，人の気持ちは目まぐるしく揺れる。相手の何気ない振る舞いから「私を嫌っているのではないか」などと疑心暗鬼になったり，恋愛がうまく成就しない心配を振り払うかのように「自分に気があるのではないか」と有頂天になったりする。妄想分裂ポジションや躁的防衛である。一方で，恋愛がうまくいかない可能性を受け入れながら，その不安をもちこたえながら，相手と親密な関係になれるように現実的に努力をしたり，相手も本当に幸せか，傷つけていないか，より幸せにしてあげたい，という思いやりの感情で接することができれば，それは抑うつポジションの心性にあるといえるだろう。

　この抑うつポジションで獲得される1つにまとまった全体自己，全体対象は決して苦悩

のない万能的な自己や対象ではない。良い部分も悪い部分ももった自己であり対象である。そしてその全体自己と全体対象との関係（全体対象関係）は，抑うつ的な心の痛みを避けることなく味わい続ける現実的な自己－対象関係であり，そこでは外界の対人関係と内的対象関係が歪（ゆが）みの少ない形でつながっていることができる。

　あらゆる人は，この妄想分裂ポジションと抑うつポジションを揺れ動きながら人生を送っていると理解できるのだが，そのなかでも比較的健康度の高い人たちは，抑うつポジションにいることのほうが多い人たちである。妄想分裂ポジションが相対的に多い状態の人たちは，パーソナリティ障害といわれる様々な人生上の，あるいは人間関係上の問題を自分の問題として持ちこたえることができずに，人のせいにする人たちである。

　抑うつポジションに至る心の痛みに耐えきれない一方で，不安定な妄想分裂ポジションにも戻らずにある均衡状態を維持しているように見える一群の人々もいる。彼らは，あり得ない「自分だけの母親」のおっぱいを酒やたばこ，食事，パチンコなどに求め続け，破滅不安と喪失の不安の両方を，刹那的（せつな）に先送りし続けることで回避しているようである。このような状況にある人々の心性を，クライン派の精神分析家は，自己愛構造体，病理構造体，心的退避などといった概念で理解し，治療的介入を試みている。

　さらに，自閉症スペクトラムの心性を理解するために，この2つのポジションに先立つ心性としてトーマス・H・オグデン（Ogden, T. H.）は自閉－接触ポジションという概念を提唱した。こうした考え方は，ドナルド・メルツァー（Meltzer, D.），エスター・ビック（Bick, E.），フランセス・タスティン（Tustin, F.）などによる心的次元論，付着同一化，第二の皮膚，自閉の形，自閉対象などといった概念とともに，生物学的な原因によるとされる自閉症的なありようを少しでも精神分析的に理解し援助するための鍵概念として有用性を増しつつある。

2. 独立学派，中間学派

　狭義の対象関係論は，独立学派あるいは中間学派とよばれる人たちの人間理解の枠組みの総称である。アンナ・フロイト（Freud, A.）らの自我心理学派にもクライン派にも属さなかったウィリアム・R・D・フェアバーン（Fairbairn, W. R. D.），マイケル・バリント（Balint, M.），ウィニコットらがここに入るとされているが，それぞれ異なった理論や技法を提示しているし，彼らは自分が何らかの学派に属しているとは思っていないのが特徴である。すなわち，独立学派，中間学派というのはあくまでもまわりの人々がつけた名称である。

　ここでは，日本の臨床の場で利用されることの多い，ウィニコットの考え方を紹介する。

　ウィニコットは小児科医である。精神分析家となった後も，生涯小児科医としても働き続けたことで知られている。こうしたこともあって彼の理論は，母子関係を中心とした人の心の早期発達に関するものである。彼は初めクライン派に属していると思われていたが，ある時点から袂（たもと）を分かった。その大きな理由は，彼が乳児の発達にとって，抱える環境が

「精神看護学」で学ぶこと

1　精神（心）のとらえ方

精神（心）の発達に関する主要な考え方

家族と精神（心）の健康

暮らしの場と精神（心）の健康

危機状況と精神（心）の健康

現代社会と精神（心）の健康

精神保健医療福祉の歴史と現在の姿

重要である，と強調したことと，人間がいきいきと生きていくにあたって，移行対象，中間領域，可能性空間と彼がよんだ中間的なものが重要だと主張したことにある。

▶ 環境としての母親　ウィニコットからみると，出産直後の健康な母親は，ある意味で「狂うこと」ができている。彼はこれを「原初の母性的没頭」とよんだ。すなわち，この時期の母親は，自分と赤ん坊との心理的な境界をなくすことができている。赤ん坊の苦しみや喜びをわがことのように感じ，一体となって味わうことができていながら，そのこと自体にも気づかないでいられる。このような母親のありようをウィニコットは「環境としての母親」とよぶ。この時期の赤ん坊はクラインのいうように空想とその投影によって身を守っているのではなく，環境としての母親に守られているのである。この母親は乳児を「抱えること（holding）」ができており，母親－乳児マトリックスを形成している。ウィニコットはこのことを「1人の乳児などはいない（母親－乳児ユニットがあるだけだ）」と表現した。

　この段階で，乳児には「主観的対象」が登場する。これは原初の創造性をもった赤ん坊が，自分のニード（まだ願望［wish］ではない）に従って創造されるものとして対象を経験する段階，ということである。つまり，この時期には，乳児にとっておなかが減ったら（といっても，このような言葉で乳児が自分の体験を把握できているわけではない），そこにおっぱいが出現する（母親がおっぱいをくれるのではなく），と体験されなければならないのである。この場合，このように乳児のニードに従って自分が創造されたことを母親が受け入れることができることが重要である。つまり母親は自分が授乳していると赤ん坊に感じられないように，赤ん坊自身がおっぱいをつくりだした，と感じられるように授乳しなければならないし，ごく自然にそうしているのである。この時期の母親はあくまでも「環境としての母親」である必要があり，「対象としての母親」の早過ぎる出現は，赤ん坊にとって侵襲と体験されてしまう。

　このことによって赤ん坊は，万能感をほとんど現実のものとして体験，「錯覚」することになり，何もしないでそこにいること（doing のない being）が保証される。

▶ 移行対象　この状況から抜け出すためには時間を十分にかける必要がある。それは必然的に訪れる。つまり赤ん坊が生物学的に徐々に成長し，その知覚能力や運動能力が成熟してくるにつれて，自分と自分でないものを識別することができるようになってくるのである。一方，母親は，赤ん坊のニードに対応することに，赤ん坊にとって外傷的にならない程度に，必然的に少しだけ失敗するようになる。この完璧ではない「ほどよい母親（good enough mother）」のわずかな失敗，非外傷的な離乳によって，赤ん坊は完全に思いどおりにならない外界を経験しつつ，そうした外界は自分が創造したとも経験するようになる。この緩やかな脱錯覚が起こるのが「**移行対象**」の段階である。

　つまりここで赤ん坊は，創造されたものが同時に発見されたものでもあるというパラドックスを体験するのである。このパラドックスの領域は，第三の領域，中間領域，可能性空間，休憩所，文化的経験の場など様々に表現されるが，創造性の源泉であり，いつかは死ぬ人間が豊かに生きていくために必須の心的空間だとウィニコットが考えた領域であ

る（ちなみにクラインは，こうした考え方はある種のごまかしにすぎない，と強く批判した）。こうした考え方の延長線上に，人は明日にでも自分が死ぬ，と思っていたら生きていけない。自分の命は永遠である，と思えなければいけない。しかし一方で，どこかでそれは真実ではない，とわかっていなければならない，というウィニコットのいつかは死ぬことを抱えながらも豊かに生きていく人間のありようについての理解があるのだろう。

▶ **偽りの自己**　この際，母親による抱えることのわずかな失敗の繰り返しのなかで，赤ん坊は生き残るための方策を編み出す。この，適応のために外界と迎合した自分を「偽りの自己」という。母親の失敗が大き過ぎると，偽りの自己が肥大するが，ほどよい場合は偽りの自己は適応的である。ウィニコットによれば，一方で「本当の自己」が隠されたものとして存在するのだが，人はこの「本当の自己」と直接出会うときは，「死ぬか狂うしかない」のである（この根源的な疎外を示唆する「本当の自己」というものを仮定したところが，ウィニコットとコフートとの根本的な違いである）。

　言い換えれば，ウィニコットは乳児がどうやって外部と外傷的にならずに出会えるかを語った人である。ウィニコットによれば乳児は，この間のエリア，つまり乳児でもあり母親でもあり，内側でもあり外側でもあり，空想でもあり現実でもあり，発見されるものでもあり創造されるものでもある，内側か外側かわからないようなエリアというものの体験を介して徐々に外在性に開かれていくのである。つまり乳児は，現実が自分の外から来たものだということを，片方では知りながら，しかしそれは自分が作りだしたものでもあると体験する，という矛盾，パラドックスを生き続ける。そうすることで環境としての母親が内側に取り入れられ，自分で自前の環境というもののなかで心的なものを体験できるのである。

▶ **対象としての母親**　この際の母親の役割は，乳児を抱える環境（心理的マトリックス）から非外傷的に離乳させる，つまり緩やかに脱錯覚させることである。ウィニコットは，「子どもは，不在の母親（環境としての母親）の存在の元で，そして存在する母親（対象としての母親）の不在の元で，一人で遊ぶ機会をもつべきである」と語っている。こうしたなかで乳児は，だれかがいても「一人でいられる能力」を発達させる。

　こうして乳児は，自分の万能感を超える「対象としての母親」に出会うことができるようになる。そこで乳児は傷つき，抑うつ的になり，そして強くその「対象としての母親」を壊したくなり，母親を壊したのではないかと強く心配する，といったようなことを繰り返す。そしてその万能感が傷ついた抑うつをもちこたえているうちに現実と本当に出会えて受け入れられるようになるのである。この際の「対象としての母親」の役割は，「時間を超えて生き残ること」である。

　この抑うつポジション（ウィニコットは「思いやりの段階」とよんだ）の状態になると乳児は，思いやりと罪悪感を感じる能力をもてるようになり，「時間を超えて生き残る」対象としての母親の元で，自分も対象も連続性のあるものだという感覚をもてるようになる。つまり，歴史的主体が誕生するのである。ここで初めて人は，孤独という感情をもてるように

なり，主体的な人間らしさと自由に選択し得る可能性に開かれ，全体対象関係をもつことができる。すなわち人に愛情や思いやりを向けること，十分な気配りをすること，現実的な償い(つぐな)をすること，などができるようになるのである。

　ウィニコットは，ほどよい環境に恵まれ，このような過程が順調に進行すれば，人は通常，妄想分裂ポジションを体験しない。妄想分裂ポジションは，抱えることの失敗，すなわち侵襲に対する反応である，と主張している。

　またウィニコットは，「思いやりの段階」に到達した成熟した人を次のように描き出している。その人は賛美や利益を期待し，それによって万能感を満たすような人ではない。傑出(けっしゅつ)した人たちでもない。普通に平和なほどよい家庭を築き，まわりの人たちに温かい思いやりを向け続けていられる人である。

　クラインが妄想分裂ポジションのなかで動いている投影的なものを解釈すれば治療は進展可能だと主張しているのに対して，ウィニコットは環境の供給の重要性を強調した。ウィニコットによれば，依存への組織的な退行，それによる静かな満足があって初めてその後の進展が生まれ得るのだが，解釈の大きな役割はその際に治療者が患者と一体ではなく，万能でもないことを示すことにあるのである。

F　理論の意義と限界，発展

　人と人とのかかわりで人は変わり得る，という信念をもてなければ，対人援助職をやっていくことは不可能である。しかし，その人と人とのかかわりでは，どのようなことが起こるのか，起こっているのか，いったいどのように相手に接したらよいのか，という問題を，表面的な技ではなく，深いレベルで考えることは非常に難しい。街のファストフード店のように，笑顔で定番の挨拶(あいさつ)をするだけでは，極めて表面的な援助しかできないのである。また，いつかは死ぬ，ということがわかる能力をもってしまっている人間が，それでもごまかしではない豊かな人生を送るということは，どのようなことなのだろうか，といった問題は，死と向かい合わざるを得ないことが多い医療現場では，避けて通れない問題として立ち現れることがあるだろう。こうしたことを考えるときには，精神分析（精神力動）理論はとても役に立つ。

　たとえば自己心理学や対象関係論における赤ん坊に対する母親は，援助者のアナロジー（類推）としてとらえられる。つまり，援助者が患者とかかわるときに，どうあるべきか，かかわり方によって，患者にどのような影響を与え得るか（患者からどのような影響を受けるか），それは患者の精神病理や心理的状態によって，どのような様相を呈するかなどについての推測や分析をするときに役立つだろう。ここに自我心理学のエディプスコンプレックスの考えを加えれば，治療者が「力強い父親」になろうとし過ぎていないか（させられていないか），「優しい母親」になろうとし過ぎていないか（させられていないか）など，親密

な援助関係で起こりがちな逆転移感情*を内省することに役立つかもしれない。

　また，人が一部の機能，健康や生命を失いつつあるとき，どのような心理的な援助が可能なのか，あるいは自分たちの行っている援助が，どのような意味をもち得るのかなどといったことを考えるときには，喪失を乗り越える心の仕事，いわゆる喪の仕事*の考えが有用であろう。

▶ 精神分析療法　医学的な疾患についての勉学に加えて，こうした精神分析（精神力動）的な考え方を学ぶと，特に心の病については，そもそも病と正常との境はどこにあるのか，人は皆ある程度病的なのではないかといった視点を，医学的な視点と並行してもつことができるかもしれない。こうした視点は，患者としてやってくる人々と目線の高さを合わせることに役立つだろう。

　ただ，精神分析は治療法としては少なくとも表面的なコストパフォーマンスが悪いのは間違いない。国際精神分析学会の定義では，週4回以上の頻度の面接を精神分析とよぶのだが，こうした精神分析療法は一部では行われているものの，やはり物理的経済的に非現実的であることが多い。現実的には，日本では週1回対面という設定が多く，この場合，解釈以外の支持や保証，助言，励ましなどが混入することとなる。しかもこの週1回45〜50分という設定ですら，保険医療機関ではなかなか難しいとされる。1日に8人の診察では経済的に成り立たないのである。

▶ 認知行動療法　一方，適応の改善（意識的な認知の修正を伴う）を一義的に考える**認知行動療法**は，精神力動理論によれば，疾病利得の抵抗にあったり，根本的な心的問題を改善しないので症候移動を引き起こす（たとえば心因性の腹痛が治ったら代わりに頭痛が出てくるなど）と予測されるのだが，実際にはそうしたことは必ずしも起こらず，比較的短期間（といっても数週間から数か月間）で症状が改善することがあることが知られている。こうした治療法は，標的が症状であることもあり，実証性が得られやすい。

　精神分析には実証性がないわけではないが，これらに比べればかなり乏しい。また，これまで述べてきたような理論は心理療法の実践の積み重ねのなかで常に推敲されてきてい

---

* **逆転移感情**：精神分析療法における，患者やその態度に対する治療者の反応的な無意識的感情。かつてはこの原因は治療者のなかの未解決の神経症的葛藤にあるとされ，治療者が克服すべき課題と考えられていたが，近年意味が広がり，様々な親密な対人援助関係のなかで必ず起こる援助者側の反応的な感情とされ，これを手がかりにして，患者と治療者との相互作用，相互コミュニケーションを理解しようという動きが高まっている。つまり，援助者が「なぜ，私はこの人の前に来ると嫌な気分になるのだろう」「なぜ私は，この人にもっと優しく手助けしたくなるのだろう」などと考えることで，患者との間に情緒的に何が起こっているかを検討し，よりよい援助に役立てようとする動きが高まっているのである。

* **喪の仕事**：悲哀の仕事，モーニングワーク，グリーフワークなどともいわれる。愛着依存の対象の重大な喪失を体験した人に起こる心的過程を喪（悲哀）といい，徐々にその愛着依存の対象から離脱していく心の営みをフロイトは喪（悲哀）の仕事とよんだ。この際，悲しみを避けるのではなく，きちんと悲しむという作業をしていくと，人は1年以上という長い時間をかけて，苦しみながら次の4段階を行きつ戻りつし，離脱に至るとされる。①無感覚の段階，②対象喪失を否認する段階，抗議の段階，③対象の断念と激しい絶望と失意，不穏，不安，ひきこもり，無気力などを伴う絶望と抑うつの段階，④失った対象の断念と新しい対象の発見，新しい心的態勢の再建の段階。苦しみのあまり，途中で悲しむことを避けてしまうと，後に様々な病理が展開する。人生は，出産による母親の子宮の喪失や離乳による母親のおっぱいの喪失に始まり，万能感を失い，若さを失い，生命を失って死に至るという喪失の反復である，というとらえ方もある。

「精神看護学」で学ぶこと

1 「精神（心）」のとらえ方

精神（心）の発達に関する主要な考え方

家族と精神（心）の健康

暮らしの場と精神（心）の健康

危機状況と精神（心）の健康

現代社会と精神（心）の健康

精神保健医療福祉の歴史と現在の姿

る。つまり発展途上であることもあり，矛盾のあるところや論理的整合性のないところも内包している。

　そうしたなかで，夢は脳のランダムな選択によって生じるので，深層心理学的な意味はないとする学説が出たりすることもあり，ひょっとしたらこの理論は単なる思いつき，詭弁ではないかと批判されることもあるのである。

　それでも，こうした人間理解は，人として有限の人生をごまかし（処世術）ではなく真摯にかつ豊かに生きていくうえで，また様々な場面で他の人と深くかかわっていくうえで，役立つものだと筆者は強く実感している。

文献

1)　山鳥重：言語生成の大脳機構，音声言語医学，37（2）：262-266，1996.
2)　内海健：精神科臨床とは何か；日々新たなる経験のために，星和書店，2005.
3)　スーザン・アイザックス著，一木仁美訳：空想の性質と機能〈松木邦裕編・監訳：対象関係論の基礎；クライニアン・クラシックス〉，新曜社，2003.

参考文献

・アントニオ・R・ダマシオ著，田中三彦訳：デカルトの誤り；情動，理性，人間の脳，筑摩書房，2010.
・脳科学辞典編集委員会：脳科学辞典，日本神経科学学会. https://bsd.neuroinf.jp
・福田正人編：精神疾患と脳画像，中山書店，2008.
・藤山直樹：集中講義・精神分析〈下〉，岩崎学術出版社，2010.
・ヘイルマン，K.M.，バレンスティン，E. 編，杉下守弘監訳：臨床神経心理学，朝倉書店，1995，p.279-314（前頭葉）.
・ベンソン，D.F.著，橋本篤孝監訳：思考の神経心理学，金芳堂，1996.
・山鳥重，河村満：神経心理学の挑戦，医学書院，2000.
・山鳥重：記憶の神経心理学，医学書院，2002.

第 **2** 章

精神（心）の発達に関する
主要な考え方

この章では

- 発達に関する古典的な理論について理解する。
- アイデンティティの概念について理解する。
- 「愛着」概念の基本について理解する。
- 「自己実現」の意味について理解する。
- 思考能力の年齢による差について理解する。

本章では，人間の心の発達過程について，20世紀以降に提唱された代表的な理論を取り上げ解説する。

取り上げるのは，ライフサイクルという視点から，人間の生涯にわたる発達を，時期ごとに達成すべき発達課題を示しつつ精神分析学を基盤に詳細に論じたエリクソン。乳幼児期の母子関係が人間の心の発達に重要な役割を果たすことを「愛着理論」としてまとめあげたボウルビィ。同じく乳幼児期の心の発達を母親からの分離個体化の過程として論じたマーラー。20世紀後半以降の新しい科学的な乳幼児観察研究を取り入れ，乳児の主観的世界の発達を自己感の発達としてまとめたスターン。正常な人間の心の健康，幸福につながる心の発達を，自己実現に至る基本的欲求の階層的発達過程として論じたマズロー。そして人間の認知と思考の能力の発達過程を詳細な観察と実験によって体系づけたピアジェである。

I エリクソンの漸成的発達理論

1. エリクソンとは

エリク・H・エリクソン（Erikson, E. H., 1902 ～ 1994）は，ドイツ生まれの精神分析家であり，発達心理学者である。はじめ画家を志したが，美術教師として赴任したオーストリア（ウィーン）で精神分析と出会う。後にアメリカに渡り，精神分析家，発達心理学者として活躍した。

精神分析の創始者であるジークムント・フロイト（Freud, S.）は，人間の心の発達を性的衝動の発展を中心にしてとらえていた。それに対し，エリクソンはフロイトの考えを踏襲しつつも，個人の発達における，他者との，そして社会とのかかわりのもつ重要性に注目し，独自の発達理論を展開した。

2. エリクソンの発達理論の特徴

❶ 社会とのかかわりから発達をとらえた

エリクソンは，人間を単に動物としてだけではなく，心をもち，他者と密接にかかわりながら生きていく存在としてとらえた。人間の心の発達は，生まれおちた瞬間から，主要な養育者である母親との関係に大きく影響されて進行していく。母親との関係は，やがて父親やほかの家族，近隣の人々，同年代の仲間や教師，恋人や配偶者など，多様な人間との関係へと広がっていく。その過程は，自身と，自身にかかわりのある人間たちが属している社会の文化や価値観，そしてその時代的変動に大きく影響されることになる。そして子どもは，大人から保護される時代を経て，やがて「社会人」として社会に参加し，貢献し得る存在となっていく。

このようにエリクソンは，人間を，常に社会に影響を受けながら，自身が社会に参加していく存在としてとらえ，その発達過程を詳細に論じたのである。

❷人間の生涯にわたる発達をとらえた

人間の身体の発達は，生後およそ 20 年前後で性的能力も含め一応の完成をみる。心の発達という点でも，学校教育を終えて社会に出ることができれば，とりあえず「一人前」と見なされることが多いだろう。

しかし，エリクソンの発達理論は，子どもが大人になるまでの発達過程にとどまるものではない。人間が生まれてから死ぬまでの，全生涯にわたる過程（**ライフサイクル**）として発達をとらえたところに大きな特徴がある。

❸漸成原理でとらえた（漸成的発達理論）

エリクソンは，人間の心の発達は，身体の発達同様に「漸成原理」に基づいて進行すると唱えた。

「漸成」とは，「次第に，だんだんと，なる」という意味である。エリクソンは，心の成長は，すべての人に共通したある「予定表」に基づいて時間をかけて進行するという。その予定表には，人間の心（**パーソナリティ**）を構成する要素が含まれ，各要素には，それぞれの成長が特に優勢になる「時期」（**発達段階**）がある。そして，その成長は，常にその時点での環境との相互作用に影響されながら進行していくとされる。

3. エリクソンの漸成的発達理論

エリクソンの**漸成的発達理論**においては，人間の一生が 8 つの時期に分けられている。それぞれの時期に対応した「発達段階」において，固有な「**発達課題**」と，それを達成するにあたり直面せざるを得ない「**心理的危機**」があるとされている。また，それぞれの段階において，特に重要な対人関係の範囲がある。各段階の危機を乗り越え，発達課題を達成することが，健全な自己の発達に必要である。

次に，エリクソンの漸成的発達理論における人生の各時期と，それに対応する発達課題および心理的危機を概説する（図 2-1，表 2-1，「○○対□□」と並立されている「○○」が発達課題を，「□□」が心理的危機を表している）。

❶乳児期（出生後～およそ 1 歳，基本的信頼 対 不信）

基本的信頼とは，人の一生の最初の 1 年に形成される，健康な人格の基礎となる構成要素である。その健全な確立が，まず達成すべき発達課題となる。

基本的信頼とは，自分以外の人間，そしてその延長としての社会，さらには自分が生まれてきたこの世界が，基本的に良いものであり，信じるに足るものであるという実感であるとともに，自分自身が自分以外の人間，社会，世界に受け入れられるに値する存在であるという実感（自信）でもある。

基本的信頼がはぐくまれる過程に欠かすことができないのは，母と子の健全な関係である（ここでいう「母」「母親」とは，一貫して存在する主たる養育者を意味し，必ずしも生物学的母親で

「精神看護学」で学ぶこと

「精神（心）の」とらえ方

2 精神（心）の発達に関する主要な考え方

の健康　家族と精神（心）

神（心）の健康　暮らしの場と精

（心）の健康　危機状況と精神

（心）の健康　現代社会と精神

の歴史と現在の姿　精神保健医療福祉

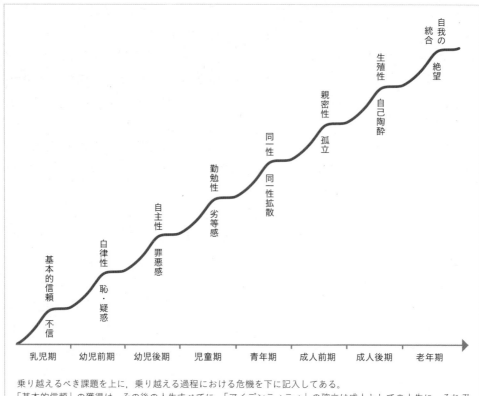

図2-1 エリクソンの発達段階に基づく人生のイメージ図

表2-1 エリクソンの漸成的発達理論

段階	発達課題と心理的危機	重要な対人関係の範囲
1. 乳児期	基本的信頼 対 不信	母親
2. 幼児前期	自律性 対 恥・疑惑	両親
3. 幼児後期	自主性 対 罪悪感	基本的家族
4. 児童期	勤勉性 対 劣等感	近隣・学校
5. 青年期	同一性 対 同一性拡散	仲間集団 リーダーシップのモデル
6. 成人前期	親密性 対 孤立	友情，性，競争，協力の相手
7. 成人後期	生殖性 対 自己陶酔	社会・家庭での分業・共有
8. 老年期	自我の統合 対 絶望	人類

ある必要はない）。

　極めて無力な状態で生まれてくる子どもは，自分を喜んで迎え入れ，養ってくれようと
する母親と出会う。母親は，子どもが発する様々な信号を敏感に察知し，授乳や保温をは
じめとする，子どもの生存を保障する育児という営みを絶やすことなく続ける。子どもは，
母親から抱かれたり，温められたり，ほほ笑みかけられたり，話しかけられたり，あやさ

れたりすることに喜びを覚え，わが子の喜びを感じとる母親もまた喜びを覚えるという相互関係のなかで子どもは成長していく。基本的信頼は，そのような母子の相互関係のなか，子どものなかに創造されていく他者への信頼であり，自分はそのような関係を提供されるに足る存在であるという自分への信頼である。

　もちろん，母子関係において子どもの期待が常に満たされるわけではない。信号を適切に読みとってもらえないこともあるだろうし，母親側の事情で，ある時期，適切な育児が安定して行えないこともあるだろう。そのような場合，子どもに生まれるのが「信頼」の反対の状態としての「不信」である。つまり，**「不信」**という心理的危機は，どのような育児環境においても起こり得る。大切なのは，乳児期の育児環境が，全体として不信を上まわる安心感を子どもに与え，その後の人生において，常に基本的信頼が不信を上まわるバランスをもったパーソナリティ形成の基礎を提供することである。

❷ 幼児前期（およそ1〜3歳，自律性 対 恥・疑惑）

　中枢神経系の発達，筋肉の発達に伴い，この時期の子どもは自分で歩いたり，しゃべったり，排泄をコントロールしたりといった能力を獲得していく。母子分離が進み，個体化が進むとともに自己主張も強くなっていく。しかし，このようにして外に表されるようになる衝動性が放置されては，子どもは社会的な存在になっていけない。両親からのしつけを中心として外からの力を受け入れ，自分の衝動をコントロールする枠組みを心の内側に形づくっていくことが必要である。このようにして，適切に自分の欲求や衝動をコントロールしながら，外の世界に働きかけていける力が健康な**自律性**である。

　外からのしつけが，あまりに厳し過ぎたり，早過ぎたりすると，子どもの自己評価は傷つき，自分がうまくやれていない，外からの要求に応えられていないという「**恥**」の感覚や，自分はだめなのではないかというような自分自身への「**疑惑**」の感覚にとらわれることになる。

　この時期，両親は保護者としての権威をもちつつ，子どもの自律への意志と自己評価をつぶさないような対応をすることが求められる。

❸ 幼児後期（およそ3〜6歳，自主性 対 罪悪感）

　この時期，子どもは自由に自分の身体を操（あやつ）れるようになり，行動の量が増し，範囲も広がる。同年齢の仲間とも付き合うことができるようになる。発語や言語理解の能力も伸びるとともに，旺盛な好奇心をもって様々なことに興味をもち，知ろうとする。男性と女性の区別も明確に意識できるようになり，性にかかわる幼児的な好奇心や衝動も抱くようになる。このように，子どもがそれまでにない**自主性**をもって世界とかかわっていく時期である。

　一方で，言語を理解する能力が伸びることで，子どもは両親や周囲の大人たちからのしつけや禁止の内容を，自分の衝動や行動を監視し，統制するものとして内面に取り込むようになる。超自我の形成とよばれる現象である。しつけや禁止の背景には，子どもが所属する社会の文化や規範があり，超自我の形成はその社会に適応していくために必要な現象

「精神看護学」で学ぶこと

「精神（心）」のとらえ方

2 精神（心）の発達に関する主要な考え方

家族と精神（心）の健康

暮らしの場と精神（心）の健康

危機状況と精神（心）の健康

現代社会と精神（心）の健康

精神保健医療福祉の歴史と現在の姿

であり，良心や道徳性の基礎となるものである。今や子どもは，失敗や逸脱を見つけられたときに恥ずかしがるだけでなく，罪の意識（**罪悪感**）をもつようになる。だれも監視していないような単なる考えや行為についてさえ，罪の意識を感じることも起こるようになる。

　この時期の発達課題は，外的・内的に自分の欲求や衝動をコントロールしようとする力と，うまくバランスを取りながら積極性，自主性を発揮できるようになることである。強過ぎるしつけや禁止，その継続の結果生じる強過ぎる超自我は，子どもに不必要な罪悪感を抱かせやすく，健康な積極性をはぐくみ発揮していくことの妨げになる。

❹ 児童期（およそ6〜12歳，勤勉性 対 劣等感）

　この時期の発達課題は**勤勉性**である。すなわち子どもは，自分がものを作ること，物事をうまくやり遂げること，知識を習得し課題や仕事を完成させることによって喜びやプライドを感じるようになり，それによって人に認められることを学んでいく。その主要な舞台は学校である。したがって，勤勉性の感覚や生産のしかたについてよく知っている教師による適切な指導と，そのような教師への同一化が大きな意味をもってくる。勤勉性は，集団のなかでほかの子どもや大人と一緒に協力し，あるいは分業して課題に取り組むことを含んでおり，将来につながる社会性の発達という点でも大きな意味をもつ。

　この段階での心理的危機は**劣等感**である。この段階に先行する発達課題が未消化であったり，学校生活を送る準備が整っていなかったり，子どもの成果を親や教師が正当に評価しない場合，あるいは新しい知識を得たい，成果を上げたいといった生産性にかかわる子どもの内的な要求を越えて過大な要求が課されたり，子どもの内的要求を無視した課題が課されたりすると，子どもは勤勉性にかかわる健全な喜びとプライドをはぐくむことができず，「自分はついていけない」「自分には能力がない」といった劣等感を抱くようになる。

❺ 青年期（およそ12〜20歳，同一性 対 同一性拡散）

　この時期の発達課題は**自我同一性**（自己同一性，**アイデンティティ**）の確立である。自我同一性とは，過去，現在，そして未来へと続く時間のなかで，一貫して変わらず存在している自分という認識であり，他者もそのような自分を認めているという感覚である。自分が何者であるか，という自己定義といってもよい。

　急速な身体の成長，第2次性徴の発現とともに青年期（思春期）が始まる。この大きな身体的変化は，子どもがそれまで培ってきた同一性，すなわち自分自身（自己）の不変性と連続性の感覚に必然的に影響を与える。量的にも質的にも変化していく自分の身体に，自分自身がとまどうとともに，それを見る他者の目も過剰に意識するようになる。また，自分が属する社会の現実をより正確に認識するとともに，未来への時間的な展望能力も身についてくる。そのようななか，いずれ社会に参加していく「大人として通用する自分」をつくり上げることが課題となる。

　児童期までの子どもは，家庭，地域社会，学校といった生活圏の拡大とともに，そこで出会う相手や集団に影響を受け，子どもなりの「自分」という感覚を身につけてきてはい

る。しかし，それは「（親子関係における）子どもとしての自分」「（学校における）生徒としての自分」「（仲間関係における）友だちとしての自分」など，たくさんの「……としての自分」の集まりであって，青年期以降はそれらすべてを統合する確固とした自分という感覚を身につけることが課題になる。また，児童期までの「自分」は，親や教師など重要な他者を規準として（その教えを守り，その存在をモデルとして）形成されてきている。青年期以降は，親や教師から離れても一貫して自分の内側に存在する確固とした内的な規準を形成していくことも必要となる。

子ども時代に親世代から受け継いだ価値観と自分にいったん距離をおき，青年期の人間関係のなかで，置かれている現在の社会，そしてやがて参加すべき未来の社会も視野に入れつつ，改めて自分を見つめ直し，様々な試みを行うなかで，「自分とは何か」「自分は何になりたいのか」というテーマを模索していく。その営みのなかで，児童期以前の過去と成人期以降の将来とをつなぐような自己定義を見いだすことができれば，青年は過去から未来へと一貫して連続する自我同一性を得ることになる。

自我同一性の形成における心理的危機は**同一性拡散**である。親や教師の影響から離れ，新たに「自分」を見つめ形成し直していく作業は，ひどく孤独であり，責任もすべて自分が負わなくてはならない。その孤独や責任に耐えられない者は，決定のプロセスを他人に任せたり，人の言いなりになって回避したり，決定を先延ばしにしてしまったりすることで同一性形成から逃げてしまう。また，本人なりに努力しても，いろいろな事情で社会に居場所を見つけられないこともあり得る。結果として，いつになっても自分が定まらず，大人として社会に参加できない状態に陥ることになる。このような状態をエリクソンは自我同一性の拡散・混乱の危機とよんだ。

❻ 成人前期（およそ**20 〜 40歳**，親密性 対 孤立）

成人の関係のなかで，真の意味での**親密性**を獲得するのが成人前期の課題となる。特にエリクソンは，やがて家族をつくり上げていく存在として，異性との親密性の獲得の重要性を説いている。そして，異性との真の親密さ（または，これと関連した形でのほかの人との親密さ）が可能になるのは，適切な同一性の感覚が確立した後だけであるという。「本当に2人になることの条件は，一人ひとりがまず自分自身になること」なのである[1]。

親密性の獲得に失敗すると，若者は温かみを欠く形式的な人間関係しかもてなくなるか，他者を拒絶したり攻撃的になったりと社会のなかで自分自身を**孤立**させていくことになる。

❼ 成人後期（およそ**40 〜 65歳**，生殖性 対 自己陶酔）

親密性の確立の後，大人は結婚して子をつくり，産み，育てようとする。そして自分の次の世代への関心を強くもち，積極的に関与していこうとする。このような願望を基盤とする発達課題をエリクソンは**生殖性**とよんだ。種々の事情で子どもがつくれない場合や，あえて結婚や育児を選ばない場合であっても，自分のライフサイクルだけに留まらない関心を社会や次の世代に向け，愛他的あるいは創造的な貢献をしていこうとする場合も，広

い意味での生殖性の発揮ということができる。

生殖性が発達しない人は，自分自身にだけ関心が集中し，むなしさを抱えた**自己陶酔**，自己満足の世界に留まることになる。

❽**老年期**（およそ65歳以降，自我の統合性 対 絶望）

人の一生の最後の時期である。この時期，人は**自我の統合性**という最後の発達課題をなしとげ，死を迎えることになる。自我の統合性の獲得とは，それまで生きてきた自分自身のただ1つのライフサイクルを，肯定的な部分も，否定的な部分も合わせて受け入れることである。自分と密接にかかわり，人生に影響を与えてきた重要な人物（通常は両親）に自分の人生の責任を負わせようとすることなく，自分の人生は自分の責任であるという事実を深く受け入れることである。さらには，人類の長い歴史のなかで，ただ1回の自分のライフサイクルが，たまたまその時代に巡ってきたことを自覚し，自分と同様にそれぞれのライフサイクルをまっとうするすべての人間への仲間意識をもてるような，成熟した感覚である。

自我の統合性の欠如や喪失は，**絶望**あるいは無意識的な死の恐怖という形で現れる。そのような人は，ただ1回のライフサイクルを，自分のものとして受け入れられず，しかしそれを変えるにはもう時間がなくなり過ぎてしまったという思いをもちながら残りの人生を生き続ける。それは，自分自身の人生に意味を見いだすことができないことであり，自分自身への軽蔑にほかならない。

4. エリクソンの理論の今日的意義

エリクソンが漸成的発達理論を構築した時代に比べると，20世紀後半以降，世界的に社会構造の変化が進行し，個人の考え方や生き方も多様化が進んだ。そのため，特に社会への参加が課題として関係してくる青年期以降について，現代ではエリクソンの発達理論と現実の人間の生き方に乖離が生じてきている。

日本においても，終身雇用制度がゆらぎ非正規雇用が増加したこと，晩婚化や少子化が進行したことなど，かつてエリクソンが想定したような安定した形で大人になり，その役割を果たすことを目標にアイデンティティを構築していくことは決して容易とはいえないだろう。

しかし，不安定な時代だからこそ，そのなかで自分を見失わずに生きていくことが，より重要なこととなるのであり，その意味でエリクソンの漸成的発達理論は常に参照されるべき価値をもち続けているといってよいだろう。

「精神看護学」で学ぶこと

「精神（心）の」とらえ方

精神（心）の発達に関する主要な考え方

2

家族と精神（心）の健康

暮らしの場と精神（心）の健康

危機状況と精神（心）の健康

現代社会と精神（心）の健康

精神保健医療福祉の歴史と現在の姿

Ⅱ ボウルビィの愛着理論

1. ボウルビィとは

ジョン・ボウルビィ（Bowlby, J., 1907 ～ 1990）は，イギリス生まれの精神科医であり，精神分析家である。児童精神医学の臨床家，研究者として，精神分析学的な考えに進化論や動物行動学など様々な学問領域を取り込みながら，子どもの情緒的発達過程における「**愛着**」の重要性を明らかにした。

2. ボウルビィの愛着理論

1 | マターナル・デプリベーションへの注目

　ボウルビィは，ロンドンの児童相談所を受診した窃盗などの犯罪歴のある少年少女の知的能力，情緒的特徴，生育歴や家族関係などを細かく検討した。その結果，そのような子どもたちに感情および対人関係における継続的かつ深刻な問題を有する一群が存在することを見いだした。そして，そのような子どもたちの感情および関係性における混乱を，他者との情緒的絆の欠如として理解し，その起源が幼少期の養育者との健全な絆を得られなかったこと（**マターナル・デプリベーション**［母性的養育の喪失］）にあるとする説を 1951 年に提唱した。これが後の愛着理論の基礎となった。

2 | 愛着理論の提唱

　ボウルビィがマターナル・デプリベーションに注目した当時，母親と子の愛情や絆の形成といったテーマは，主として**学習理論**によって理解されていた。それによると，赤ちゃんがまず求めるのは空腹をはじめとする生理的欲求の充足であり，世話をしてくれる母親（主たる養育者）の存在およびその養育行動は赤ちゃんにとって報酬として，母親および養育行動の不在は懲罰として体験される。その繰り返しのなかで，赤ちゃんは生理的欲求の充足だけでなく，母親の愛情を求める欲求も学習していくという考え方であった。つまり，母親が一次的な生理的欲求を充足し，不快を軽減してくれるがゆえに，二次的に母親への愛情と結びつきが形成されるという説であり，当時の精神分析学も基本的には同様の考え方であった。

　しかし，ボウルビィは，マターナル・デプリベーションによる後の人格発達への悪影響は，学習理論では説明できないと考え，伝統的なモデルに疑問を抱いていた。本来自らの専門であった精神分析学に，その頃，新しい学問分野として台頭しつつあった動物行動学の知見（代表的なものにコンラート・Z・ローレンツ［Lorenz, K. Z.］による刷り込み現象の発見がある。図 2-2）や，進化生物学などの考え方も取り入れ，ボウルビィは革新的な**愛着理論**を提唱

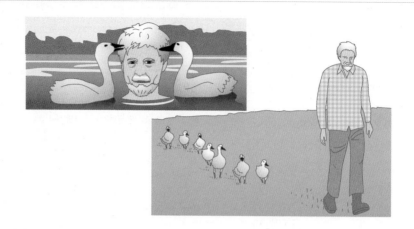

行動生物学者ローレンツがガチョウを用いた研究で明らかにした。ガチョウの子は，生まれて初めて接した動いて声を出すものを「親」と認識し，ついて行き，その認識関係性は固定化する。出生後の関係による「絆」の形成という点で，愛着理論と関係する。

図2-2 刷り込み現象

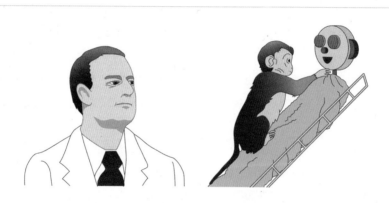

ミルク入りの哺乳瓶のついた針金でできた人形と，哺乳瓶はないが胴体がビロードの布で包まれた人形を子ザルの檻に入れると，子ザルはほとんどの時間を布製の人形に抱きついて過ごす。ミルクを飲むときだけ針金の人形の所に行くが，飲み終わると再び布製の人形に抱きつく。この実験からハーロウは，母親とのぬくもりをもった身体接触（スキンシップ）が，愛着形成に重要と考えた。

図2-3 ハーロウのアカゲザルの実験

することになる。同じ頃，心理学者ハリー・ハーロウ（Harlow, H.）が発表した有名なアカゲザルの実験も，ボウルビィの考えを支持するものであった（図2-3）。

3 | ボウルビィの愛着理論

❶愛着と愛着行動

　ボウルビィは，赤ちゃんの親への愛は，従来の理論が主張していたように誕生してから生理的欲求の充足を媒介として生じるものではなく，生まれつきもっている，人とのかか

わりをもとうとする本能から発達してくると主張した。そしてその本能をもとに「子ども
が主たる養育者との間に結ぶ情緒的な絆」を**愛着**（**アタッチメント**）とよんだ。

　また**愛着行動**とは，愛着の形成過程で子どもが養育者に接近し，その関係を維持するた
めに行う種々の行動をいう。

❷愛着の形成過程

▶ **母子間の相互作用**　人間の赤ちゃんのもつ，大人とのかかわり（接近や接触）を求める本
能は，基本的にはほかの哺乳動物の赤ちゃんと共通しているものである。しかし人間の赤
ちゃんはほかの動物に比べ，自分から親に接近し親にしがみつく能力は極めて低い。その
ため，人間の赤ちゃんにおいては，母親（主たる養育者）に向かって様々な信号（泣くこと，
ほほ笑むこと，声を出すこと，見つめることなど）を発する能力が重要なものとなった。そして
母親は，それらの信号に自然に反応し，赤ちゃんに近づき，世話をするようになる。この
ような，子と親の相互作用は，赤ちゃんの生命の保護を確かにするために進化の過程で形
成されてきたとボウルビィは考えている。

　この親子関係の相互作用は，互いに正のフィードバックを介して強まっていく。

　たとえば赤ちゃんが母親を見つめ，そのかわいいまなざしや表情に母親が反応して近づ
き，抱き上げ，あやすとする。これは母子双方にとって心地よい体験であり，その結果，
赤ちゃんはさらに母親を見つめるようになり，そのつど母親が反応する頻度も増えていく。
このように，互いに強化しながら母と子の相互作用は自然に多くなっていく。赤ちゃんは
母親という特定の対象との間に数多くの相互作用を経験し，それをフィードバックしなが
ら，母親とほかの人を弁別し，母親への志向を強めていく。これが愛着形成の過程である。
このように，母子間の相互作用の量が愛着形成に重要な役割を果たすことになる。そして，
相互作用の質は愛着の安定性にかかわってくる。

▶ **安全の基地**　成長し，自分で歩けるようになり，ある程度親から離れることができるよ
うになってくると，愛着対象に対する子どもの愛着行動は恐怖が知覚される条件下で最も
明瞭になる。恐怖を感じると子どもは愛着対象の所に逃げ込んで安心を得ようとするから
である。一方，子どもが安心を感じているときは，その子どもの愛着対象は子どもの探索
行動やそのほかの社会的行動を促進する**安全の基地**（secure base）として機能する。

❸愛着発達の4段階

　愛着の経時的な形成過程を，ボウルビィは4段階に分けて考察している（表2-2）。

▶ **第1段階**（誕生〜12週くらい）　人に関心を示し，見つめたりほほ笑んだりといった反
応がみられるが，だれに対しても同じような反応で，特定の対象への愛着はない段階。

▶ **第2段階**（生後12週〜6か月くらい）　人に対する親密な反応はいっそう増えていく。
その反応は特定の人（母性的なかかわりをする養育者）に対して，より顕著に示されるが，そ
の人物の不在を明らかに悲しむということはない。明確な愛着が形成される直前の段階と
考えられる。

▶ **第3段階**（生後6か月頃〜2，3歳頃）　母親とそれ以外の人をはっきり区別し，見知ら

「精神看護学」で学ぶこと

「精神（心）」のとらえ方

2　精神（心）の発達に関する主要な考え方

家族と精神（心）の健康

暮らしの場と精神（心）の健康

危機状況と精神（心）の健康

現代社会と精神（心）の健康

精神保健医療福祉の歴史と現在の姿

表2-2 愛着発達の4段階

段階	およその年齢	特徴
第1段階	誕生〜12週	だれに対しても同じような反応・しぐさ。特定の対象への愛着はまだない
第2段階	生後12週〜6か月	母親（母性的な養育者）とそれ以外の人を区別し、愛着を抱き始める
第3段階	生後6か月〜2, 3歳	愛着が強まり、母親（母性的な養育者）との接近、接触を積極的に求める。母親が離れると悲しみ、戻ってくると喜ぶようになる
第4段階	生後3歳〜	愛着関係が心の中に内在化し、母親とある程度の時間離れていても大丈夫になる

ぬ人を恐がるようになる（**人見知り**）。はいはいができるようになると、自分から動いて母親に接近し、接触を求めるようになる。母親と離れるときに悲しみを示し、母親が戻ってくると喜ぶようになる。2歳くらいになると、母親への接近だけではなく、母親から離れて世界を探索する行動が増えていくが、その際、母親は、子どもが疲れたり驚いたりしたときに、いつでも帰ってこられる安全の基地となる。人生において愛着行動が最も活発な時期である。

▶ 第4段階（生後3歳頃〜）　子どもの認知能力の発達に伴い、子どもは母親の行動を観察しながら、母親の意図や感情をある程度推測できるようになってくる。母親が見えるところにいなくても動揺することがなくなり、一人でも行動ができるようになってくる。これは、母親との愛着関係が子どもの心の中に内在化されたことを意味し、そのぶんおもてに現れる愛着行動が減少していくと考えることができる。

❹ 愛着行動と探索行動

　愛着行動が養育者への接近と、関係の維持を目的としているのに対し、**探索行動**は養育者から離れ、子どもが周囲の世界を、好奇心をもって探る行為である。

　ボウルビィは、探索行動は人間や動物が、何かあったときに生き延びるために有益な環境の特徴を体得することを可能にするという意味で、本質的で大切なものだと述べている。養育者には、子どもの愛着を満たしつつ、やがて増えてくる探索行動を、愛情をもって見守る態度が求められる。

4 ｜ 愛着形成とその後の人生

　ボウルビィの出発点は、不幸にして乳幼児期に保護者との間に健全な愛着を形成できなかった子どもたちの心の病理への注目だった。では、乳幼児期の愛着形成の成否が、どのようにしてその後の人生に影響を与えていくのだろうか。

　このことを明解に説明するのが、ボウルビィが提唱した「内的ワーキングモデル」という考え方である。**内的ワーキングモデル**とは、保護者との初期の相互作用をとおして形成された愛着が、子どもの心の中に内在化されたものである。その内的ワーキングモデルが、子どものパーソナリティ形成に大きな影響を与え、その後の他人や世界とのかかわり方、つまり人生に影響を与えていくと考えたのである。

　養育者との幸せな相互関係から形成された健全な愛着は、自分や世界についての**肯定的**

なワーキングモデルを生む。つまり，自分は愛される存在であり，世界も自分を受け入れてくれるし，危険があっても最終的には大丈夫といった感覚である。このようなワーキングモデルをもっていれば，その人は精神的に健康な人生を送ることができる可能性が高い。

　反対に，不幸にして養育環境に恵まれず，母性的人物との間に親密で継続的な相互作用を得られない場合，愛着の発達は混乱し，**否定的なワーキングモデル**が内在化されることになる。否定的なワーキングモデルからは，自信がもてず，他人や世界を信頼できず，安心感をもちにくいパーソナリティが形成されやすく，その結果，様々な情緒的問題や反社会的な傾向などへと結びつくと考えられる。

　このように，ボウルビィは，愛着とパーソナリティをつなぐ内的ワーキングモデルという概念を導入することにより，乳幼児期の養育者との関係が，その子の人生に大きな影響を与えていくことを説明したのである。

3. 愛着理論の今日的意義

　ボウルビィの愛着理論は，その後も研究が続けられ，人間の心の発達の基本理論として，現代でも確固たる位置を占めている。特に近年，身体的虐待やネグレクト（育児放棄）など不適切な育児が社会問題となっており，そのような環境で育った子どもの心理的特徴やその後の発達を理解するうえで，愛着理論は欠かせないものである。

III　その他の乳幼児期の発達理論（マーラーとスターン）

　ボウルビィの愛着理論と並ぶ重要な乳幼児期の心理的発達理論として，マーラーの分離個体化理論とスターンの自己感の発達論を概説する。

A　マーラーの分離個体化理論

1. マーラーとは

　マーガレット・S・マーラー（Mahler, M. S., 1897 ～ 1985）はハンガリーの精神科医であり精神分析家である。

　正常な母子を一定の環境において継続的に観察するという手法を用いて，乳幼児の正常発達における母子分離の過程を明らかにし，**分離個体化理論**を提唱した。

2. マーラーの分離個体化理論

　マーラーは乳幼児の心理的発達を自閉期，共生期，分離個体期の3期に分けた。さらに分離個体期は4つの下位段階に区別されている（表2-3）。

「精神看護学」で学ぶこと

「精神（心）」のとらえ方

2 精神（心）の発達に関する主要な考え方

家族と精神（心）の健康

暮らしの場と精神（心）の健康

危機状況と精神（心）の健康

現代社会と精神（心）の健康

精神保健医療福祉の歴史と現在の姿

表2-3 分離個体化のプロセス

自閉期	共生期
母 子	母 ｜ 子

分離個体期			
分化期	練習期	再接近期	個体化・対象恒常性の獲得
母 子	母 子 → 探索	母 ↑分離不安 子 → 分離への動き	母 母 子

1 │ 自閉期（誕生〜1か月）

新生児期にあたる。母親の胎内で完全に守られていた胎児期の名残を残した時期であり，まだ自他の区別は存在しない。この時期は，外部の刺激や苦痛から新生児を守るための「正常な自閉期」であり，外部刺激に対する反応も乏しい。

乳児はあたかも世界と融合したかのような状態で，自分が世界の中心にいるかのような全能感に浸っていると考えられる。

2 │ 共生期（2〜6か月）

この時期，乳児は自分の欲求を満たしてくれる存在をぼんやりと認識しはじめるが，それが自分とは別の個体であるという認識はない。その意味で「共生」的な状態であり，乳児は母親と自分が共通した境界をもつ一体化した存在であるかのように認識し行動していると考えられる。母親は，子どもの欲求を充足したり，緊張を緩めたりといった乳児がまだ自分だけではできない機能を果たしている。

この時期，乳児が母親と適切な共生関係を体験することが，次の段階で母親から分離し，個体化していく重要な基礎となると考えられる。

3 │ 分離個体期（5〜36か月）

（1）分化期（5〜9か月）

乳児は，次第に母親を自分とは別の存在として認識し始める。頸がすわり，おすわりなどができるようになるとともに，少し離れたところから母親を認識して強い興味を示すよ

うになる。やがて母親とほかの人を明らかに区別して「**人見知り**」をするようになる。

（2）練習期（9〜15か月）

はいはい，つかまり立ちなど，母親から身体的に離れていけるようになるとともに始まる時期である。1歳前後，一人で歩けるようになると子どもの世界は飛躍的に広がる。

子どもは，母親をエネルギー補給の「基地」として世界の探索に乗り出していく。ただ，まだこの時期，子どもは母親を自分とは独立した意志をもつ一個の人格とは認識していない。

（3）再接近期（15〜22か月）

この時期，子どもは母親を一個の独立した人格をもつ人間として認識するようになる。それは，自分と母親との間に心理的距離を感じることでもある。そのため，子どもは母親の存在を逆に強く意識するようになり，一時的に母親から離れることへの不安（**分離不安**）を強く感じるようになる。母親に対して依存的になり，後追いやしがみつきがみられる一方で，分離・自律へと向かう心理も強まるため混乱し，かんしゃくを起こしたりもしやすい。

分離へと向かう心と，それを恐れる心（分離不安）の間で揺れ動き混乱する子どもに対して，母親がほどよい一貫した態度で接し支えることにより，子どもはこの混乱を乗り越えていく。この過程を通じて，子どもの心の中に，あるまとまりをもった母親のイメージが内在化されていく。

（4）個体化・対象恒常性の獲得（22〜36か月）

子どもは，自分を他人とは違う独立した個人としてはっきりと認識できるようになる。自分の心の中に，一定のゆらぎをもちつつも安定して自分を見守ってくれる「ほどよい母親」イメージが内在化される。これにより，物理的に母親から離れても，ある程度耐えられるようになる。

このような安定したイメージが心の中に獲得されることを「**対象恒常性**」の獲得という。これはいわば心の中の「お守り」であり，以後の対人関係のもち方や，ストレス状況への耐性に大きな影響を与えていくことになる。

▌3. マーラーの理論の今日的意義

マーラーの理論は，乳幼児発達の観察方法の進歩や，乳児の発達についての脳科学的検討などにより，今日ではその一部が修正されている。特に自閉期や共生期については，次に取り上げるスターンにより，その存在が否定されている。

しかし，母子融合状態から子が分離個体化していくという発達モデルは，直感的に理解しやすく，母子関係の臨床的な検討や援助において，今日でもその有用性は保たれている。また，対象恒常性の概念は，エリクソンの基本的信頼，ボウルビィの内的ワーキングモデルとも通じ，乳児期の発達が生涯に与える影響を考えるうえで極めて重要な位置を占めている。

1. スターンとは

ダニエル・スターン (Stern, D., 1934 ～ 2012) は，アメリカ生まれの精神科医であり，精神分析家である。従来の精神分析学に基づく発達論と，科学的に観察される事実に基づく発達心理学を統合し，独自の発達論を展開した。

2. スターンの自己感の発達論

　スターンは，生まれた直後から，人間の乳児がどのように世界を体験するのか，その主観的世界を明らかにすることを試みた。その際，「**自己感**」をその主観的な体験の基礎となるものと位置づけ，その発達を論じた。

　スターンによると，乳児の自己感は，新生自己感，中核自己感，主観的自己感，言語的自己感へと順次変化，発達していく。各々の新しい自己感は，その出現により，乳児と世界との新しいかかわりあいの領域を決定していく。また，一度生まれた自己感は，次の自己感の登場とともに消えるわけではなく，最終的には4つの自己感が層をなすように併存し，それぞれが一生活動していくとされる（図 2-4，5）。

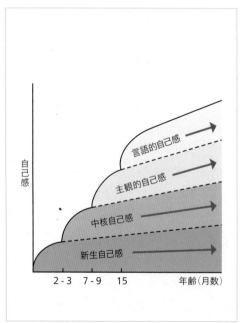

図 2-4　自己感の発達

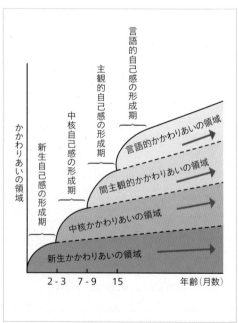

図 2-5　自己感とかかわりあいの領域

1 | 新生自己感（誕生〜2か月以降）

　乳児が生まれたときから体験している自己感である。スターンによれば，マーラーが提唱したような自閉的な段階というものはなく，乳児は出生直後から，多くの刺激を外界から取り入れ，それによって自己を組織化していくという。その過程において，乳児が体験している自己の感覚を**新生自己感**という。

2 | 中核自己感（2〜6か月以降）

　生後2か月を過ぎると出現してくるのが**中核自己感**である。中核自己感において重要な役割を果たすのは，「身体」の感覚である。自分自身が，他者とは区別される境界をもち，独自の意志，情動，連続性の感覚を有するまとまりのある身体的な単位であるという感覚である。

　中核自己感を獲得するにつれ，乳児は，自分と母親はそれぞれ別の身体をもつ別個の存在であることを意識するようになる。

3 | 主観的自己感（7〜9か月以降）

　生後7〜9か月頃より，乳児は，自分自身に心があり，そして他者にも心があることに気づき始める。この段階に至ると，自己と他者は，もはやただの身体的な存在ではなく，主観的な精神状態をそれぞれが有していることがわかるようになる。そして乳児は他者の心を推し量り，自分と他者とで心の波長が合っているか（あるいは合っていないか）を感じとることもできるようになっていく。このような，心をもった者どうしのかかわりあいを**間主観的かかわりあい**といい，このような段階で出現する自己感を**主観的自己感**という。

　なお，主観的自己感（間主観的かかわりあいの領域）で母子にみられる特徴的な情緒的相互交流のパターンを「**情動調律**」という。情動調律は，母親（養育者）が，子どもの表情や動作，声などから子どもの内面の状態を察し，察した内容に添って子どもにわかるように，身振りや声の抑揚などで反応を返すことによって行われる。情動調律が適切になされることによって，母子間には感情の共鳴が起こり，互いの心が非言語的なレベルで通じ合うという大切な経験が生じることになる。

4 | 言語的自己感（15〜18か月以降）

　言語の習得に伴って新しく出現する自己感である。言語の習得により，子どもの世界観は質的に大きな変貌を遂げることになる。物や他者に名前があること，自分にも名前があることを認識し，（言語的）知識を貯蔵したり，思考し，それを言語で表現したりできるようになる。そして他者も同様の能力をもつことを認識し，言語をとおした交流ができるようになる。つまり言語的自己感とは，言語的かかわりあいの領域で作用する自己感である。

■ 3. スターンの理論の今日的意義

　従来の精神分析学から発展した乳幼児の心理学的理解と，科学的・客観的な方法論に基づく乳幼児観察の知見を統合し発展させたスターンの功績は大きい。乳幼児を対象とした認知科学，脳科学の進歩はめざましく，それに伴いスターンの理論は，さらに検証と修正を加えられ発展していくことが期待される。

IV　マズローの欲求5段階説

■ 1. マズローとは

　アブラハム・H・マズロー（Maslow, A. H., 1908 〜 1970）は，アメリカの心理学者である。

　20世紀半ばまでの心理学は，動物の行動を単純に人間に当てはめようとする**行動主義**と，主として神経症患者など不健康な状態の人間の心理の研究から人間全体を理解しようとする**精神分析学**という大きな2つの勢力が主流であった。それに対して，マズローは，両者のもつ欠点を克服し，普通の人間がより良い，より幸福な人生を送ることに寄与するような「**人間性心理学**」の構築を目指した。それは，行動主義，精神分析学に次ぐ**第三勢力の心理学**ともよばれる。

■ 2. マズローの理論

1 ｜ マズローの問題意識と理論の概要

　マズローは，現代の様々な問題の原因として，人間どうしが互いを正しく理解できないことを重視していた。そのために，人間の本性を理解することを学問的課題とした。そして，よい人生，幸せな人生を生きるために必要なものとして，個人の心理的健康の実現をあげ，そのような健康な心の性質と，そこに至る過程を明らかにすることを試みた。

　マズローによれば，健康な人は，何よりも自分の可能性や能力を最大限発達させ実現したいという欲求（**自己実現の欲求**）によって動機づけられているという。しかし，その自己実現という価値は，たやすく手に入るものではなく，そこに至るまでの過程として人間だれしもがもつ欲求の階層構造があり，下位の欲求階層から上位の階層へ昇っていくことを，心理的健康の実現の過程としてとらえたのである。

2 ｜ 欲求5段階説と自己実現

　マズローによれば，すべての人間に，生理的，安全と安心，所属と愛，承認，自己実現の5つの欲求の階層があるという（**図2-6**）。次にそれを概説する。

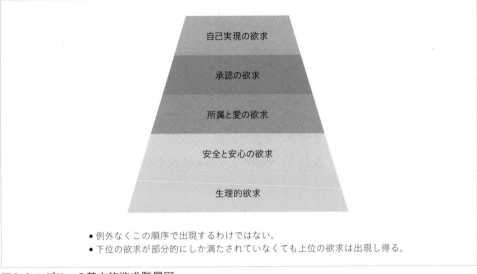

「精神看護学」で学ぶこと

「精神（心）の とらえ方

2 精神（心）の発達に関する主要な考え方

の健康

家族と精神（心）の健康

暮らしの場と精神（心）の健康

危機状況と精神（心）の健康

現代社会と精神（心）の健康

精神保健医療福祉の歴史と現在の姿

- 例外なくこの順序で出現するわけではない。
- 下位の欲求が部分的にしか満たされていなくても上位の欲求は出現し得る。

図2-6 マズローの基本的欲求階層図

❶生理的欲求

　栄養および水分摂取，睡眠といった，生命維持に直接かかわる欲求であり，人間のすべての欲求のなかで最も基礎的で強力な欲求である。

　生理的欲求が十分かつ安定して満たされることが，より高次の欲求が出現するための条件となる。

❷安全と安心の欲求

　生理的欲求が十分満たされると，次に安全と安心の欲求が現れる。これは文字どおり安全や安定，不安や混乱からの解放，秩序などを求める欲求である。安全と安心の欲求は，現代の一般の成人においては，おおむね満たされていることが多く，また安全を脅かされている状況下でも，その反応を抑制してしまうことも多い。そのため安全と安心の欲求を理解するためには，それが比較的はっきり現れる子どもを観察することをマズローは勧めている。

▶ 子どもの反応　子どもは，危険や脅威がせまると，それに対する反応（すなわち安全と安心を求める欲求）を大人に比べ抑えることなく表現する。また，子どもは様々な身体的症状や疾患に対しても直接的な反応をみせる。嘔吐や腹痛といった症状があると，子どもはその症状に対する不安だけでなく，世界全体が暗く不穏な場所に変化してしまったかのような恐怖にさいなまれることもある。そのような姿は，まさに安全と安心の欲求がはっきりとおもてに現れたものなのである。

▶ 完全な自由の弊害　子どもの，安全と安心の欲求のもう一つの現れとして，子どもが予測できる秩序だった環境を好み，また必要としていることがあげられる。それはそのような環境が子どもの安全感を保障するからにほかならない。子どもにとって，新しいなじみのない状況は，それだけで安全感を脅かし，安全と安心の欲求が最も優位な欲求として生

活を支配することがあり得るのである。子どもの健全な発達にとって完全な自由は，安全と安心の欲求を脅かすがゆえに好ましいものではない。むしろ，ある程度自由を制限された，秩序だった環境を用意することが必要ということになる。

❸ 所属と愛の欲求

生理的欲求と安全と安心の欲求の両方が十分に満たされると，所属と愛の欲求が現れてくる。これは，自分が所属する集団のなかで，確かな位置を占めることへの欲求であり，他者との愛情による結びつきを求める欲求である。

具体的には友だち，恋人，配偶者，家族などを求める欲求であり，学校や学級，会社や地域社会に実感をもって所属することを求める欲求である。この欲求をもちつつ，満たされない人は，孤独感，疎外感，孤立感などにさいなまれることになる。なお，マズローのいう愛は，生理的欲求として現れる性的欲求および性行動とは区別されるものである。マズローにとって**愛**とは，2 人の人間の間の，信頼で結ばれた相互的関係のなかに現れるものであり，愛の欲求は与える愛と受けとる愛の両方を含んでいるという。

現代は，文明の進歩や産業構造の変化に伴い，伝統的な地域社会の衰退，核家族化，都市化の進行による人間関係の希薄化，転居の増加など，所属と愛の欲求を満たすことは必ずしも容易ではない。マズローは，所属と愛の欲求が妨害されることが，社会的不適応やさらに重度の病理の最も一般的な原因となっているとし，良い社会は，もしそのまま存続して健全であろうとするなら，この欲求をすべて何らかの方法で満足させなければならないとした。

❹ 承認の欲求

所属と愛の欲求が満たされると，次の階層として承認の欲求が現れる。

マズローによると，人間には 2 種類の承認の欲求がある。1 つは，自分に対する自分からの承認，すなわち**自尊心**であり，もう 1 つは**他者からの承認**である。前者の欲求は，自分が抱く強さや熟達の感覚，能力があるという実感，自信，世の中から必要とされているという実感などで充足され，後者は正当な評判，信望，地位や名声などによって満たされる。これらの欲求が満たされないと，劣等感や弱さ，無力感などの感情が生じることになる。

ただし，他者からの評価は，常に正しいとは限らないし，地位や名誉が必ずしも本人の実力を反映しているわけでもない。本当の自尊心とは，自分の実際の能力や達成を，他者から正当に評価され尊敬されることから満たされるものである。

❺ 自己実現の欲求

自己実現の欲求は，生理的欲求，安全と安心の欲求，所属と愛の欲求，承認の欲求が満足された場合に，それらを基礎としてはっきりと出現する欲求である。

自己実現の欲求とは，その人が潜在的・顕在的にもっている能力や可能性を最大限発揮し，具体的に実現して自分がなり得るものにならなければならないという欲求である。マズローは「最高に平穏であろうとするなら，音楽家は音楽をつくり，美術家は絵を描き，

詩人は詩を書いていなければならない」と述べている[2]。

　マズローの述べた自己実現とは，決して個人の中に閉じた，利己的なものではない。そもそもマズロー自身の問題意識，研究の大きな動機は，社会の抱える様々な問題への根本的解決のために，各個人の心理的健康を実現することであった。所属と愛の欲求，承認の欲求の段階で，すでに社会参加や，人間どうしの相互関係における愛，他者への貢献と承認といった利他的なテーマが現れている。マズローのいう自己実現を果たした人間は，自律的であると同時に他者に対し受容的であり，対人関係において心の広さと深さを発揮し，社会的な善悪を区別するなど，あくまで社会的，利他的存在である。

3　基本的欲求充足の前提条件と注意事項

❶ 基本的欲求充足の前提条件

　個人の欲求充足，動機づけには，個人が置かれている社会環境が大きく影響する。そのなかでも，特に基本的欲求の充足のための前提条件として，マズローは次のものをあげている。

　言論の自由，他人に危害を加えない限りしたいことをする自由，自己表現の自由，情報を調べ収集する自由，自分を守る自由，あるいは正義・公正・正直・集団の秩序を守る自由などである。

❷ 基本的欲求に関する注意事項

　これまで述べてきたような階層構造が示されると，あたかもそれが固定したもので，必ずこの順序で出現すると思われがちである。しかし，例外もあることをマズロー自身が強調している。たとえば，自尊心のほうが愛の欲求よりも重要であるように見える人や，一部の芸術家のように創造への動機がほかのいかなるものより重要で，より下位の基本的満足を欠いていても創造性を発揮する人，殉教者（じゅんきょうしゃ）のように，ある理想，価値のために，すべてを諦められる人などがあげられている。

　また，下位の欲求が100%満たされることが，次の欲求が現れる条件であると考えるのも誤解である。実際には，社会の正常な人々の大部分は，すべての基本的欲求にある程度は満足しているのと同時に，ある程度は満たされていないとマズローはいう。そして，より上位の欲求に昇るにつれその満足度は減少するとされている。

3. マズローの理論の今日的意義

　マズローの欲求5段階説については，科学的実証性が乏しいことや，西洋的な価値基準が前提となっている点などについての批判もあり，今日の心理学の領域で標準的な理論としては扱われていない。しかし，自らの資質や潜在能力に気づき，生かしていくことが個人の心理的健康のみならず他者や社会への貢献にもつながるという自己実現の思想は，心理臨床や自己啓発の領域で重要な位置を占めつづけている。

　また，マズローが志した「人間性心理学」の発想は，普通の人間の人生をより充実させ，

「精神看護学」で学ぶこと

「精神（心）」のとらえ方

2 精神（心）の発達に関する主要な考え方

家族と精神（心）の健康

暮らしの場と精神（心）の健康

危機状況と精神（心）の健康

現代社会と精神（心）の健康

精神保健医療福祉の歴史と現在の姿

幸福になるための実証的研究を重視する「ポジティブ心理学」へと引き継がれている。

V ピアジェの認知発達理論

1. ピアジェとは

ジャン・ピアジェ（Piaget, J., 1896 ～ 1980）はスイスの心理学者である。自身の3人の子どもを含む子どもの詳細な観察と，多くの独創的な実験などにより，人間の子どもにおける「認知」と「思考」の発達過程について体系的にまとめた。

今日では批判もあるものの，ピアジェの理論はその後の発達研究や幼児教育など様々な領域に大きな影響を与えた。

2. ピアジェの認知発達理論の概要

ピアジェの**認知発達理論**は，子どもがいかに環境からの情報を認識し，論理的な思考能力を発達させるかを説明するものである。子どもの詳細な観察と多くの巧みな実験により，ピアジェは人間の子どもの認知・思考の発達は，感覚運動期，前操作期，具体的操作期，形式的操作期の4つの段階に区分され，それらは必ずこの順序で生じるとする理論を提唱した（表 2-4）。

3. ピアジェによる認知・思考発達の4段階

1 │ 感覚運動期（誕生～およそ2歳）

人間の新生児は，極めて無力な状態で生まれてくる。置かれた環境は乳児にとって初めて体験する未知の世界である。その状態において乳児は感覚をとおして外界の情報を取り込み，処理し，行動し，その環境に適応していく。ピアジェは，人間の乳児を，行動をとおして積極的に世界に働きかけてそのあり方を知ろうとする活動的な存在としてとらえた。積極的な環境との相互作用の繰り返しをとおして，子どもの環境についての認識は，

表 2-4 ピアジェによる認知・思考発達の4段階

段階	およその年齢	特徴
感覚運動期	誕生～ 2 歳	感覚と運動をとおした環境との相互作用によって情報を取り入れ，認識を構成していく
前操作期	2～ 6，7 歳	言語とイメージ能力の発達により，ある程度思考ができるようになるが，自己中心性が目立ち非論理的である
具体的操作期	6，7～ 12 歳	具体的事象については論理的思考が可能になる
形式的操作期	12 歳～	頭の中で概念，知識，イメージなどを自由に操作し，抽象的思考，科学的思考ができるようになる

より適応的なものへと進化していく。その過程において，自分のまわりの世界に存在するものを，「対象」すなわち一定の大きさ，形，そして同一性をもつ実体として認識し，その特性を知るようになっていく。

このように，乳児期にまだ言語によるコミュニケーション能力をまったくもたない乳児が，自らの運動能力（くわえる，さわる，つかむといった行動）を用いて環境に働きかけ，感覚をとおして環境から情報を取り入れ，環境についての認識を構成していく発達段階を**感覚運動期**とよぶ。

感覚運動期の終わりに差しかかる頃には，子どもは「**対象の永続性**」がわかるようになるとされる。つまり，見ていたものが目の前から隠されても（あるいはその場からいなくなっても），そのものは存在しつづけているということがわかるようになる。これは，直接の知覚がなくても対象の表象（イメージ）を心の中に保つことができるようになったことを意味している。この能力が，次の「前操作期」へとつながっていく。

2 | 前操作期（およそ2〜6，7歳）

子どもが，系統的・論理的思考を獲得する前段階の時期である。ある程度言語を習得し，思考もできるようになってくるが，その思考はまだ十分には論理的ではなく，一貫性にも欠けている。

思考の能力の前提となるのが「心的操作」のシステムである。**心的操作**とは，乳児期に，実際に身体を動かし，環境に働きかけ，知覚し，その繰り返しのなかで学んだことを，表象（イメージ）として心の内に取り込み，心の中で再現することである。自分を取りまく現実の世界の中で，物を順序づけたり，くっつけたり，離したりといった，乳児期に学習した行為を内化したものともいえる。このような内化が進めば，子どもは実際に手を動かさなくても，心の中で情報を区分したり，結合したり，変形したり，元に戻したりすることができるようになる。それが論理的思考のもとになるのである。

表象（イメージ）能力の発達により，この時期の子どもは，延滞模倣（見聞きした経験をイメージとして頭の中に留め，しばらく時間をおいて再現すること），象徴遊び（ごっこ遊び）や描画などができるようになるとともに，言語活動も活発になっていく。

ただし，この時期の心的操作能力はまだ未熟で，外界の物や現象が完全に正しく心の中に反映されているわけではない。また，この時期の子どもが注意を向けるのは，そのときの問題の特に目立つ特徴に限られる。このような未熟性のため，この時期の思考はその場の見かけに支配され，直感的なものである。

この時期の子どもの特徴を，ピアジェは「自己中心性」に注目して説明している。**自己中心性**とは，自分自身の立場だけから世界を見ることである。言い換えれば，自分の視点と，自分以外の人が取り得る視点とを区別することができないということである。また，自分がいまだ知識として正確に理解できていないことに対して，自己中心的に自分がすでに理解していることと同じこととして当てはめてしまうこともよくみられる。そのような

「精神看護学」で学ぶこと

「精神（心）の」とらえ方

2 精神（心）の発達に関する主要な考え方

家族と精神（心）の健康

暮らしの場と精神（心）の健康

危機状況と精神（心）の健康

現代社会と精神（心）の健康

精神保健医療福祉の歴史と現在の姿

例の一つに,「アニミズム」があげられる。

　アニミズムとは,無生物の対象に生命があるとすることである。自分のまわりの物(たとえば岩や雲)が,自分と同じように意識や意志のある命をもった存在であるととらえることである。これは,心理的世界(自分が感じている世界)と,物質的な世界の区別ができないことを意味している。

　そのほか,この時期の思考の未熟性,非論理性を示す実験結果をピアジェはいくつも提出している。代表的なものは「保存の課題」と「3つの山の実験」である。

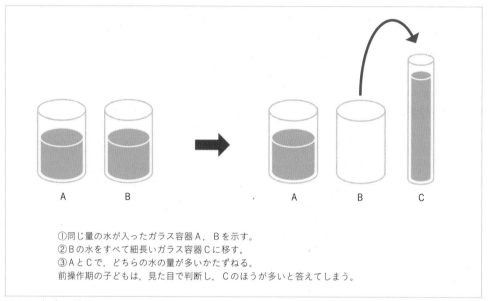

①同じ量の水が入ったガラス容器A,Bを示す。
②Bの水をすべて細長いガラス容器Cに移す。
③AとCで,どちらの水の量が多いかたずねる。
前操作期の子どもは,見た目で判断し,Cのほうが多いと答えてしまう。

図2-7　保存の課題

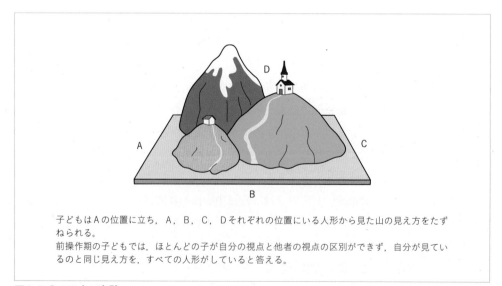

子どもはAの位置に立ち,A,B,C,Dそれぞれの位置にいる人形から見た山の見え方をたずねられる。
前操作期の子どもでは,ほとんどの子が自分の視点と他者の視点の区別ができず,自分が見ているのと同じ見え方を,すべての人形がしていると答える。

図2-8　3つの山の実験

▶ 保存の課題　物の質量や体積，長さなどの見かけが変わっても，実質的な量に変化がないことを理解できるかが問われる。前操作期の子どもは，見かけの変化にとらわれ，量が変化したと答えてしまう（図2-7）。

▶ 3つの山の実験　ピアジェの考えた子どもの自己中心性を確かめる実験方法である。①子どもに，それぞれ高さ・大きさ・色の異なる3つの山を並べたテーブルのまわりを歩かせる。②テーブルの一方に子どもを立たせ，テーブルの様々な位置に人形を置く。③子どもに人形が見ている光景の写真を選ばせる。結果として，前操作期の子どものほとんどは，自分が見ている光景の写真を選んでしまう。これは自分の視点から離れた客観的な認識ができないことを意味している（図2-8）。

3 ｜ 具体的操作期（およそ6, 7〜12歳）

現実の，具体的な物や現象について正しく心の中に反映されるようになり，「心的操作」が正確に行えるようになる。そしてこれを基にして論理的に思考ができるようになる。

前操作期と具体的操作期の思考能力の差は，たとえば「保存の課題」がクリアできるようになることで明らかにされる。具体的操作期においては，コップに入っている水を，そのコップより直径が細く背は高いコップに移した場合，見かけの水面の高さは変わるが水そのものの量は不変であるということが正しく理解できるようになる。そしてその理由を，別のコップに移すとき，水を加えたりこぼしたりしていないのだから，水の量が変わらないのは当たり前というように論理的に考えることができる。さらに，第2のコップから最初のコップに水を再度移せば，以前と同じ水面の高さになることもわかっている。実際に戻さなくても，心の中のイメージで戻す様子を再現（心的操作）することができるのである。

ただし具体的操作期の子どもの思考は，その思考を支えるのに現実の具体物を必要としている点で限界がある。つまり，今，自分の目の前にある事象については心的操作によって論理的思考が可能になるが，架空の事象，仮定上の問題については，まだ扱うことができないのである。

4 ｜ 形式的操作期（およそ12歳以降）

思考の前提に，現実の事象の必要性がなくなる。すなわち抽象的な概念に関する思考ができるようになり，実在しない想像上の問題についても考えることができるようになる。言語や記号だけで思考を進めることができるようになり，論理的な推理や，科学的，実験的思考が可能になり，未来について論理的に予測したり，想像の中で未来を思い描くこともできるようになる。

このように，頭の中で概念や知識，表象（イメージ）などを自由に操作（つまり**形式的操作**）し，予測や推理，実験といった創造的活動ができるようになる人間の認知・思考発達の最終段階が形式的操作期である。

4. 同化・調節・体制化

　ピアジェは，認知・思考能力の発達は，前項で述べた4段階に区分できるとした。一方で，新生児期から大人になるまで認知発達のどの時期においても変わらないしくみがあり，それが認知・思考発達の基礎として常に働いていることを提唱した。

　そのしくみとは，新しい情報を取り込む過程における「同化」と「調節」であり，取り込んだ情報の個体内部での処理過程としての「体制化」である。

　認知発達における「**同化**」とは，子どもが初めて知る情報を，すでにもっている認識の枠組みに合わせる形で取り入れることを意味する。そのような認識の枠組みのことをピアジェは「**シェマ**」とよんだ。

　たとえば，ある子どもはある時点で「鳥とは羽があって飛ぶ生き物」というシェマをもっているとする。その子が生まれて初めて空を飛ぶツバメを見た場合，すでにもっていた鳥のシェマに一致するため，そのシェマに従い「あの飛んでいる生き物は鳥だ」と認識することができ，その姿とともに記憶することになる。

　しかし，ある時点でもっているシェマは，その時点までの経験（環境との相互作用）によって形成されたものであり，そのままで常に通用するとは限らない。たとえば「鳥とは羽があって飛ぶ生き物」というシェマをもっている子が，ある日，動物園でペンギンを見せられ，「あれも鳥よ」と教えられた場合はどうだろう。ペンギンは「鳥とは羽があって飛ぶ生き物」という枠組みには入らない。そうなると，その子の「鳥」のシェマは変更を迫られることになる。

　このように，ある時点でもっているシェマでは認識できない情報に遭遇したとき，そのシェマを変化させることを「**調節**」という。つまり，新しい経験に合わせて自分の認識を変えることである。調節された新しいシェマにより情報を取り込み（同化し），また新たな経験に出合い，そのシェマの修正の必要があれば調節が起こる。このように「同化」と「調節」を繰り返していくなかで，人間は新しい，より複雑な認識を獲得していくとピアジェは考えたのである。

　同化と調節の過程を繰り返すなかで子どもの心には，日々たくさんのシェマが形成されていくことになる。そのような，当初は独立して形成された複数のシェマが互いに結びつき，機能的に1つのまとまりをつくることを「**体制化**」という。シェマが結びつき，体制化されていくことにより，より複雑で適応的なシェマが形成されていく。その結果として，複雑な知識が形成され，複雑な行動を生み出すことができるようになるのである。

5. ピアジェの理論への批判と今日的意義

　ピアジェの理論については，課題における質問の内容が不自然で正解を導きにくくしているといった方法論上の問題や，発達における情動の役割や文化的要素を軽視していることなど，多くの批判がなされた。また，現代の認知科学，脳科学の進歩により，実際ピア

ジェの理論に部分的な誤りがあることも示されている。つまり，今日ピアジェの発達理論のすべてを，そのまま当てはめて子どもの発達を理解することは正しい態度とはいえない。

　しかし，人間の認知・思考発達の全体像を統一的な理論としてまとめ上げたピアジェの業績は，その後の研究の出発点になっただけでなく，今日なお参照すべき意味をもっていることも確かである。

文献

1)　Erikson, E. H. 著，小此木啓吾訳：自我同一性；アイデンティティとライフ・サイクル，新装版，誠信書房，1973.
2)　Maslow, A.H. 著，小口忠彦訳：人間性の心理学；モチベーションとパーソナリティ，改訂新版，産業能率大学出版部，1987.

参考文献

・Bowlby, J. 著，作田勉監訳：ボウルビィ母子関係入門，星和書店，1981.
・Butterworth, J., Harris, M. 著，村井潤一監訳：発達心理学の基本を学ぶ；人間発達の生物学的・文化的基盤，ミネルヴァ書房，1997.
・Goble, F. 著，小口忠彦監訳：マズローの心理学；第三勢力，産業能率大学出版部，1972.
・Stern, D. N. 著，神庭靖子，神庭重信訳：乳児の対人世界；理論編，岩崎学術出版社，1989.
・小此木啓吾，渡辺久子編：乳幼児精神医学への招待，ミネルヴァ書房，1989.
・久保隆司：ソマティック心理学，春秋社，2011.
・鑪幹八郎：アイデンティティの心理学，講談社，1990.
・浜田寿美男：ピアジェの発達論から見た発達障害，そだちの科学，(24)：32-37，2015.
・本城秀次：乳幼児精神医学入門，みすず書房，2011.
・森口佑介：おさなごころを科学する；進化する幼児観，新曜社，2014.
・山下洋，吉田敬子：ボウルビーの発達論からみた発達障害，そだちの科学，(24)：52-57，2015.

「精神看護学」で学ぶこと

「精神（心）」のとらえ方

2　精神（心）の発達に関する主要な考え方

家族と精神（心）の健康

暮らしの場と精神（心）の健康

危機状況と精神（心）の健康

現代社会と精神（心）の健康

精神保健医療福祉の歴史と現在の姿

第 **3** 章

家族と精神(心)の健康

この章では

- 現代の家族の様相について理解する。
- 夫婦関係や親子関係の特徴について理解する。
- 家族のライフサイクルの変化について理解する。
- 家族システムという考え方を理解する。

Ⓐ 家族とは

「家族」──この言葉に，どのようなイメージを思い浮かべるだろうか？ ある人は暖かいイメージを，またある人は苦々しいイメージを思い浮かべるだろう。ある人は家族からエネルギーを得るし，またある人は家族によって病んでしまう。家族は，ほとんどの人間が最初に経験する集団であり，長期にわたって密接にかかわるため，多大な影響を相互に及ぼし合う。

家族とは，一般的に「夫婦を中核とし，親子，きょうだいなどの少数の近親者を主要な構成員とする集団」[1]と定義される。家族を構成するメンバーは「相互依存関係」にあり[2]，互いに助け合い，支え合うことが求められる。家族メンバーのだれかが傷ついて帰宅すれば慰め，励まし，翌日には再び笑顔で外出できるようにしなければならない。こうしたことが可能になるには，家族の機能が十分に果たされていることが重要となる。

▌ 1. 家族の機能

家族が果たすべき機能として「性的なもの，物理的なもの，教育的なもの」があげられる[3]。すなわち家族は，子ども（次世代）を養育・教育し，衣食住を確保し，家族メンバーの心身の健康に寄与し，それらを可能にするための経済活動や社会参加を行うものである。これらの機能が果たされるには，家族内における夫婦関係や親子関係が健全で建設的なものであることが必須である。

家族の機能が十分に果たされない場合には，家族が崩壊してしまう危険性がある。夫婦が離婚したり，子どもが家出をしたりする。さらにエスカレートすると，子どもによる親殺しや親による子殺しにいたるケースもある。これらは，家族の機能が滞った結果，家族全体が病み，そのことが家族メンバーに様々なストレスを与えた結果ととらえることが可能である。機能不全に陥った家族の問題は個々の家族メンバーに影を落とし，それは個人としての生き方にまで反映されることもある。

▌ 2. 家族の縮小化

1 ┃ 核家族の増加

▶ **核家族と拡大家族**　近年，家族を構成するメンバーの数は減少の一途をたどっており，1986（昭和61）年の平均世帯人員は 3.22 人であったものが，2021（令和3）年には 2.37 人となっている（図3-1）。この縮小化の原因の一つは核家族の増加である。**核家族**は，一般的には「1組の夫婦と未婚の子どもたちで構成される家族」である。

一方，"祖父母−親−子"という三世代家族や，叔父・叔母などを含んだ家族を**拡大家族**という。拡大家族においては，養育や労働に関する人的資源に恵まれている一方，嫁姑

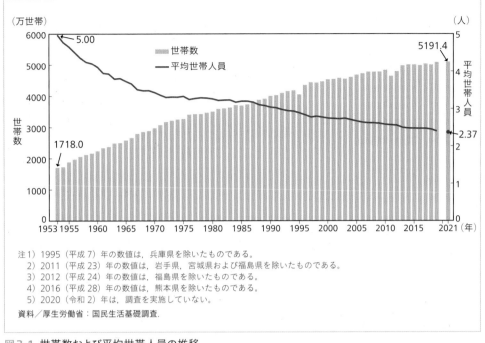

注1） 1995（平成7）年の数値は，兵庫県を除いたものである。
　　2） 2011（平成23）年の数値は，岩手県，宮城県および福島県を除いたものである。
　　3） 2012（平成24）年の数値は，福島県を除いたものである。
　　4） 2016（平成28）年の数値は，熊本県を除いたものである。
　　5） 2020（令和2）年は，調査を実施していない。
資料／厚生労働省：国民生活基礎調査.

図3-1 世帯数および平均世帯人員の推移

関係に代表されるような世代間の軋轢が生じやすく，個人主義が広まる現代においては，これを敬遠する若者も多い。

▶ **核家族のリスク**　核家族においては，拡大家族にみられるような世代間ギャップによる問題は生じないが，家族の中に成人が2人しかいないことがリスクとなる。具体的には，成人のうち片方が主に経済面（収入）を担当し，もう一方が主に家庭経営や子どもの養育面（家事・育児）を担当しているケースが多く，これは一見合理的であるが，片方が傷病などによりその役割が果たせなくなると，もう一方が両方の役割を1人で背負うことになるため，家族機能に破綻をきたしやすい。

2 ｜ 少子化

▶ **晩婚化と晩産化**　家族が縮小傾向にあるもう1つの理由が，**少子化**である。少子化は，子ども1人当たりの教育費が増大していることと，近年の晩婚化，その結果としての晩産化の影響により進行している。晩婚化は，男女共に学歴を尊重するようになったことで教育期間が長期化したことや，労働者としてのキャリア形成を重視する傾向，一方で非正規労働の若者が増えたことによる収入の不安定さなどにより引き起こされ，男女共に平均初婚年齢は上昇し続けてきた（表3-1）。その結果，女性が第1子を妊娠・出産する年齢も上昇し続け，晩産化が進むこととなった（図3-2）。女性の出産可能年齢には制限があることから，1人の女性が生涯に産む子どもの数は必然的に少数に抑えられ，少子化が進行した。近年，晩婚化や晩産化は鈍化しつつあるが，依然として進行中であり，少子化に歯止めが

「精神看護学」で学ぶこと

「精神（心）」のとらえ方

精神（心）の発達に関する主要な考え方

3

家族と精神（心）の健康

暮らしの場と精神（心）の健康

危機状況と精神（心）の健康

現代社会と精神（心）の健康

精神保健医療福祉の歴史と現在の姿

表3-1 平均初婚年齢の年次推移

年	夫（歳）	妻（歳）
1970（昭和45）	26.9	24.2
1980（昭和55）	27.8	25.2
1990（平成2）	28.4	25.9
2000（平成12）	28.8	27.0
2010（平成22）	30.5	28.8
2020（令和2）	31.0	29.4
2021（令和3）	31.0	29.5

注）各届出年に結婚生活に入ったもの．
資料／厚生労働省：人口動態統計．

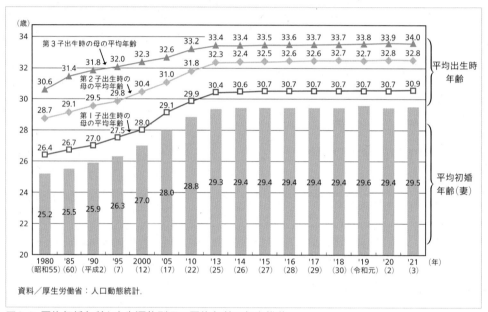

資料／厚生労働省：人口動態統計．

図3-2 平均初婚年齢と出生順位別母の平均年齢の年次推移

かかりにくい傾向は今後も続くことが予測される．

▶ 少子化のリスク　家族内に子どもの数が少ないことは，子どもに向けられる親の資源が集中することを意味しており，一人ひとりの子どもに手厚い教育を施し，十分な愛情を注げるというメリットがある．一方で，親の関心が少数の子どもに集中することで親子間の結びつきが強くなり過ぎてしまい，そのことが青年期の子どもの自立や成人した子どもとの親子関係においてマイナスに働く危険性がある．

┃ 3. 家族の多様化

▶ 新しい家族形態　家族のあり方は，社会の変化の影響を受け，多様化している．たとえば配偶者との死別・離別による単親家庭（シングルマザー・シングルファザー家庭）や，子どもをもたない共働き夫婦によるDINKS（ディンクス，Double Income No Kids．2つの収入源，子どもの不在），また，同性婚による同性夫婦の家族など，標準的・一般的な家族定義に該当

しない家族形態が出現している。

▶相互依存関係　アメリカの心理学者であるK・ワーナー・シャイエ（Schaie, K. W.）らは，家族形態がいかに流動化・多様化しようとも，相互依存関係の重要性は不変であると述べている[4]。この「**相互依存関係**」をより具体的に表現したものが，家族社会学者である山田昌弘の「自分を必要とし，大切にしてくれる存在」という言葉であろう[5]。何かあったとき，リスクやコストを覚悟してまでも助けてくれるだれか，また，リスクやコストを覚悟してまでも助けたいだれか，こうした者の存在が，経済的・心理的な安定を個人にもたらし，その個人がまた別の個人に同様の安定を提供できる。それらをなくしては，人は安心できる居場所を見いだしにくくなり，根なし草として漂う「生きづらさ」を抱えやすい。

　今後も様々な形態の家族が登場するであろうが，そこにあるのは相互依存関係であり，親身になって支える・支えられる人間関係がそこに存在するならば，それは「家族」とみなせる集団となる。

▶男女の役割意識の変化　日本では欧米諸国に遅れて，家族における男女の役割意識や価値観の変化が起こった。1970年代から約40年が経過するなかで，男女対等の自立と協力を肯定する率は25％から70％に増加した。1973（昭和48）年は女性に求めるものとして家庭育児優先が80％近く，家事仕事両立は20％のみであったが，2013（平成25）年には家庭育児優先は42％，両立が56％へ増加した。しかし教育に関して男女どちらの子どもを優先するかについては，変化してきているとはいえ2013（平成25）年現在も5人に1人は男児優先であることには注意する必要がある。

▶結婚の多様化　また，世界的に家族の多様化が急速に進んでおり，同性夫婦，国際結婚，アメリカやフランスのように結婚という形式をとらずに出産・子育てをすることが容認されている国，北欧のように同居を試みてから結婚する習慣が確立している国など様々である。

　日本でもこのような新しい家族のスタイルが時代を経るごとに受け入れられつつあり，法整備も少しずつなされるようになった。たとえば婚姻の届け出（入籍）をしない事実婚の男女から生まれた子は非嫡出子となるが，従来の民法では非嫡出子の場合は嫡出子の相続分の2分の1という相続格差があった。しかし，2013（平成25）年9月4日，最高裁判所大法廷にて，裁判官14人全員一致で違憲の判断がなされ，それを受けて同年12月5日，民法が改正され，嫡出子も非嫡出子も相続分は同等になり，法律婚と事実婚の両方で子どもがいる場合の不利益も解消されることとなった。

Ⓑ 夫婦関係

1. 結婚すること

　結婚は，若者にとって最大の関心事の一つである。晩婚化や非婚化が進む現代社会にお

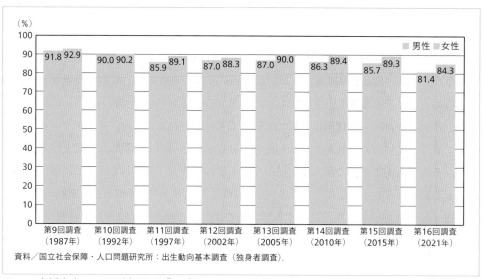

図3-3 未婚者（18〜34歳）のうち「いずれ結婚するつもり」と答えた者の割合

いても、「もし機会があれば、結婚してみたい」と考えている日本の若者は多い（図3-3）。法的手続きをとる法律婚であれ、とらない事実婚であれ、生涯のパートナーを得ることは、人生における幸福感や満足感を左右する重要な要素である。

2. 結婚の歴史

　結婚は、近代以前においては家どうしの結びつきや、家を繁栄させる手段、経済力を保つための方法であったりした。その当時の結婚の多くは、結婚する当人どうしの意思とは無関係に、親どうしが話し合いで決めていた[6]。

▶ 愛ある結婚　近現代において、個人の人権意識が高まるにつれ、結婚においても個人の固有の価値観が大切にされるようになり、家どうしの関係よりも結婚する当事者間に「愛があること」が重要とされるようになった。現在では、**愛ある結婚**こそ最も良い結婚という認識が一般的である。このことは、家の都合による結婚を減少させる一方、夫婦を結びつけるものが「愛」という情緒的なものだけとなり、その「愛」が確認できなくなった場合に、関係が簡単に崩壊してしまうという脆弱性をもたらした。また、「自由な恋愛の帰結としての結婚」が理想とされ、お見合い結婚や、結婚相談所を介して紹介された相手との結婚は敬遠されがちになった。その結果、恋愛相手との出会いに恵まれない男女にとって、結婚は「縁遠いもの」となり、それは近年の晩婚化の一因ともなっている。

3. 結婚の心理学的意味

　結婚の多くは、早期成人期において経験されるイベントである。青年期において自己を確立した者どうしが、自分が相手を取り込むのでも、自分が相手に取り込まれるのでもなく、互いのアイデンティティを大切にしながら世界を共有し、相互依存関係を成立させる

ことが,「結婚」の成立および継続には求められる。これは,自立と依存というまったく正反対の性質のものを,バランスをとって両立させるということである。エリクソン（第2章-1-3「エリクソンの漸成的発達理論」参照）は,このことを「親密性」という発達課題として表現し,それを可能とする力は,愛であると述べている。つまり,愛によって人は,自分を見失わずに他者との相互依存関係に己を投入できるのである。

▶ 人間関係のスキル　とはいえ,結婚は異なるアイデンティティどうしの結びつきであるため,婚姻関係によって夫婦となった2人が,常に類似した意見や考えをもって対応し続けられるというわけではない。互いをよく理解し,この人とならば一生一緒にいられる,と思った相手でさえも,時に行き違いやトラブルが発生するのである。このような軋轢を乗り越えて夫婦関係を維持するためには,人間関係を調整するスキルが欠かせない。

このスキルには,乳幼児期から青年期に至るまでの人間関係からの学びのすべてが反映される。結婚生活を送るなかで養われるスキルももちろんあるが,夫婦それぞれが過去の人間関係をいかにこなし,そこから学んできたか,それが結婚生活という場で試されるのである。いかに相手を怒らせずに主張し,相手から妥協を引き出し,あるいは自分が相手の意見を受け入れ,議論がエスカレートするのを回避し,決定的な言葉を口にせずにその場をおさめるか,その技術に長けていなくてはならない。

▶ 夫婦の成長発達　また,人間は生涯発達し続けるものであり,夫婦もまた発達し続ける。夫婦が共通のイベントを経験してさえ,そこから夫婦共通に得られるものと,夫婦それぞれが受けとるものがある。また,家庭外における夫婦それぞれの個人的な活動による影響もあるだろう。したがって多くの既婚者が口にするとおり,「結婚はゴールではない」。シャイエらは,親密性は,固定化されたものではなく,ダイナミックな進行中のプロセスとしてとらえるべきであると述べている[7]。結婚生活を円滑に継続し続けるためには,夫婦には,変わり続ける自分および相手に適応しようとする努力が欠かせない。

4. 夫婦関係の満足度

夫婦関係についての満足度は,結婚後間もない時期には夫婦双方ともに高いが,歳月とともに低下し,子どもが自立する直前の中年期で最も低くなった後,上昇に転じ,夫婦が老年期に入ると再び高い値を示すというU字型を描く。妻も夫も同様の変化を示すが,妻の満足度の落ち込みの方が夫に比べてやや大きい。

▶ 子どもの誕生　この変化の原因については,子どもの誕生による影響が考えられる。子どもが生まれることにより,家族内の人間関係は夫婦2人だけの二者関係から,子どもを含めた三者関係へと変化する。この三者関係は「夫（父）－妻（母）」「父－子」「母－子」という複数の二者関係を下位関係として内包しているため,家族内の人間関係は非常に複雑なものとなる。

さらに,大人の全面的な世話を必要とする乳児の登場により,夫婦の家庭内における役割には育児という新たな要素が加わるので,夫婦間において「役割の再分配」が必要となる。

「精神看護学」で学ぶこと

「精神（心）」のとらえ方

精神（心）の発達に関する主要な考え方

3 家族と精神（心）の健康

暮らしの場と精神（心）の健康

危機状況と精神（心）の健康

現代社会と精神（心）の健康

精神保健医療福祉の歴史と現在の姿

これがうまくいかず，夫婦のどちらか一方に負担が集中したり，新たに課された役割に不満を抱いたりすると，相手や家庭そのものへの満足度が低下することになる。特に，子どもの「主たる養育者」になることが多い妻の側にはいや応なしに妻役割から母親役割への変化が生じ，一方で夫がこうした変化に十分対応しきれない場合には，妻側の不満が極度に強まって夫婦関係が破綻しかねないほどの亀裂が生じることもある。

このように，子どもの誕生は夫婦関係に大きなインパクトを与えるものであるが，特に子どもの誕生を「望んでいなかった」「意図していなかった」場合に，より深刻なものとなる。それは，その人のライフコースにおいて「適時（on-time）」ではないイベントとして認識されやすく，子どもを育てるのに必要な経済的・情緒的・道具的サポートが不十分な状態での育児が予測されるからである。アメリカの社会学者ジェシカ・H・スー（Su, J. H.）によれば，「意図しない妊娠」を経て親になった夫婦では，夫はうつ傾向が高まり，妻は幸福感が低下していて，両者ともに経済的な逼迫状態と自己効力感の低下がみられた[8]。十分な収入が得られていない時期に子どもが誕生して家計を圧迫し，子どもに経済的資源を十分に投入できず，親としての自信を失うことが，夫婦の精神状態の悪化を招くのである。

▶ 中年期の夫婦　しかし，子どもが成長して家から離れれば親役割は一応の終結を迎えることから，再び夫婦だけの家族生活が始まる。これを機に，夫婦が再び相手と向き合い，親密性を高めて「第2のハネムーン」を楽しむことができれば，夫婦関係の質は高まり，満足度が回復する。一方で，「熟年離婚」という，中年期の終わり・老年期の入り口での夫婦関係の破綻を経験する夫婦も少なくない。中年期の満足度の低さが，そのまま離婚に至るケースである。こうした夫婦は，子どもが誕生して自分たちの関係に問題や不満を感じていても，それに向き合うことなく過ごし，「子どもがいるから」夫婦を続けるうちに互いへの関心や愛情が薄れてしまい，子どもが自立して家を離れたとき，もはや夫婦である意味を見いだせなくなったものと考えられる。

「中年期の夫婦」の夫婦関係満足度について調べた家族社会学者の藤崎らは，家事や育児，介護など，家庭経営や家族に生じる出来事に夫婦が協力して対応できるか否かが，中年期の夫婦関係の明暗を分けると述べている[9]。夫婦が，中年期に至るまでにそのような協力体制を構築できるかどうかが，「最期までお互いを労りあう老夫婦」になるか「年金を分け合っての熟年離婚」になるかを決定づけるのであろう。したがって老年期の夫婦満足度の高まりは，熟年離婚によって関係の悪い夫婦が淘汰された結果，（以前から）関係性の良い夫婦だけが回答者となったことによるもの，という解釈の余地がある[10]。

5. 中高年夫婦の性的関係

夫婦関係の満足度において，性的関係は非常に重要な要因である。これは多くの既婚者が実感している事実であろう。中年期において夫婦関係満足度が最も低下することは前述のとおりだが，これに関連して，中高年夫婦の性的関係を調べた研究を紹介したい。

エイミー・C・ロッジ（Lodge, A. C.）とデブラ・アンバーソン（Umberson, D.）は，中高年夫婦（50〜86歳）に対して詳細な面接調査を行い，その特徴と違いを報告した[11]。

▶ 中年夫婦の場合　まず，中年夫婦（50〜69歳，10組）は，自分たちの性的関係において「年齢に関連した身体的変化」のために「その性に期待されている性的規範（男性は積極的で，女性は受動的）」に従った行動が困難になったことに困惑と苦痛を感じていた。夫は自分の性欲減退や性的不能，持続時間の減少といった「機能的な変化」を強調し，妻は自分の身体的魅力の減少という「外見的な変化」を強調した。そして妻は，自分の魅力を欠いた身体が夫の性的欲求をかきたてないために夫がイニシアチブをとらなくなったと考え，自分を責めていた。

中年夫婦の何組かは，こうした問題を告白し合い，互いの心情を理解して，勃起不全治療薬であるシルデナフィルクエン酸塩（バイアグラ®）を使用することで解決を得ていた。つまり，バイアグラ®によって夫は自身の「たくましさ」を取り戻し，妻は自分が「まだ十分に若くて美しい」と感じることができたのである。一方で，そうした薬の使用をめぐっての逡巡や葛藤も存在し，ある夫は，自身はそういった化学物質に頼るのは本意ではなく，同薬を使用するのは「75％が妻の（満足の）ためで，自分のためには25％」と述べた。また，夫に対して同薬を服用するように促すことに抵抗を覚えると話す妻もおり，治療薬は中年夫婦にとって必ずしも福音というわけではなく，時には葛藤の要因ともなることが示された。

この中年夫婦の苦痛は，彼らが「性的能力の衰え（夫）」や「外見的魅力の低下（妻）」という現実に直面しているにもかかわらず，医学の発達や寿命の延び，そしてバイアグラ®などの登場により，「中年期の性」が社会的に受け入れられ，さらには「期待される」ようになったことで，若いときと同様の性的関係をもつことを重視していることに起因するものだと考察されている。実際，中年夫婦は，若いときと同様の性的関係を「取り戻すこと」を期待して治療薬を使用していた。こうした性の問題について共有し合える関係性が夫婦間に実現されているかどうか，そして，その対応について夫婦でコンセンサスを得ることができるかどうかが，中年期の夫婦満足度を大きく左右するのだろう。

これらのことから，中年夫婦は，子どもの自立・離家といった家族内人間関係の変化だけでなく，自分たちの性的関係においても大きな変化と混乱を経験していることがわかる。「変わり続ける自分と相手に適応しようとすること」というエリクソンの親密性の課題は，中年夫婦において再度試されるのかもしれない。

▶ 高齢夫婦の場合　悩み深き中年夫婦に対して，高齢夫婦（70〜86歳，6組）は，性的な親密感よりも情緒的な親密感のほうを大切にする傾向があった。この年齢層においても，性的関係を「現在も」維持している夫婦は存在しており，夫婦はかなり高齢になるまで性的関係を維持していることがわかった。高齢夫婦は，性的関係の頻度は減ったものの，その質は向上したと語るとともに，加齢とともに性的関係における「男らしさ，女らしさ」を重視しないようになってきたとも述べ，それは夫婦で一致していた。したがって高齢夫婦

「精神看護学」で学ぶこと

「精神（心）」のとらえ方

精神（心）の発達に関する主要な考え方

3 家族と精神（心）の健康

暮らしの場と精神（心）の健康

危機状況と精神（心）の健康

現代社会と精神（心）の健康

精神保健医療福祉の歴史と現在の姿

は，中年夫婦のような矛盾した状態にはなく，夫婦間の意見も類似しており，結婚生活における変化を肯定的に受容していた。高齢夫婦がバイアグラ®を使用する場合，中年夫婦のように若さを追求するためではなく，純粋に性的関係の質を高めることが目的であった。

　高齢者に性的な雰囲気が漂うとき，ほかの世代，特に若者は，「いい年をして」などと嫌悪感を示したり，無視をしたりしがちであるが，性は人生における重要テーマであり，それは高齢者にとっても共通であると理解すべきである。

Ⓒ 親子関係

▶ **主たる養育者**　人間の乳児は生理的早産で生まれてくるため，「全面的な世話を提供する大人」がいなければ生き延びられない。その「全面的な世話を提供する大人」は，多くの場合，親である。したがって，子どもと親のかかわりあいは非常に密接なものであり，子どもの発達において親の果たす役割は大きい。

　特に，家庭において「主たる養育者」になりやすい母親と子どもの関係は重視されることが多く，過去には，子どもが3歳になるまでは家庭で母親が子どもの養育に専念すべきであるという「3歳児神話」が広く信じられていたし，これを声高に主張する人々は現在もいる。しかし，発達心理学の領域において母子関係の研究が進むにつれ，かつて強調された母親の役割は母親だけに限定されるものではなく，父親やほかの大人によっても十分に果たし得るものであることがわかってきた[12]。

▶ **複雑さを増すライフコース**　こうしたことから最近では「父親の育児参加」が強調されるようになり，男性の育児休暇取得が推奨され，育児に積極的に参加する男性を指す「イクメン」という言葉もすっかり定着した。「稼ぎが良いのが良い父親」とされた時代は終わりを告げ，「企業戦士」として家庭から姿を消した父親は「育児要員」として再発見されつつある。同時に，「専業主婦として育児に専念する母親」は減少し，出産後も仕事を続ける「ワーキングマザー」が増加しつつある。

　男女共に「家庭も，仕事も」両立させる生き方が求められ，また認められるようになった一方で，どのような「育て方・働き方」をするかの選択は個々人に委ねられ，個人のライフコース（人生における経歴・軌跡）は複雑さを増すこととなった。また，サラリーマンの多くは，子どもの育児要員となり得る時期と，職業上のキャリア形成期が重なることが多いため[13]，家庭と仕事のバランスをとることに困難を感じやすい。

▶ **ワーク・ライフ・バランス**　近年では，多くの企業が社員に「ワーク・ライフ・バランス」（仕事と生活の調和）を考えさせる機会を導入しており，男性も女性も，仕事人としてのあり方と家庭人としてのあり方を真剣に検討する必要に迫られている。ワーク・ライフ・バランスについて調査した研究[14]では，仕事と家庭の両立を果たすために重要なこととして，仕事のために家庭に悪影響が出る，あるいは，家庭のために仕事に悪影響が出る，といった，片方の領域からもう一方の領域への「負の波及（negative spillover）」をいかに防ぐか，

をあげている。その方略として，労働者が「状況の肯定的な再評価（例：困難な状況においても，物事の明るい面を見ることができる）」といったストレス対処法をもっていることが有効であり，また，家庭に悪影響を及ぼさないように柔軟性をもって働ける環境を職場が用意することも重要であると結論づけている。したがって，労働者が親である場合，家庭における親役割をきちんと果たすためには，ストレスコーピング方略獲得についての個々人の努力が欠かせないのはもちろん，職場環境の改善が高いレベルで成される必要がある。

■ 1. 親になること

　子どもをもてば，だれでも親になる。だが，「親になること」と「適切な親行動がとれること」とは同義ではない。生物学的には親に成り得ても，親としての心理発達がなければ，子どもを育てるのにふさわしい態度や行動がとれないのである。「育児は育自」といわれるゆえんである。

▶ **養護性**　適切な親行動を遂行するためには，養護性（nurturance）の発達が重要とされる [15]。**養護性**とは「相手の健全な発達を促進するために用いられる共感性と技能」とされ，自分より小さいものや弱いものを慈しみ育てる能力のことである。これは，自分が世話をされた経験や，自分が世話をした経験（植物を育てたり，ペットを可愛がったり，年下のきょうだいや仲間の面倒をみることなど）がベースとなって，幼少期から発達していくと考えられている。

▶ **生殖性**　また，親行動には，エリクソンの発達課題の一つである「生殖性」が最も現れやすいとされる。**生殖性**は，生産性や創造性といったことと深くかかわる概念であり，自分の生み出したものを育て，「価値」をもたせ，彼らが現在や将来において幸福となることに惜しみなく自らの力を投入していくものである。「生殖性」の発達により，「自分のためだけに生きない生き方」ができることで，健全な親行動は可能となる。

▶ **親子の相互作用**　子どもの誕生から1〜2か月の間は，親行動の多くは授乳やおむつ替えおよび寝かしつけといった道具的なものに集中する。生後3か月くらいになると，親があやすと乳児はほほ笑むようになり，表情や声によるやりとりが増えて親子間のコミュニケーションが活発化する。生後5〜6か月になると，乳児は玩具などで遊ぶようになり，乳児は「自分−大人（親）」「自分−物（玩具）」という，1対1のやりとりを楽しむようになる。これを，**二項関係**とよぶ。

　生後9か月頃になると，乳児は大人と物の両方に同時に注意を向けられるようになり，親と玩具のやりとりをとおして遊ぶといったことができるようになる。この「自分−物（玩具）−大人（親）」というやりとりを**三項関係**とよぶ。三項関係が成立すると，親子のやりとりは物（玩具）を媒介することによってバリエーションが増え，質量ともに高まる。こうした親子の相互作用によって親子関係は緊密になり，親は「親の自覚」を強め，子どもはその影響下で発達していくことになる。

2. 愛着関係の成立

▶ 愛着形成　親子の相互作用によってつくられていくものの一つに,「親子間の愛着関係」がある。これは, 第2章において「愛着の発達」として詳しく述べられている（第2章-Ⅱ-2-3「ボウルビィの愛着理論」参照）。乳児は, 泣き, ほほ笑み, 抱きつき, 後追いなど, 親を自分に接近させること, あるいは自分が親に接近することを目的とした行動をとる。これらは**愛着形成行動**とよばれるが, これに親が一貫して敏感に応答し続けることにより, 親子の間には強い情緒的な結びつき, すなわち愛着が形成される。

　重要なことは, 安定した愛着が形成されることにより, 乳児が親への基本的信頼感を確立し,「自分には価値がある」「自分は必要とされる存在である」「自分が信号を出せば, 必ずだれかが応えてくれる」という希望をもって過ごせるようになることである。また, 愛着は, 親のしつけや教育が子どもに受け入れられるためにも重要である。

▶ 内的ワーキングモデル　養育者との間に安定した愛着が形成されることにより, 子どもは, 養育者の保護的・共感的・援助的イメージが内在化したものである「**内的ワーキングモデル**」（第2章-Ⅱ-2-4「愛着形成とその後の人生」参照）を得る。これは,「人間とは基本的に良いものである」という人間全般への基本的信頼感につながるものであり, 子どもがその後の人生において人間関係を構築するときにベースとして作用するものとされる。実際, 成人期において安定した愛着のタイプを示した人は, 過去から現在に至る人間関係の多くが肯定的なものであったと報告している[16]。しかし, 成人期の愛着パターンが, 乳幼児期における愛着パターンと直接結びついているかどうかについては不明な点も多く,「親との間で形成された愛着は“一生もの”なのか」については結論が出ていない[17], [18]。とはいえ, 少なくとも乳幼児期から児童期にかけての時期を「希望をもって」生きるためには, 乳幼児期において養育者との間に安定した愛着をもつことが重要であるのは確かなことだろう。

　また, 児童期における向社会的行動*・仲間集団への適応や青年期における学校・社会適応[19], そして成人期における適切な親行動[20]にまで, 愛着の安定性がかかわっていることも明らかにされている。乳幼児期における安定した愛着の構築は, 私たちが「生きづらさ」を抱えずに生きていくことと深くかかわっている。

3. 親の養育態度

▶ しつけの質的違い　親が, どのような態度で子どもにしつけや教育を施しているかについては, アメリカの心理学者ダイアナ・B・バウムリンド（Baumrind, D. B.）が, その質的違いから次の3種類に分類したものが有名である[21]。

　❶**権威ある親**：しっかりしたしつけについての方略をもっており, 子どもとのかかわり

---

* **向社会的行動**：ボランティアや募金活動, 人助けなど, 見返りや報酬を期待せず, 他者の幸福を願って行われる自主的な行動をいう。

方は，温かく，理解しやすい表現を用い，協調的であり，言葉によるやりとりが多く行われる。しつけは，親の温かい態度のもと，子どもの自律性や個性を尊重しながら行われる。

❷**権威主義的な親**：しっかりしたしつけについての方略をもっているが，厳しいスタイルをとり，子どもが親の言うことに服従することを求める。子どもが親と異なる主張をすると，親は罰を与える。

❸**許容的な親**：親が子どもに対して非常に寛容な態度をとり，子どもの行動の大半を受容し，それが不快なものであっても我慢する。子どものしつけについてのしっかりした方略をもとうとしない。

このような養育態度は，具体的な養育行動や，養育行動の効果を高める調節要因となって子どもの発達に影響を及ぼすとされる。たとえば，①権威ある親の子どもは自分を肯定的にとらえており他者とのかかわりとのバランスも健全であるが，②権威主義的な親の子どもは問題行動が少ない一方で自尊心や自律性が低く，③許容的な親の子どもは，自尊心は高まるが衝動コントロールや社会的責任の発達が損なわれる[22]。

▶ しつけスタイル　また，現代日本における親のしつけスタイルについて，発達心理学者の内田伸子は，①**共有型**（子どもの人格を尊重し，子どもとの触れ合いや会話を大事にして，楽しい経験を子どもと共有しようとするしつけ方），②**強制型**（子どもをしつけるのは親の役目であり，自分の思いどおりに子どもを育てたいと考え，子どもが言うことをきかなければ罰を与えることは当然であり，時には力ずくで言うことをきかせ，わかるまでガミガミ責め立てるしつけ方），③**自己犠牲型**（自分を犠牲にして子育てをしていて苦しくてたまらず，負担感が強いと感じているタイプ。子育てに孤軍奮闘しており，子どもが生活の中心で，自分の生活はないと感じている）の３つに分類している。そして，「共有型」と「強制型」を比べると，子どもの幼児期の語彙能力に差がみられること（共有型＞強制型），それが児童期の国語の学力差につながっていることを報告している。

また，しつけスタイルの違いは母子間のコミュニケーションのあり方にも影響していた。親子の問題解決場面や絵本の読み聞かせ場面の分析から，「共有型」の親は子どもに援助的・情緒的サポートを与え，子どもの年齢や発達に合わせた柔軟な言葉かけをしており，子どもは達成感を感じていることが明らかになった。しかし，「強制型」の親は子どもに指示的で過度の介入を行い，子どもは親の顔色を見ながら行動することが多く，緊張度の高いやりとりがみられた[23]。

ここでも，親の養育態度は養育行動に具体的に現れ，それが子どもに様々な違いをもたらすことが示されている。

▋ 4. 親の養育態度にかかわる要因

▶ 親の要因　親がどのような養育態度をとるのかにかかわる要因は，主なものとして，①親自身のパーソナリティ（親がどのような性格で，どのような考え方や感じ方をする人間であるか），②子ども観や子育て観（子どもをどのような人間に育てたいか，どのような育児方法を妥当と考える

か），③親自身がどのように育てられたか（親が子どもだった頃の親子関係の経験），④家族内のほかの人間関係（夫婦関係や嫁姑関係が良好か険悪か）などがあげられる。

　また，こうした要因以外に考慮すべきなのは「育児以外の大きなストレス要因」の有無である。たとえば貧困や失業，うつ病などの傷病，配偶者のDV（ドメスティック・バイオレンス，親密な関係にある者からの暴力）やアルコール依存症などがある場合は，虐待_{ぎゃくたい}やネグレクト（育児放棄）など親子関係の質を損ねる行動が出やすい。こうした要因は，育児ストレスを増幅させ，本来，慈_{いつく}しみ保護すべき子どもに対して敵意を生じさせやすいのである。こうしたストレス要因を多く抱えたリスクの高い親に対しては，速やかに支援の手を差し

Column しつけと体罰

　子どものしつけについて，一度も悩んだことがない，という親は存在しないだろう。親子関係にかかわる要因が実に多種にわたることからも，「だれがやっても必ず成功する」しつけ方など，ありはしないのは明白である。ゆえに親はより適切な方法を求めて，さまよい続けることになる。

　そのような試行錯誤のなかにおいて，体罰をしつけの方法として用いるべきか否かを考えた親は多いに違いない。虐待が忌避されるのは当然として，深刻なダメージとならない程度の痛みを与える体罰によって子どもにルールを守らせることは，有効なしつけの方略なのだろうか？

　この疑問についての心理学的な回答は“NO”すなわち「体罰はしつけの方略として有効ではない」である。たとえばアメリカの心理学者エドワード・M・カミングス（Cummings, E. M.）らは，子どもの性格の違いによって有効なしつけの方略は異なると述べ，引っ込み思案で大人しい抑制型（熟慮型）の子どもと，活発で怖いもの知らずの非抑制型（衝動型）の子どもを比較している。それによると，抑制型の子どもには，やさしく論理的に言い聞かせる方法が効果的である。抑制型の子どもたちは不安傾向が強いため，親の優しい言葉かけが，子どもに適度な心理的苦痛を呼び起こし，親のメッセージの理解と受容を促進するからである。一方，非抑制型の子どもに対しては，子どもとの間に協力的・情緒的な強い絆をつくっていく方法が効果的である。非抑制型の子どもたちは積極的で新奇な場所にも物怖_{ものお}じしないが，こうした子どもたちにとっては，協力的で情緒的な支えとなる親と自分自身とを同一視し，親の行動を模倣したいと思う気持ちが，親からのメッセージの理解と受容を促す動機となるからである。そして，いずれの子どもたちにも，声を張り上げたり脅したり，軽度の体罰を伴ったりする「力ずくのしつけ方」は有効ではない。なぜなら，それはある一定のレベルでの不快感と不安を生じさせることに依存したやり方なので，抑制型の子どもにとっては強過ぎる不安となって親のメッセージが届きにくくなるし，非抑制型の子どももともと不安を感じにくいために，このやり方では不安を感じさせることに成功せず，効き目がない[1]。

　さらに，もっと具体的な悪影響を示す研究もある。たとえば，キャスリン・マグワイヤ-ジャック（Maguire-Jack, K.）らは，アメリカの貧困家庭3870世帯における親からのスパンキング（平手打ちや尻たたき）と，子どもの問題行動の関連性を縦断的に調べ，その結果，1歳から3歳にかけて続くスパンキングによる体罰が，5歳時点における

伸べ，孤立無援の育児に陥らないようにサポート体制が構築される必要がある。したがって，「主たる養育者」である親を支えるサポート源が，家庭の内外に存在するかどうかということも，親の養育態度や養育行動にかかわる重要な要因である。

▶ 子どもの要因　さらに，子どもの側の要因も忘れてはならない。人間の乳児は，白紙（タブラ・ラサ）で生まれてくるわけではなく，何らかの特徴や傾向をもって生まれてくる。これらは誕生直後からみられ，子どもによって，刺激への反応のしかたや，気分に違いがある。このような，生後まもなくからみられる行動上の個人差を**気質**（temperament）とよぶ。気質は，遺伝的に決められた部分が多く，新生児においても観察されるものである。

問題行動に関連していることなどを示した[2]。また，同じデータを用いてアンドレア・N・グロモスキ（Gromoske, A. N.）らは，1歳のときにスパンキングを受けていることが，3歳時点での外面的な問題（高い攻撃性など）と関連し，さらにそれは5歳時点での内面的な問題（不安や抑うつ）と大きく関連すると報告している[3]。いずれの研究も，親の体罰が子どもの問題行動を触発し，それがさらなる親の体罰をよび，それによって，さらに子どもの問題行動が大きくなる，という悪循環を指摘し，体罰以外のしつけの方略を親に教育するプログラムの必要性をよびかけている。

　ところで，前述のカミングスは，体罰によるしつけが有効なケースも示している。たとえば「とても貧しく危険な環境」において子育てをしなければならないケースである。このような環境においては，「生き続けること」や「生き延びられること」が重要な目標となっており，「彼らの周囲には信じられないほどの危険と混乱があるため，親は子どもが数多くの脅威（暴力，薬物，ギャング活動など）から身を守って生き延びられるようにするために，（中略）疑問をさし挟むことなど許されないような厳しい服従」を子どもに強いるしつけが「最も効果的な方法となる」[4]。私たちは，このケースによって，体罰を肯定的にとらえるべきだろうか？　否，こうした劣悪な環境を少しでも改善し，体罰によるしつけがなされずとも子どもが育つようにすることのほうを考えるべきであろう。

　「痛みを伴わせないと伝わらないこともある」と，しつけに体罰を用いることを肯定する親は多い。しかし，ジェニファー・E・ランスフォード（Lansford, J. E.）らによれば，「体罰をまったく受けていない子どもと比較すると，マイルドな体罰を経験した子どもは，翌年，きつい体罰を経験するリスクが高い」[5]。体罰も，虐待やDVと同様にエスカレートする傾向がある。厳しい体罰と虐待との境目を決めるのは，いったいだれであろうか。私たちは，体罰が暴力の一種であることを，決して忘れてはならないのである。

文献／1）Cummings, E. M., et al. 著，菅原ますみ監訳：発達精神病理学；子どもの精神病理の発達と家族関係，ミネルヴァ書房，2006，p.239-242.
　　　2）Maguire-Jack, K., et al. : Spanking and child development during the first 5 years of life, Child Development, 83（6）: 1960-1977, 2012.
　　　3）Gromoske, A. N., Maguire-Jack, K. : Transactional and cascading relations between early spanking and children's social-emotional development, Journal of Marriage and Family, 74（5）: 1054-1068, 2012.
　　　4）前掲書1），p.263-264.
　　　5）Lansford, J.E., et al. : Forms of Spanking and Children's Externalizing Behaviors, Family Relations, 61 : 224-236, 2012.

「精神看護学」で学ぶこと

「精神（心）」のとらえ方

精神（心）の発達に関する主要な考え方

3

家族と精神（心）の健康

暮らしの場と精神（心）の健康

危機状況と精神（心）の健康

現代社会と精神（心）の健康

精神保健医療福祉の歴史と現在の姿

アメリカの心理学者アレクサンダー・トーマス（Thomas, A.）らは，この気質について縦断的研究を行い，新生児に，①扱いやすい子（40％），②扱いにくい子（10％），③出だしの遅い子（15％）がいることを見いだした（35％は分類不能）[24]。

　乳児の気質が違えば，同じように接した場合でも，乳児からの反応に差が生じる。泣いている乳児を抱きあげてあやしたとき，割とすぐに泣きやむ乳児と，長時間泣き続ける乳児がいるのである。このことは，親が，自身を親として評価する際に，大きな影響をもつと考えられる。扱いやすい子の親は，自分は親としてちゃんと機能していると感じ，育児を大変だがやりがいのある作業と認識するだろう。一方，あやしてもなかなか泣きやまず機嫌が悪いことが多い乳児の親は，育児は思っていたよりもずっとつらい作業だと認識し，親としての自信を喪失してしまうかもしれない。

　また，子どもの**出生順位**も親の養育態度に影響を与える要因である。たとえば第1子の子育ては親にとって「初めての育児」であり，経験の乏しさやスキルの未熟さから，子どもの泣きに過剰なほど神経質に反応したり，保護的な態度を示しやすいかもしれない。しかし，第2子，第3子と出生順位が下がるにつれて，親も育児経験を積むことから，子どもへの接し方が第1子よりも鷹揚（おうよう）で大らかなものとなるかもしれない。したがって同じ親から生まれたきょうだいであっても，親子関係の経験や質は異なるものであり，親子関係はそれぞれの親子に唯一無二のものである。

5. 親子関係の質

　これまでに述べてきたことから，親子関係の質を決める要因は親と子どもの両方にあり，さらに家庭内のほかの人間関係やサポートの有無など，様々な影響要因がかかわっていることがわかる。したがって親子関係を理解しようとする場合には，親が子どもにどのような働きかけをしているかということを知るのは重要であるが，それだけでは不十分であり，子どもが親に及ぼす影響についても把握する必要がある。また，それら以外に，夫婦関係や地域行政サポートのあり方なども含めてとらえるようにしなければならない。特に，親側に不適切な養育態度がみられ，子ども側に扱いにくい気質がみられるなど，親子双方にリスクがあるような場合は要注意である。

　子どもに問題行動がみられるとき，「親の顔を見てみたい」と，親にその原因を求める風潮は強い。確かに，子どもに対する親の影響力は大きいものであるが，親子の問題においては，親と子どもそれぞれの要因，そして彼らを取りまく様々な要因が，1つの問題行動に収斂（しゅうれん）しているということを念頭において考える必要がある。

6. 青年期の親子関係

▶ **第2の出産**　親子間の情緒的な結びつきが安定することによって，子どもは親の教育やしつけを「正しいもの」として受け入れて，それを身につけようと努力する。ところが，児童期後期に入り，友人や仲間との交流が増加することによって，「自分の家の常識は，

他者の家の非常識（あるいはその逆）」を経験すると，親に教えられてきたルールや価値観が絶対的なものではないことがわかってくる。こうした親に対する疑問は，思春期における心身の変化（第2次性徴）を機に顕在化する。この時期，子どもは「親友」という親以外の重要人物を得て，自分たちの価値観を確立しようと，既存の考えや親の判断に抵抗を示すようになる。

　こうして思春期から始まる青年期において，子どもは親を客観視したり批判的にながめるようになり，自らの価値観を確立して，心理的離乳を果たす。一般的に「自立」や「親離れ」として知られる現象である。これは**第2の出産**ともいわれており，第1の出産によって母胎から「身体的に」切り離された子どもは，思春期・青年期において，親から「精神的に」切り離され，自我を確立する。

　マーラーの**分離個体化**のプロセス（第2章-Ⅲ-A-2「マーラーの分離個体化理論」参照）は，乳児が母親から自分を切り離し，個としての自分を確立する過程を示したものだが，乳幼児期から児童期までの子どもは，親の養育の影響下にあり，親から教えられた価値観や態度を「自分のもの」として引き受けているため，「精神的に」は親から切り離されていない。しかし，青年期において再びこの分離個体化のプロセスが繰り返され，子どもは親の価値観をベースに独自の価値観の形成に至り，「精神的に」も親から切り離されるのである。

　このプロセスを親の立場からみれば，これまで自分の価値観を引き受けて（受け入れて）いた子どもが，徐々に「親とは違う考え方」をするようになり「親とは異なる判断」を下すようになっていくため，こうした変化は，時に受け入れ難く，困惑は大きい。また，子どもも「自由な子どもであり続けたい」「型にはまった大人にはなりたくない」という依存心と，「自分が何者なのか知りたい」「自分の能力や適性に社会的価値を見いだしたい」という自立心とのせめぎ合いを経験し，非常に不安定な精神状態を示すこととなる。

▶ **親子の葛藤**　親子双方の揺れが「**反抗期**」とよばれる現象をもたらし，これに消耗する家族も多いのであるが，この親子の葛藤によってこそ親子は互いについてのイメージをつくり変え，「それぞれ異なる自我と価値観をもつ一人の人間」としての認識を確固たるものとし，これを冷静に理解し受容していく。この過程をとおし，心のなかに相手のイメージが確立してこそ（**情緒的対象恒常性**），不安なく相手から離れられるようになり，「親離れ，子離れ」が可能となる。したがって，この青年期においては同年齢集団とのかかわりが非常に重要であるが，親の重要性が低下するわけではない。実際，チャン・B・ラム（Lam, C. B.）らは，白人中流家庭の子どもを8〜18歳まで縦断的に調査し，彼らが複数の家族メンバーと一緒に過ごす「家族の時間」は年齢上昇とともに減少するものの，父親か母親どちらか一方の親と過ごす「1対1の時間」は，児童期中期から青年期前期にかけて増加していることを明らかにした。特に，男子は父親との「1対1の時間」が15歳まで増加し続けており，父親との時間が多い男子は仲間への適応がよく自尊感情も高いことが報告されている[25]。

▶ **葛藤の忌避**　しかし近年，青年期の子どもとの葛藤を忌避する親が増加している。「友だ

ち親子」に代表される「仲の良過ぎる親子」については，これを青年期の親子関係の質の変化と見るよりは，親子が十分に互いを切り離せていない状態を示すものと考え，危惧する見方が多い。真剣な葛藤をとおして情緒的対象恒常性を確立したうえでの「仲良し親子」であるならば問題はないが，子どもとの対立を回避するために親が「勝手に親の地位を降りた」場合，子どもは親離れが不十分となり，親の価値観をつくり変えることなく引き受け続けてしまう。一方，親もそのような子どもを手元においておきたがる。こうした仲良し親子の子どもたちは，後の恋人関係や夫婦関係においても「生家のルール」を引きずり続け，パートナーとの関係を進行させることが困難だったり，ちょっとした摩擦で簡単に関係を解消してしまいがちになり，成人期の親密性の課題に問題を抱えることとなる。

7. 子どもの自立と離家

　青年期に自我を確立した子どもは学校教育を修了すると就職し，経済的に自立し，生家を離れていく（**離家**）。そして，自分が選んだ生き方のなかで新たな人間関係を構築するべく，生涯のパートナーを得て自分の家族（**婚家**）を形成したり，仕事に没頭してキャリアを築き，職場での地位を固めたりしていく。

▶ 空の巣症候群　成人した子どもが社会人として適応的に生きていくことは，親にとって自分の育児が成功裏に終わったことを意味するため，非常に喜ばしいこととととらえられる。しかし，一方で子どもに「もう自分が必要とされなくなった」ことを寂しく感じる親も多く，そうした感情にとらわれ続けると，「**空の巣症候群**」とよばれる抑うつ状態が現れることがある。これは，育児に専念していた専業主婦の女性が陥りやすいとされ，これに配偶者が理解を示さなかったり，更年期障害といった身体の変化が重なると，重度のうつ状態に移行したり，アルコール依存症やギャンブル依存症になることもあるため，注意が必要である。

▶ 親子の再接近　社会に出た子どもたちは，社会の荒波にもまれ，青年期の終わりに見いだした「自身の社会的価値」は取り替え可能な歯車の一つにすぎないことに気づき，「社会人としてやっていくことの厳しさ」に直面する。そして，そのとき，長期間にわたってその社会人をやり続け，家庭を維持し，自分を育てあげた親の偉大さに気づくことになる。「お父さんも大変だったんだな」「お母さんもつらかったんだね」など，「人生の先輩としての親」に尊敬を感じ，青年期に一度否定した親への再接近が行われる。このとき，親が「（青年期以前の）子どもの頃と同じ子ども」ではなく，「大人として社会を生きる，後進としての子ども」を迎えることができれば，親子関係は再び親密さを増す。

8. 親子関係の終焉

▶ 子どもへのサポート　子どもが自立・離家を果たした時点で，親役割は，育児という点においては一応の終結をみる。しかし，親子関係はその後も様々な形で継続される。たとえば社会に出たばかりの子どもは経済力に乏しいことが多い。一方，中年期後半の親は収

入がピークを迎えていることが多く，子どもの結婚や新居の準備において多大なる金銭的サポートを行う。子どもの妊娠・出産に際しては，子どもの家の家事や育児を手伝いに行くなど道具的なサポートを提供し，育児の相談を受けるなど情緒的なサポートも行う。また，子ども夫婦が共働きを選択した場合には育児要員となり，孫の誕生・成長・進学の際は，祝い金や学用品の購入などをとおして子どもを経済的にサポートし続ける。このように，子どもが成人に達しても，親は，子どもに様々な資源を投入し続けていくのである[26]。

▶ サポート関係の逆転　しかし，親が老年期に入ると，収入が年金だけになり，また，身体の老化も著しく，以前のようには子どもたちを支えられなくなる。すると今度は逆に，中年期の豊かな子どもたちが親に対して金銭的支援や，介護などの精神的・道具的サポートをするようになる。このようなサポートの提供を嫌がり，老親を施設に入れて「せいせいした」と考える子どもは少ない。子どもの多くは，在宅介護の場合はもちろんのこと，施設介護においても時間をつくって足しげく老親のもとを訪れ，話し相手になったり衣類の交換をするなど，親密なコミュニケーションを欠かさないものである。

　親が老年期に入り，子どもがサポートを提供する側になる，という「サポート授受関係」の逆転は，「親子の逆転現象」をもたらすとされ，「老いては子に従え」という言葉が示すように，老年期の親が「子ども」のようになり，中年期の子どもが「親」のようになると考えられることもある。しかし親は，老いたとしても「自分自身の欲求，権利，個人的歴史をもち続けている成人した個人である」[27]。したがって中年期の子どもが老親の意見や希望を軽視し，「何もかも自分たちが良いようにしてあげるから」と子ども側の判断を「すぐれたもの」として押しつけると，親は「個人としての尊厳」を傷つけられてしまう。その結果，親は子どものやり方に不満をためて様々に抵抗するようになり，子どもが「うちの親は気むずかしくて」といった愚痴をこぼすこともあるが，この場合，親を気むずかしくさせているのは子ども自身である。

　この時期，親は「老いていく自分」に適応して他者に依存する勇気をもち，やがて死の受容に至る。子どもはその「老いていく親」への適応を果たさねばならないが，重要なのは，親をいたずらに「子ども扱い」せず，「自分のルーツへの尊敬」を忘れずに接し続けることである。親の死をもって終わる親子関係が最後まで良好であるためには，自分より弱く，衰えゆく者に尊敬の念を示すという困難な作業を成し遂げなければならない。

Ⓓ 家族ライフサイクル

　個人の心理発達におけるライフサイクルと同様，家族にもライフサイクルがある。それは１組の男女の結婚から始まり，片方の死によって終わる。その間に，子どもの誕生や進学，自立などによって区切られる段階があり，新たな段階を迎えるとき，家族は変化を迫られる。個人の心理発達と同様に，家族にもその段階に特有の課題や危機がもたらされ，それを克服していくことで家族は発達していく。

「精神看護学」で学ぶこと
「精神（心）」のとらえ方
精神（心）の発達に関する主要な考え方
3 家族と精神（心）の健康
暮らしの場と精神（心）の健康
危機状況と精神（心）の健康
現代社会と精神（心）の健康
精神保健医療福祉の歴史と現在の姿

表3-2 家族のライフサイクルと発達課題

段階	発達課題
Ⅰ. 若い大人の時期（独立した成人）	生家からの心理的・経済的自立
Ⅱ. 新婚期（結婚から第1子の誕生まで）	生家からの自立，夫婦相互適応性の確立，日常的家族ルールの設定，子どもをもつ決心など
Ⅲ. 出産・育児期（乳幼児，児童のいる家族）	親子関係の確立，養育への献身，子どもの社会化への援助など
Ⅳ. 青年期の子どものいる時期（子どもが10歳代の時期）	青年期の子どもの同世代との交流・自立への援助，中年期の夫婦の課題への取り組み，実家の老親へのかかわりなど
Ⅴ. 子どもの離脱の時期（子どもの自立と夫婦関係の再構築）	2人システムへの再適応，義理の子どもとの付き合い，実家の親の死への対応など
Ⅵ. 老年期の夫婦（加齢と配偶者の死の時期）	社会的役割からの解放，親子関係の変化，配偶者の死，などへの適応

出典／平木典子：新版カウンセリングの話，朝日新聞社，2006，p.141 をもとに作成．

より具体的に述べると，若い大人の時期→新婚期→出産・育児期（乳幼児，児童のいる家庭）→青年期の子どものいる時期→子どもの離脱の時期→老年期の夫婦，というのが一般的な**家族ライフサイクル**[28]である（表3-2）。

しかし，この家族ライフサイクルは，その順番や内容などがさほど確固としていない。それは個人の生き方が多様化している現在においては，よりいっそう顕著になってきている。結婚の前に出産を経験する夫婦は増加しているし，晩婚化の進行により，独身のうちに親が要介護状態となったり，晩産化によって，乳児の育児と老親の介護を同時に行わねばならない（ダブル・ケア）といった状況が出現しつつある。

同様に，「団塊の世代」の多くが中年期に経験したサンドイッチ世代（青年期の子どもの進学時期に老親の介護が重なることで，上下両方の世代に対して精神的・経済的サポートを提供するという状況を指す）も，晩婚化・晩産化と経済的要因により共通性の低い経験となっていくだろう[29]。このように，家族内の個人のライフサイクルのずれが家族のライフサイクルに与える影響は大きく，家族ライフサイクルで家族をとらえることには限界がある。しかし，家族ライフサイクルは，多くの家族に共通してみられる連続と循環を示すものであり，特に子どもを育成する場としての家庭や家族についての理解と予測の手がかりとなる。

E 家族システム

▶ **家族の適応**　「夫婦関係」と「親子関係」の各項で触れたように，親子関係は夫婦関係の良し悪しから影響を受けており，また，夫婦関係は親子関係によって継続が促されることもある。つまり，親子関係と夫婦関係は影響し合っており，それぞれ切り離して単独でとらえることはできない。家族内におけるそのほかの人間関係も相互に影響し合うものであり，また，家族のメンバーそれぞれもまた密接に関係して影響を及ぼし合っている。

そのため，家族を1つの構造としてとらえる**家族システム**という考え方がなされるようになった。家族システムにおいては，一人ひとりの家族がシステムの構成員であり，家族内の関係，すなわち夫婦関係や親子関係，きょうだい関係などは，家族システムの下位シ

ステムととらえられる。この家族システムにおいては，家族メンバーのだれか1人に心理発達上の問題が生じたとき，それは当人の問題ではなく，家族システムの構造に問題があって，それが1人の家族メンバーに具現化されていると考える。逆に，家族システムが弾力と柔軟性に富み適応的に運用されるならば，家族の機能は円滑に果たされ，家族メンバーに現れた問題も消失する。

▶家族の社会への適応　家族システムは，ほかの集団との境界が明確で，家族ライフサイクルにみられるように，その内部が独自に変化する「閉じたシステム」である一方，その家族がおかれている環境や社会とのやりとりを行う「開かれたシステム」でもある[30]。したがって家族システムは，家族メンバーの発達だけでなく，どのような社会・文化のなかでその家族が暮らしているかということにも影響を受ける。たとえば1991（平成3）年のバブル経済の崩壊以前の「男は外で働き，女は家を守る」という性別役割分業意識が一般的であった時代は，「サラリーマンの夫と，専業主婦の妻」という家庭が「定型的」な家族像であり，それは親子関係や子どもの教育を大きく規定するものであった。しかし，現代においては，性別役割分業意識が低下し，もはや「定型的」な家族像は見いだしがたい。そして，家族は，家族メンバーがそのような社会に適応して生きていけるように働きかける。具体的には，子どもがグローバル化社会に適応できるような教育やしつけを施し，性別を問わず，一人でも生計を立てられるよう，そして家事スキルを高度に身につけるよう，導くものとなるだろう。それは，「男は外，女は家」という考え方が優勢だった時代のものとは，まったく異なるはずである。

　これらのことから，家族のことを考えていく際には，家族メンバーのあり方だけでなく，家族を取りまく社会的文脈にも焦点を当て，その両方の影響を注意深く把握しなければならない。こうした考え方は，家族療法のベースであり，これに基づいて問題ある家族システムへの臨床的介入が行われている。

文献
1) 子安増生，二宮克美編著：キーワードコレクション発達心理学，改訂版，新曜社，2004，p.74.
2) Schaie, K. W., Willis, S. L. 著，岡林秀樹訳：成人発達とエイジング，第5版，ブレーン出版，2006，p.175-178.
3) 前掲書1).
4) 前掲書2).
5) 山田昌弘：「家族」難民；生涯未婚率25％社会の衝撃，朝日新聞出版，2014，p.15-21.
6) 前掲書2)，p.58-60.
7) 前掲書2)，p.57-58.
8) Su, J. H.：Pregnancy intentions and parents'psychological well-being, Journal of Marriage and Family, 74 (5)：1182-1196, 2012.
9) 藤崎宏子，他編著：ミドル期の危機と発達；人生の最終章までのウェルビーイング〈お茶の水女子大学21世紀COEプログラム：誕生から死までの人間発達科学，第5巻〉，金子書房，2008，p.109.
10) 前掲書2)，p.204.
11) Lodge, A. C., Umberson, D.：All shook up；Sexuality of mid- to later married couples, Journal of Marriage and Family, 74 (3)：428-443, 2012.
12) 柏木惠子：家族心理学；社会変動・発達・ジェンダーの視点，東京大学出版会，2003，p.199-203.
13) 前掲書2)，p.199.
14) Versey, H.S.：Managing Work and Family；Do Control Strategies Help?-, Developmental Psychology, 51 (11)：1672-1681, 2015.
15) 三宅和夫編著：乳幼児の人格形成と家族関係，放送大学教育振興会，1993，p.50-51.
16) W. ミッシェル，他著，黒沢香，原島雅之監訳：パーソナリティ心理学；全体としての人間の理解，培風館，2010，p.289-292.
17) 前掲書16).

「精神看護学」で学ぶこと

「精神（心）」のとらえ方

精神（心）の発達に関する主要な考え方

3 家族と精神（心）の健康

暮らしの場と精神（心）の健康

危機状況と精神（心）の健康

現代社会と精神（心）の健康

精神保健医療福祉の歴史と現在の姿

18) Laible, D., et al.：Maternal Sensitivity and Effortful Control in Early Childhood as Predictors of Adolescents' Adjustment；The Mediating Roles of Peer Group Affiliation and Social Behaviors, Developmental Psychology, 52（6）：922-932, 2016.

19) Lawson, M., et al.：Maternal attachment is differentially associated with mother – child reminiscing among maltreating and nonmaltreating families, Journal of Experimental Child Psychology, 169：1-18, 2018.

20) 前掲書12), p.159.

21) Baumrind, D.：Effects of authoritative parental control on child behavior, Child Development, 37（4）：887-907, 1966.

22) E. M. カミングス，他著，菅原ますみ監訳：発達精神病理学；子どもの精神病理の発達と家族関係，ミネルヴァ書房，2006, p.201-202.

23) 内田伸子：子育て力の回復を政策目標に子どもの主体性を大切に関わる；子どもの学力格差は幼児期から始まるか？〈子安増生，仲真紀子編著：こころが育つ環境をつくる；発達心理学からの提言〉，新曜社，2014, p.23-46.

24) Thomas, A., et al.：The origin of personality, Scientific American, 1970, p.102-109.

25) Lam, C. B., et al.：Parent-child shared time from middle childhood to late adolescence；developmental course and adjustment correlates, Child Development, 83（6）：2089-2103, 2012.

26) 前掲書2), p.219.

27) 前掲書2), p.220.

28) 平木典子：カウンセリングの話，新版，朝日新聞社，2004, p.141.

29) 前掲書9), p.123.

30) 前掲書12), p.29.

参考文献

・齋藤耕二，本田時雄編著：ライフコースの心理学，金子書房，2001.

・澤田瑞也編：人間関係の生涯発達〈人間関係の発達心理学1〉，培風館，1995.

・藤崎宏子編：親と子；交錯するライフコース，ミネルヴァ書房，2000.

暮らしの場と
精神（心）の健康

I 学校と精神(心)の健康

1. 精神保健にとって学校のもつ負の側面

　学校は，子どもの健康な精神をはぐくむ場であると同時に，子どもが精神のバランスを乱し，心の健康を損なう舞台ともなり得る場である。本節では，後者すなわち学校のもつ負の側面を取り上げ，そこで子どもたちの心に起こる反応と，その結果としての症状や行動面の問題を中心に解説する。

1 制度としての学校

▶ **学校制度の誕生**　今日，子どもが学校に通うことは当たり前のことである。しかし，人類の歴史を考えたとき，現在のスタイルの学校制度が確立されたのは，そう古い時代のことではない。

　18世紀，ヨーロッパで起こった産業革命以降，社会はどんどん巨大化・複雑化していった。それとともに，農業が産業の中心だった時代の村落のような素朴な共同体は徐々に解体されていった。工場労働を中心に社会的労働と家庭生活の分離が進み，子どもを取りまく生活環境と「働くこと」が直結しなくなっていく。社会に出て仕事をするには，一定レベルの知識や技術について教育を受けることが必要となったのである。また，文明の発達とともに人類がもつ知識の量は飛躍的に増えていき，それを正確に次の世代に伝え，さらに発展させることが社会的課題となった。そして巨大化した社会を統括するために，しっかりした「社会規範」(社会的ルール)も必要となった。このような知識とルールを子どもに教え，近代社会に貢献できる人材を育てるために必要となったのが現代につながる学校制度である。

▶ **学校制度の不自然な前提**　この近代的学校制度においては，たまたま同じ年(年度)に生まれた子どもが集められ，学級という集団が形成される。そして，その集団に対して，基本的に同じ内容の教育が施され，その内容は年を追うごとに複雑に，高度になっていく。知識とその応用の教育にとどまらず，集団で生活し，やがて社会に出て行くうえでも重要な対人関係のスキルや社会的ルールを身につけさせることも重要な教育課題となる。

　このような学校制度には，実は不自然な前提がある。それは，同じ年度に生まれた子どもに同じ内容の教育を施せば，みな同じスピードで前に向かって進歩し続けるという前提である。

2 学校適応と子どもの心理的発達

▶ **学童期の課題**　子どもの心理発達の側面から考えると，小学校に安定して通い始めるのに必要なのは，まず保護者から離れる不安(分離不安)の克服がなされていることである。

そのうえで，保護者以外の大人，すなわち教師と関係を結び，同年代の子どもと交友関係をもてることが求められる。一定の時間，教室で過ごし授業に集中するには，自分の欲求や衝動を適切にコントロールする能力も必要である。そして，日々教育を受けるなかで，知識を蓄えながら，年齢相応の認知・思考能力を発達させていかなければならない。求められる進歩を達成するには，衝動のコントロールとともに学習に対する意欲の持続も必要である。

▶ **思春期の課題**　小学校の高学年から中学生になる頃，子どもは思春期に入る。第2次性徴の出現と，それに伴う衝動性および自意識の高まりや，対人関係の築き方の変化により，学童期までに形成されていた同一性がゆらぎ，心理的に不安定になりやすくなる。一方，学業課題はより高度に，複雑になり，その習得や達成は困難さを増していく。このような状況で自己評価を維持し，未来への希望をもちながら，徐々に確かな自分（アイデンティティ）をつくっていくことが課題となる。

3 ┃ ストレス環境としての学校

　前述したように，学校に通うことは，現代において「当たり前」のことではあるが，ある時代以降の社会体制によって規定されているという意味で，決して「自然な」ことではない。学校に通うこと自体が1つのストレス状況ととらえることもできるのである。大半の子どもたちが大きくバランスを崩すことなく学校生活を送る一方で，様々な心理的症状や問題行動を示す子どもたちがいることも事実であり，むしろ当然ともいえる。

　そこで，学校で子どもたちが示す症状，問題行動を，ストレス状況への反応，あるいはストレス状況への対処として理解する視点が大切となる。

┃ 2. 子どもの生活の変化

1 ┃ からだを動かす機会，実体験の減少

　からだを動かして外遊びできる広場などの消失により，地域内の広い年齢層で構成される子ども集団も減少し，ゲームセンターや自宅でテレビゲームに興じるという子どもの余暇の過ごし方が一般的となっている。その結果，子どもの運動能力低下や血圧調整不全のような自律神経機能の発達の不良がみられたり，常識やしきたり，タブーや慣習の伝達が途絶えたり，身近なロールモデルから対人関係や生活の知恵を学ぶ経験が乏しくなった。

　また，自分と同じような考え方や生活水準の均質な人間関係に埋没し，自身とは異質なものへの不寛容や無理解を助長するようになった。

2 ┃ 過密なスケジュールと孤独感の増加

　受験競争の低年齢化によって過密な勉強のスケジュールを強いられたり，部活動での過度なトレーニングなどにより心身に不調をきたし，子どものうつや身体化による精神科受

「精神看護学」で学ぶこと

「精神（心）」のとらえ方

精神（心）の発達に関する主要な考え方

家族と精神（心）の健康

4 暮らしの場と精神（心）の健康

危機状況と精神（心）の健康

現代社会と精神（心）の健康

精神保健医療福祉の歴史と現在の姿

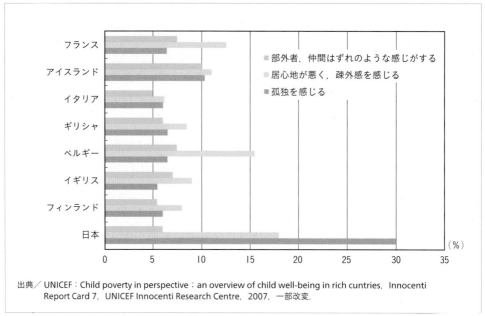

図4-1　OECD25か国の15歳の意識調査

出典／UNICEF：Child poverty in perspective；an overview of child well-being in rich cuntries，Innocenti Report Card 7，UNICEF Innocenti Research Centre，2007，一部改変.

療も増加している。

　また，OECD（経済協力開発機構）の加盟国25か国での15歳の意識調査（UNICEF，2007年）[1]によれば，このような子どもを取り巻く環境の変化のなかで，日本では孤独感を感じている子どもが，ほかの国々に比べて多いという結果が示されている（図4-1）。

3 ｜ 困難なストレス対処

　ストレス状況への基本的な反応パターンは，人間もほかの動物と同じであり「**闘争－逃走反応**」とよばれる。ストレス状況から物理的に距離をとるか，立ち向かって敵を打ち負かすかのいずれかである。人間の場合，集団をつくって互いに助け合う本能をもっているため，「**他者に助けを求める**」ことも有力なストレス対処となる。

　ここで問題となるのは，学校というシステムが，基本的に子どもに「逃げること」を認めないことである。また，「からだを使って闘う」ことも認められない。つまり，動物としては極めて自然なストレス対処パターンが使えないということである。これは，集団生活のなかで衝動のコントロールを教えるという学校のもつ大きな使命からは当然のことではある。

▶ 助けを求められない　また，「他者に助けを求める」という対処も使いにくい。まわりに同級生はたくさんいるが，みな基本的には同じ環境で過ごしている同じ立場の「子ども」である。頼り得る存在として教師はいるが，教師の役割の一つは，まさに子どもに簡単には逃げないことを教えることにある。また，子どもの言語能力は大人に比べ未熟であり，不安や恐怖などストレス状況において生起しやすい感情を適切に言語化することが難し

い。結局，子どもが自分の窮状やつらい気持ちをまわりに言葉で伝えることは，大人が考えるほど容易なことではないのである。

4 | 子どもの反応パターンと症状・問題行動

　このような学校生活のなかで，個別に強いストレスにさらされ，適応しきれない子どもが示す反応パターンは3つに大別される。それは「身体化」と「行動化」および「心の状態に表れる反応（心の症状化）」である（図4-2）。

❶ 身体化

　ストレス状況への反応として，頭痛や腹痛，悪心や嘔吐，下痢，食欲不振，倦怠感，発熱などの一般的な身体の症状が現れる。その多くに，疲労の蓄積と，ストレス反応としての交感神経系の興奮状態が関与している。筋肉の緊張が持続するため，子どもであっても肩や首に強い凝りがみられることもある。

　そのほかにも，発汗や呼吸の速さ，声のうわずりなどで他覚的に交感神経の興奮状態をとらえることができる。緊張の持続のため睡眠障害も起こりがちである。なお，「不登校」の初期段階に，身体化が現れることが多い。この場合，起床後，登校までの時間帯に腹痛や頭痛などが強まり，登校せず午後になると身体症状が和らぐというパターンがよくみられる。

❷ 行動化

　ストレス反応の基本が「逃げるか闘うか」すなわち「行動」であることを考えると，ス

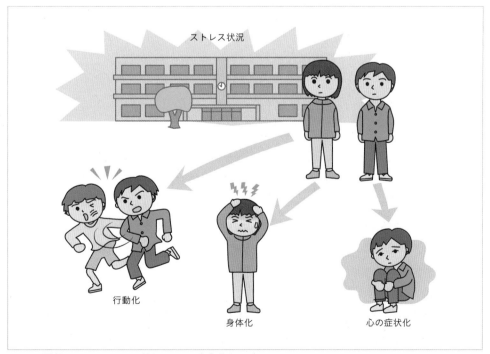

図4-2　学校におけるストレス状況への不適応的な反応パターン

「精神看護学」で学ぶこと

「精神（心）」のとらえ方

精神（心）の発達に関する主要な考え方

家族と精神（心）の健康

4 暮らしの場と精神（心）の健康

危機状況と精神（心）の健康

現代社会と精神（心）の健康

精神保健医療福祉の歴史と現在の姿

トレスに対し行動で反応するパターン（行動化）は最も基本的なものである。その内容はストレス状況から距離を取ろうとする（逃げる）パターンと，ストレス状況において攻撃性や衝動性が行動として現れる（闘う）パターンに大別される。不登校の多くには前者の要素が認められ，学校内外での人や物を対象とする暴力には後者の要素が認められることが多い。これらを「問題行動」として道徳的に非難する前に，問題を呈する子どもの背景に強いストレス状況の存在を考えることが大切である。

　近年深刻な問題でありつづけている「いじめ」も，加害者側の攻撃衝動を背景に起こる行動化型の病理ととらえる視点が重要である。また，爪かみや抜毛（毛を抜く）などの習癖異常も，ストレス状況下で，自分で自分を慰める行為という意味をもっていることが多く，広い意味での行動化ととらえることができる。

❸ 心の状態に表れる反応（心の症状化）

　ストレス状況下では，子どもの心にも大人と同様に様々な陰性感情が生起する。不安，緊張，イライラ，憂うつ，恐怖，嫌悪感，怒りなどである。しかし，それらが必ずしも素直に外に表現されるとは限らない。大人に比べ感情の言語化が難しいことは前述したとおりである。そのため，周囲の大人は子どもの表情，しぐさや態度，日常の行動などから内面の感情を読みとる必要がある。なお，「逃げる」に関連した感情は「恐怖」や「不安」であり，「闘う」に関連した感情は「怒り」であることを知っておくと，行動化の陰にある感情を推察する際の参考になるだろう。

　ストレス状況が長期化し，適応的な対処ができない場合，子どもらしい活気や好奇心が失われ，自己評価も低下していってしまうなど，深刻な影響が現れることになる。

　一般的な感情状態の変化以外に「強迫」「解離」「心的外傷」といった特殊な（病的な）心の状態がみられることもある。

5　そのほかの代表的なストレス関連の病態

❶ チック

　学童期に，しばしばみられるストレス関連の病態である。顔の一部をしかめたり，瞬きをしたり，口をとがらせたり，肩をすくめたりといった筋肉のすばやい動きが反復してみられる。意志の力で一時的に止めることもできるが，周囲が強く注意したり，やめさせようとすると，かえって症状が強まることが多い。ほとんどが1年以内で軽減，消失していくが，チックの特殊なタイプとして長期化，慢性化し薬物療法も必要となる病態（トゥレット障害）もあり，長期にわたり持続する例では児童精神科など専門機関の受診が必要となる。

❷ 転換性障害

　中枢神経，末梢神経，筋肉や関節に異常がないにもかかわらず，歩けなくなる，立てなくなる，声が出なくなるといった運動系の身体機能の障害や，視覚・聴覚など感覚機能の障害が出てくる病態である。これらは，心の問題が身体症状に置き換わって表現される身体化型の病理と考えられている。

❸過呼吸症候群

思春期の女子に多い身体化型の病態である。ストレス状況に反応して呼吸がだんだん速くなり，コントロールできなくなる。その結果，過換気状態（低二酸化炭素血症）となった体内で，二次的な生理的変化が生じ，しびれや筋肉のこわばり，めまいなどの随伴症状を呈することから，さらに緊張が高まり，悪循環的に過呼吸が進行する。

❹自傷行為（リストカット）

思春期の女子に多い行動化型の病態である。自傷は，うまく処理できない陰性感情を，自らを傷つけることで発散しようとする行為であり，ストレス状況で心に湧いてくる不快な感情に対する対処行動として行われる。無意識に周囲の大人の注意を引こうとする甘えの感情や，助けてくれない周囲の大人への怒りの感情が含まれている場合もある。

自傷することで一時的に感情は落ちつくが，本質的なストレス対処とはならないため，繰り返されることが多い。

3. 学校内で精神保健を司る職種

学校内で，子どもの精神保健に専門的にかかわる立場の職種として，養護教諭とスクールカウンセラーがあげられる。

▶ 養護教諭　学校基本法に基づいて配置される日本独自の職種である。健康診断や学校衛生管理を担当するとともに，保健室において児童生徒の心身両面のサポートを行う。近年，特に子どもたちの精神面のケアの必要性が強調されるようになり，養護教諭の職務として**カウンセリング活動**（健康相談活動）が重要性を増している。また，必要に応じて学外の教育，医療，福祉機関との連携をとることも養護教諭の職務に含まれる。不登校やほかの精神的問題の回復過程において，教室に戻る前段階に保健室に登校し養護教諭と過ごす「保健室登校」の有効性も近年注目されている（図4-3）。

▶ スクールカウンセラー　1995（平成7）年の文部省（当時）による試験的活用以来，全国の公立中学を中心に配置が進んだ。学校内でのいじめや自殺，災害や事件など心理的な対応を要する事例の増加，社会的関心の高まりなどから，配置される校種が広がり，配置数も

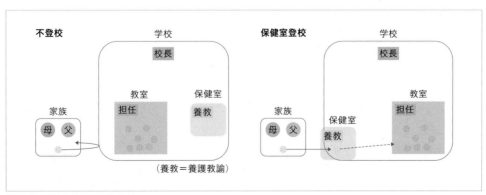

図4-3 不登校と保健室登校

増加しつづけている。臨床心理士・公認心理師の有資格者が多く，職務内容としては，児童生徒への心理カウンセリング，保護者および教職員への助言・援助などの心理コンサルテーションとされている。

　現状では，スクールカウンセラーは非常勤職員として学校に派遣される立場であり，勤務日数も限られている。教員集団の一員で日常的に児童生徒と接している養護教諭と，スクールカウンセラーの連携・協力が重要である。

II 職場・仕事と精神(心)の健康

1. 雇用における社会問題と貧困

　多くの労働者は，ある集団に所属し，その集団の目標のために，自身の自由な時間や労働力，知識，感情などを提供し，その対価として賃金を得ている。労働が行われる場所である"職場"では，作業環境，作業工程，人間関係など，様々な負荷要因があり，環境と個人の相互作用のいかんによって，生活の生きがいを見出す場ともなり得る。一方で，人の健康を大きく阻害する可能性もある。

1 雇用システムの変化

　近年，職場をめぐる環境は大きく変化し，様々な社会問題が生じている。日本経済の近年の危機といえる1990年代後半から2000年代前半のいわゆるバブル崩壊以降，日本の雇用システムは大きく変容している。①賃金制度の改変と，②正規雇用労働者の削減と非正規雇用労働者の増加である。

❶賃金制度の改変

　日本企業の多くが従来の年功序列型の報酬制度を維持できなくなり，それに代わるものとして成果主義に基づく業績給や成果給の導入を進めた。しかし，この成果主義は，ほとんどのケースで頓挫した。その要因は，3か月，6か月という短期での社員個人の成果を評価する方法を採択したため，無理な達成目標をこなそうとするあまり，同僚との協力や助け合い，後進の指導ができなくなったためである。また，短期的な成果を出すことを求め，達成に時間のかかる中長期的な仕事に取り組めなくなり，成果の評定や人事考課をめぐって職場の人間関係がギクシャクし，チームワークが乱れたことなどもあげられる。

　このようなことから，成果主義の修正がなされつつあり，たとえばチームワークを保つことに貢献した者への評価や，賃金以外の報奨の重要性が提唱されている。

❷正規雇用労働者の削減と非正規雇用労働者の増加

　賃金コストの抑制のため，多くの中高年層社員の早期退職（リストラ）が図られ，新規雇用も見送られ，さらに正規雇用労働者の減少を非正規雇用で代替する動きが続いた。

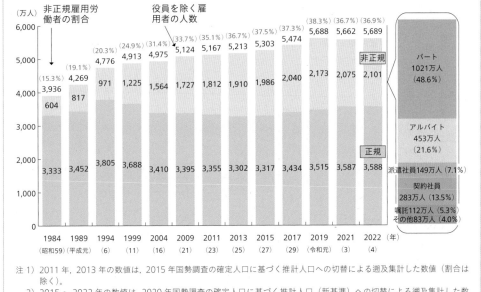

「精神看護学」で学ぶこと

「精神（心）」のとらえ方

精神（心）の発達に関する主要な考え方

家族と精神（心）の健康

4 暮らしの場と精神（心）の健康

危機状況と精神（心）の健康

現代社会と精神（心）の健康

精神保健医療福祉の歴史と現在の姿

図4-4 正規雇用労働者と非正規雇用労働者の推移

注 1）2011 年，2013 年の数値は，2015 年国勢調査の確定人口に基づく推計人口への切替による遡及集計した数値（割合は除く）。
2）2015 ～ 2022 年の数値は，2020 年国勢調査の確定人口に基づく推計人口（新基準）への切替による遡及集計した数値（割合は除く）。
3）2011 年の数値，割合は，被災 3 県の補完推計値を用いて計算した値（2015 年国勢調査基準）。
4）割合は，正規雇用労働者と非正規雇用労働者の合計に占める割合。

資料／厚生労働省：非正規雇用の現状と課題.

1984（昭和 59）年に 15.3％であった非正規雇用労働者の比率は，2022（令和 4）年では36.9％にまで増加し，そのなかでも福利厚生が薄いパートタイマーやアルバイトが最も増加している（図 4-4）。年齢層ごとにみると，1990 年代半ばから 2000 年代初めにかけて特に 15 ～ 24 歳の若年層で大きく上昇し，近年では 65 歳以上の高齢者の割合が増加している。

　非正規雇用労働者は，正規雇用労働者に比べ時給ベースでの賃金が最大で約 2 分の 1に抑えられ，福利厚生面でも大きな格差がある。また期間満了や中途解除などにより失職する不安を常に抱えており，労働条件についても会社に対して弱い立場となりやすい。正規雇用労働者との様々な格差が生じており，職場環境の悪化の一因となる。また，正規雇用労働者においても，従前よりも少ない人数で過密な労働をこなすことが求められ，心身の疲弊（ひへい）を生じている。

2 ｜ 失業者と生活困窮者の増加

▶ 失業者の増加　2008（平成 20）年に起こったリーマン・ショックによる世界的な景気後退の影響により，日本の雇用情勢は急速に悪化し，2009（平成 21）年 7 月の完全失業率は5.5％にまで上昇し過去最悪の水準となった。2023（令和 5）年 8 月は 2.7％と改善しているが，なお 186 万人の完全失業者がいる。失業は貧困や生活の破綻（はたん）に直結する。特に非正規雇用労働者は雇用保険などの公的セーフティネットの網の目からもこぼれやすく，貧困や生活の破綻を招きやすい。

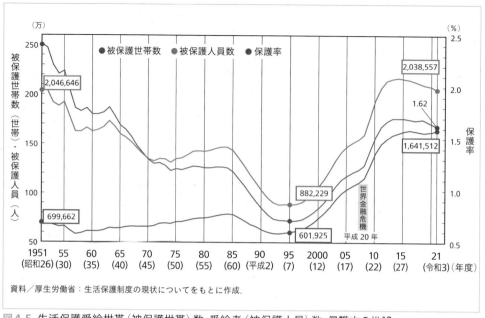

資料／厚生労働省：生活保護制度の現状についてをもとに作成.

図4-5 生活保護受給世帯（被保護世帯）数, 受給者（被保護人員）数, 保護率の推移

▶ **生活保護受給世帯数の増加**　高齢化, 核家族化, 雇用状況の悪化などが影響し合い, 2021（令和3）年3月時点での日本の生活保護受給世帯数は164.2万世帯に至っており, 受給者数も203.9万人となっている（図4-5）。この問題に対して**生活困窮者自立支援法**が2013（平成25）年に制定され, 生活保護に至る前の段階で, 自立相談や就労準備支援, 住居確保などを行う措置を講じるとされている。

▶ **子どもの貧困**　また, 家族構造の変化, 雇用の問題は, 子どもの貧困をもたらす要因でもある。2015（平成27）年に厚生労働省が発表した子どもの相対的貧困率は13.9％で, 7人に1人の子どもが「貧困」とされることになる。親は生計を維持するのに手一杯で, 十分な養育環境や食事など配慮をすることが難しく, 子どもの心身の健康問題につながる。

　また, 経済的貧困により, 十分教育を受ける機会を得られず, 労働年齢に達しても安定した就労ができないこともあって, さらに貧困が繰り返され, 世代間を連鎖するという問題も指摘されている。

▌2. 職域におけるメンタルヘルスケア

1 ｜ 職場のメンタルヘルスが注目される背景

　職場は, 心の健康に大きな影響を及ぼす様々なストレスが存在する場所であり, 心の健康を守り高めるためには, 地域に加え, 職域での**メンタルヘルスケア**（精神的健康へのケア）が欠かせない。

　厚生労働省は毎年, 全国の事業所, 労働者を対象に「労働安全衛生調査」を実施してい

る。2022（令和4）年の調査で，仕事や職業生活に強い不安，悩み，ストレスがあると答えた労働者は82.2%で，その内容は「仕事の量」が36.3%，「仕事の失敗，責任の発生等」が35.9%，「仕事の質」が27.1%，「対人関係（セクハラ・パワハラを含む）」が26.2%（3項目以内の重複解答）であった。

メンタルヘルスの最大の問題は**自殺**である。日本の自殺者数は，1998（平成10）年に年間3万人を超え，その状態が14年間続いた。ピークであった2003（平成15）年に比して，2022（令和4）年には2万1881人まで約4割減少したが，「勤務問題」による自殺は減りが鈍い[2]。

また，メンタルヘルスの問題は長期の休業にもつながりやすい。人事院による「平成28年度国家公務員長期病休者実態調査」によれば，国家公務員で1か月以上の病気休業をしている人のなかで，「精神・行動の障害」で休養している人は66%で，2位の「新生物」の10%を大きく引き離している。この傾向は民間企業でも同様である。

心身の不調で欠勤することを**アブセンティズム**（absenteeism）というが，さらに出勤していても十分に働けない**プレゼンティズム**（presenteeism）の問題もあり，その損失を抑えるメンタルヘルスケアは，企業の経営にとっても大切であることが認識されてきている。

2 │ ポジティブ・メンタルヘルス

職場におけるメンタルヘルスケアは，メンタルヘルス不調の早期発見と早期対処から始まり，過重労働の防止やストレスチェック制度など不調の未然防止へと広がり，一部では，より健康で生き生きと働くことを目指す**ポジティブ・メンタルヘルス**へとさらなる広がりを見せている。

現代において労働は"言われたとおりにしていればよいもの"は少なく，労働者一人ひとりがアイデアを出して効率を高めていかなければ，世界的な競争（グローバル・コンペティション）には勝てなくなっている。そのため，労働者が健康で意欲的に仕事に取り組めるよう，経営方針や管理方式や組織風土を変え，ヘルシーカンパニー（働く人の健康管理と企業経営を一体として考える企業）を目指そうとする「健康経営」の考えが出てきている。

■ 3. 過重な労働やハラスメントによる健康被害の防止

1 │ 精神障害と労働災害

労働が原因で健康被害が生じた場合を**労働災害**すなわち**労災**とよぶが，業務による過剰な心理的負荷によって生じたうつ病や適応障害などの精神障害も労災と認められる場合がある。

厚生労働省は1999（平成11）年，精神障害の労災認定指針を定めた。これが2009（平成21）年の改正を経て，2011（平成23）年に精神障害の労災認定基準*となった。指針の公表前は精神障害で労災が認められることはまれであったが，指針，基準の策定後にそれぞ

「精神看護学」で学ぶこと

「精神（心）」のとらえ方

精神（心）の発達に関する主要な考え方

家族と精神（心）の健康

4 暮らしの場と精神（心）の健康

危機状況と精神（心）の健康

現代社会と精神（心）の健康

精神保健医療福祉の歴史と現在の姿

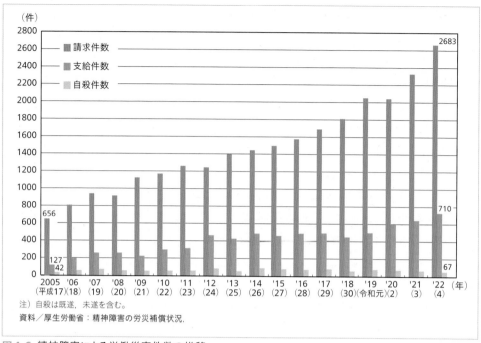

注）自殺は既遂，未遂を含む。

資料／厚生労働省：精神障害の労災補償状況.

図4-6 精神障害による労働災害件数の推移

れ増加し，2022（令和4）年には2683件の請求があり，710件の支給が決定されている（図4-6）。

　現在，労災の請求理由としては，過重労働とパワーハラスメント（パワハラ）を中心とする職場の人間関係が多い。

2 │ 過労死，過労自殺の防止

　極度の長時間労働など過重な労働によって，主に脳卒中，心筋梗塞や重症不整脈などの心疾患で死亡した場合を，過重な労働による死亡すなわち**過労死**とよぶ。また，過重な労働がもとで疲労が蓄積し，うつ病になり，その結果，自殺に至る場合を**過労自殺**とよぶ。

▶ 労働環境の変化　バブル経済の崩壊によって日本の景気が悪化してから，企業は正規雇用労働者の採用を抑え，派遣社員やパートタイマーなどの非正規雇用労働者で人手を賄うようになった。非正規雇用労働者の側では同一の仕事を行っているのに，正規雇用労働者と同じ賃金が払われないなどの処遇の問題がある。一方，正規雇用労働者の側では採用が控えられることで一人ひとりの負担が増し，極度の長時間労働が引き起こされることになった。

▶ 国としての対策　このような状況下に，厚生労働省は2002（平成14）年に「過重労働に

---

* **精神障害の労災認定基準**：①該当する精神障害を発症していること，②発症前おおむね6か月間に仕事による強い精神的負荷があったこと，③職場以外の要因や個体側の脆弱性が認められないことの3要件を満たす場合，労働災害と認められる。該当する精神障害の種類は多く，事実上，②の要件が最も重要である。

よる健康障害の防止のための総合対策」を公表し，過労死の認定基準を明確にした。次いで，2006（平成18）年，労働安全衛生法が改正され，長時間労働者に対する医師の面接指導が義務化された。これにより，管理職も含めて労働時間の管理を行い，時間外労働が一定程度（前月の時間外労働が100時間以上の場合は義務，80時間以上の場合は努力義務）を超え，疲労の蓄積を認め，申し出のあった労働者に対して，企業は医師の面接指導を受けさせ，医師の意見に基づいて就業上の措置（就業時間の短縮や夜勤や出張の制限，業務変更など）を行うことが定められた。

さらに，2018（平成30）年，**働き方改革関連法**（正式名称「働き方改革を推進するための関係法規の整備に関する法律」）が可決され，時間外労働の上限は月45時間，年360時間を原則とし，臨時的な特別な事情がある場合でも，一部の職種を除き年720時間，単月100時間未満（休日労働を含む），かつ2～6か月平均で80時間（休日労働を含む）を限度とすることが定められた。併せて，長時間労働者に対する医師の面接指導も，研究職等で100時間以上の時間外労働を行った場合は必須，80時間以上は単月でも対象となり，80時間を超える時間外労働を行った場合は，本人に労働時間に関する情報を通知せねばならず，その情報は産業医にも伝えられることになった。

また，同法では，年次有給休暇が確実に取れるように，使用者が時季を指定して有給休暇を与えることが定められ，正規労働者と非正規労働者間の不合理な待遇差が禁止された。

3　ハラスメントの防止

パワーハラスメントは，優越的な関係に基づいて，業務の適正な範囲を超えて，身体的もしくは精神的な苦痛を与えること，または就業環境を害することをいう。セクシャルハラスメントは，労働者の意に反する性的な言動に対する労働者の対応により労働条件について不利益を受けたり，性的な言動により就業環境が害されることをいう。また，マタニティハラスメントは，上司・同僚からの職場における妊娠・出産・育児休業・介護休業などに関するハラスメントを指す。

パワーハラスメントに対しては，改正労働施策総合推進法が2020（令和2）年6月に施行され，以下の防止措置を行うことが企業に対して義務化された（中小企業では努力義務，2022［令和4］年4月から義務化）。①企業の「職場におけるパワハラに関する方針」を明確化し，労働者への周知，啓発を行うこと，②労働者からの苦情を含む相談に応じ，適切な対策を講じるために必要な体制を整備すること，③職場におけるパワハラの相談を受けた場合，事実関係の迅速かつ正確な確認と適正な対処を行うこと。

セクシャルハラスメントは，男女雇用機会均等法によって，マタニティハラスメントは，男女雇用機会均等法と育児介護休業法に定義され，防止措置を講じることが義務付けられている。

ハラスメントについての詳細は第6章-II-B「職場におけるハラスメント」を参照されたい。

4. 職場における心の健康づくり

1 労働者の心の健康の保持増進のための指針

　職場での心の健康づくり活動をどのように進めていけばよいかに関して，2000（平成12）年に労働省（現厚生労働省）は「職場における心の健康づくりのための指針」を定めた。これが，2006（平成18）年に改正され「労働者の心の健康の保持増進のための指針」となり，**メンタルヘルス指針**とよばれている。この指針では，まず組織のトップがメンタルヘルスケア活動を職場全体で行うことを宣言し，担当する組織をつくり，担当者を定め，安全衛生委員会*が中心となって「心の健康づくり計画」を定め，継続的に活動を行うことが示されている。

　さらに，この指針では，4つのケアを継続的かつ計画的，効果的に推進し，職場環境などの改善，メンタルヘルス不調への対応，休業者の職場復帰のための支援などが円滑に行われるようにする必要があるとしている。

　メンタルヘルスの4つのケアとは，①働く本人がストレスに気づき対処する**セルフケア**，②管理監督者などが職場環境などの改善や個別の指導・相談を行う**ラインのケア**，③産業医，衛生管理者，保健師などが行う**事業場内産業保健スタッフなどによるケア**，④組織外の専門家や相談機関を活用する**事業場外資源によるケア**を指す（図4-7）。**事業場外資源**とは，EAP機

> ### Column　企業の安全配慮義務と労働者の自己保健義務
>
> 　従来，安全配慮義務は，労働契約に伴って生じる企業側の義務と考えられてきた。これが，2008（平成20）年，労働契約法第5条で「使用者は労働契約に伴い，労働者がその生命，身体等の安全を確保しつつ労働することができるよう，必要な配慮をするものとする」と明文化された。
>
> 　**安全配慮義務**は，作業による外傷や粉じん職場で生じるじん肺や騒音職場で生じる難聴など業務に直接起因する疾病からはじまって，過重労働による過労死や過労自殺，あるいは腰痛のような作業関連疾患とよばれる疾患に広がり，最近では，セクシュアルハラスメント（セクハラ：性的いやがらせ）やパワーハラスメント（パワハラ：職務上の優位性を背景にするいやがらせ）を職場に放置しないことまでが安全配慮の対象と考えられるようになっている。
>
> 　一方，労働者にも，自分の健康は自分で管理する義務があると考えられており，**自己保健義務**とよばれている。

---

* **安全衛生委員会**：労働者と事業者が一体となって，職場の安全衛生に関する調査審議を行う組織として，労働安全衛生法で規定されており，月1回の開催および重要な結果の労働者への周知が義務づけられている。業種および常時雇用する労働者数によって安全委員会の設置が義務づけられ，また，全業種で50人以上の労働者を雇用する事業所では衛生委員会の設置が義務づけられている。

セルフケア
・ストレスやメンタルヘルスに対する正しい理解
・ストレスチェックなどを活用したストレスへの気付き
・ストレスへの対処

ラインによるケア
・職場環境などの把握と改善
・労働者からの相談対応
・職場復帰における支援

事業場内産業保健スタッフなどによるケア
・具体的なメンタルヘルスケアの実施に関する企画立案
・個人の健康情報の取扱い
・事業場外資源とのネットワークの形成やその窓口
・職場復帰における支援

事業場外資源によるケア
・情報提供や助言を受けるなど，サービスの活用
・ネットワークの形成
・職場復帰における支援

資料／厚生労働省 独立行政法人労働者健康安全機構，職場における心の健康づくり～労働者の心の健康の保持増進のための指針～．2019．https://www.mhlw.go.jp/content/000560416.pdf（最終アクセス日：2021/11/2）をもとに作成.

図4-7 メンタルヘルスの4つのケア

関*，保健所，産業保健総合支援センター，精神保健福祉センターなどの相談機関，精神科医療機関などの支援・医療サービスネットワークを指す。

　これに基づき，大企業では，メンタルヘルス相談窓口がつくられ，管理監督者のメンタルヘルス教育，労働者向けのセルフケアのための研修などが行われているが，中小企業では，対策が十分とはいえないのが現状である。

2　心の健康問題により休業した労働者の職場復帰支援の手引き

　うつ病や適応障害などで休職した労働者は，いったん復職しても，短期間で再発して再度休職してしまうことが多かった。このため，厚生労働省は2004（平成16）年に「心の健康問題により休業した労働者の職場復帰支援の手引き」をまとめて公表した。2009（平成21）年に改訂された。

　この手引きでは，休職開始時点から，復職の申出・決定，復職，復職後のフォローアップまでを5つの段階に分けて，それぞれの段階で望ましい対応を明らかにしている。復帰に当たっては，段階的に労働時間や業務の負荷を上げていく段階的復帰が有効と考えられている。

＊ EAP機関：EAP は employee assistance program の略であり，企業と契約して，企業の生産性に関係する諸問題の解決のための援助を行う外部機関である。従業員からの，依存症，家族問題，ストレスなど仕事のパフォーマンスに影響を与える個人的問題の相談を受けることを業務とする従業員支援プログラムである。

5. ストレスチェック制度と職場環境改善

1 | ストレスチェック制度

　これまで，労働者の身体の状態に関しては健康診断が義務づけられていたが，心の状態に関しては相当するものがなかった。このため，2014（平成26）年6月の労働安全衛生法の改正に基づき2015（平成27）年12月から**ストレスチェック制度**が施行され，官公庁を含め50人以上の事業所で義務づけられた。

　この制度では，まず，年に1回以上，質問紙を用いたストレスチェックを行う。この質問紙には**職業性ストレス簡易調査票**（表4-1）が用いられることが多い。その結果，高ストレスと判定された労働者が希望した場合，事業者は，医師の面接指導を受けさせ，その意見に基づき必要な就業上の措置を行う。職業性ストレス簡易調査票は，旧労働省の班研究で作成され，4つの大項目，全体で57項目の質問からなる。Aは仕事についての質問で，職業性のストレス因子についての項目，Bは「最近1か月間のあなたの状態」を尋ねており，ストレス反応や心身の不調についての項目，Cは「あなたの周りの方々」についてであり，ストレス因子とストレス反応の関係に影響を与える対人関係についての設問となっている。Dは仕事や家庭生活への満足度の設問となっている。ストレスチェックではA〜Cの項目が解析される。

　また，事業者の努力義務として，集団ごとに解析を行って，職場環境の改善につなげることが定められた（図4-8）。職場の活性化により役立つように，項目を増やした新職業性ストレス簡易調査票*も作成されている。

　この制度は，精神障害発生の未然予防，すなわち，1次予防を主な目的として行うものであり，精神障害を発見することを直接の目的とするものではない。労働者が安心して，ありのままを書けるように，ストレスチェックの個々人の結果は，一般健康診断とは異なり，労働者の同意なしには事業者側には開示されないことになっている。また，この制度に関することで解雇，雇い止め，退職勧奨，不当な動機・目的による配置転換・職位の変更を行うことなど，労働者にとって不利益な扱いをすることは禁じられている。

2 | 職場環境改善

　職場環境とは，以前は気温，照度，湿度，騒音，粉じんなど，物理的環境を意味するものであったが，現在では，より広く，労働者の働きやすさを含めて考えられるようになってきた。作業の手順や方法，使用する道具，仕事の分担やその決定方法などに加えて，対人関係の問題なども働きやすさには大きく関係している。

＊ 新職業性ストレス簡易調査票：現行の職業性ストレス簡易調査票（57項目）に，新職業性ストレス簡易調査票の推奨尺度セット標準版（63項目）を追加した42尺度120項目の調査票が公表されている。

表4-1 「職業性ストレス簡易調査票」の57項目

A　あなたの仕事についてうかがいます。最もあてはまるものに○を付けてください。

1. 非常にたくさんの仕事をしなければならない
2. 時間内に仕事が処理しきれない
3. 一生懸命働かなければならない
4. かなり注意を集中する必要がある
5. 高度の知識や技術が必要なむずかしい仕事だ
6. 勤務時間中はいつも仕事のことを考えていなければならない
7. からだを大変よく使う仕事だ
8. 自分のペースで仕事ができる
9. 自分で仕事の順番・やり方を決めることができる
10. 職場の仕事の方針に自分の意見を反映できる
11. 自分の技能や知識を仕事で使うことが少ない
12. 私の部署内で意見のくい違いがある
13. 私の部署と他の部署とはうまが合わない
14. 私の職場の雰囲気は友好的である
15. 私の職場の作業環境（騒音，照明，温度，換気など）はよくない
16. 仕事の内容は自分にあっている
17. 働きがいのある仕事だ

B　最近1か月間のあなたの状態についてうかがいます。最もあてはまるものに○を付けてください。

1. 活気がわいてくる
2. 元気がいっぱいだ
3. 生き生きする
4. 怒りを感じる
5. 内心腹立たしい
6. イライラしている
7. ひどく疲れた
8. へとへとだ
9. だるい
10. 気がはりつめている
11. 不安だ
12. 落着かない
13. ゆううつだ
14. 何をするのも面倒だ
15. 物事に集中できない
16. 気分が晴れない
17. 仕事が手につかない
18. 悲しいと感じる
19. めまいがする
20. 体のふしぶしが痛む
21. 頭が重かったり頭痛がする
22. 首筋や肩がこる
23. 腰が痛い
24. 目が疲れる
25. 動悸や息切れがする
26. 胃腸の具合が悪い
27. 食欲がない
28. 便秘や下痢をする
29. よく眠れない

C　あなたの周りの方々についてうかがいます。最もあてはまるものに○を付けてください。

次の人たちとはどのくらい気軽に話ができますか？
1. 上司
2. 職場の同僚
3. 配偶者，家族，友人等

あなたが困った時，次の人たちはどのくらい頼りになりますか？
4. 上司
5. 職場の同僚
6. 配偶者，家族，友人等

あなたの個人的な問題を相談したら，次の人たちはどのくらいきいてくれますか？
7. 上司
8. 職場の同僚
9. 配偶者，家族，友人等

D　満足度について
1. 仕事に満足だ
2. 家庭生活に満足だ

【回答肢（4段階）】
A：1. そうだ／2. まあそうだ／3. ややちがう／4. ちがう
B：1. ほとんどなかった／2. ときどきあった／3. しばしばあった／4. ほとんどいつもあった
C：1. 非常に／2. かなり／3. 多少／4. 全くない
D：1. 満足／2. まあ満足／3. やや不満足／4. 不満足

資料／厚生労働省：労働省平成11年度「作業関連疾患の予防に関する研究」；労働の場におけるストレス及びその健康影響に関する研究報告書，（抄），2000.

「精神看護学」で学ぶこと

「精神（心）」のとらえ方

精神（心）の発達に関する主要な考え方

家族と精神（心）の健康

4 暮らしの場と精神（心）の健康

危機状況と精神（心）の健康

現代社会と精神（心）の健康

精神保健医療福祉の歴史と現在の姿

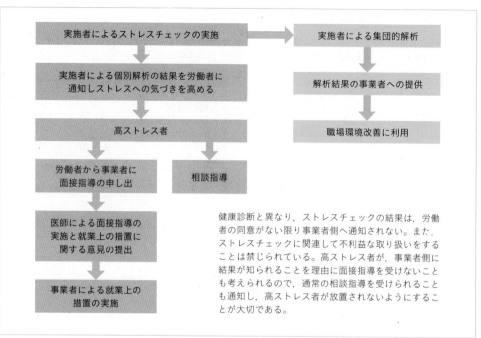

健康診断と異なり，ストレスチェックの結果は，労働者の同意がない限り事業者側へ通知されない。また，ストレスチェックに関連して不利益な取り扱いをすることは禁じられている。高ストレス者が，事業者側に結果が知られることを理由に面接指導を受けないことも考えられるので，通常の相談指導を受けられることも通知し，高ストレス者が放置されないようにすることが大切である。

図4-8 ストレスチェック制度の流れ

障害者の雇用について

　障害者雇用促進法（第7章-Ⅱ-2-7「その他の法律や制度」参照）では，国や地方自治体，民間企業に対し，一定数以上の障害者を雇用するよう法定雇用率を定めており，2005（平成17）年の改正により，職場は精神障害者も法定雇用率に算入できるようになっていたが，2013（平成25）年の改正により，国が定める法定雇用率の算定自体にも精神障害者が含まれるようになった。また，障害を理由として採用を拒否したり，賃金を引き下げたり，研修を受けさせないなどの差別をすることを禁じ，障害者が働きやすくなるよう，事業主の過重な負担にならない範囲で合理的な配慮を行うことが定められた。

　これに合わせて，2013（平成25）年に障害者差別解消法（正式名称「障害を理由とする差別の解消の推進に関する法律」）が制定され，障害者への不当な差別的扱いの禁止に加え，国や地方自治体が障害のある人から社会のなかにあるバリアを取り除くために対応を求められた場合，負担が重過ぎない範囲で対応することが定められた。民間企業では，これが努力義務とされた。合理的配慮の具体例として，精神障害に関しては，休憩時間の配分を調整して1時間おきに休憩できるようにすることなどが示されている。発達障害に関しては，聴覚過敏のために人の話し声が気になって仕事が手につかない場合，仕事中に耳栓の使用を認めること，一度に多くのことを理解するのが難しい場合には，仕事の内容を1つずつ簡潔に指示する，複雑な内容はメモなどで示すことなどがあげられている。

職場環境改善には，経営者や所属長が指示して行われるトップダウン形式のものと，労働者が意見を出し合って行われるボトムアップ形式のものがある。働きにくさは労働者自身が感じているものであり，改善のアイデアも労働者がもっている。話し合うことでチームワークが高まり，さらに，自分のアイデアが生かされることは働く意欲を高めることにもつながり，後者の方式が注目されて，そのためのツール（職場環境改善のためのヒント集*やMIRROR*）も開発されている。

6. メンタルヘルスにかかわる事例

1 | 事例：いわゆる「新型うつ病」

> 　入社2年目の営業社員のA氏。入社時には意欲を示していたが，同期に比べて成績が上がらない状況が続き，その頃から仕事への熱意を失い，仕事中に映画を見たりしていた。上司は初めは励ましていたが，「こんな仕事意味がない」など仕事内容に対し不満を口にしたことから，叱責したところ，翌日からA氏は出勤しなくなってしまった。その後，パチンコをするときだけは多少気が晴れるが，何をしてもおもしろくないという，うつうつとした状態が続いている。

　従来，うつ病の典型とされたのは，他人への配慮が強く，責任感があり，自分を犠牲にしても他人や組織のために尽くす傾向のある人で，がんばって，がんばった末にうつ病を発症し，症状的には**自責感**（申しわけないという気持ち）が強いが，服薬を行いしっかり休養すれば，予後はよいとされていた。近年，これとは正反対の性質をもったうつ病が注目されている。すなわち，自責感が乏しく自己中心的，依存的で，組織への忠誠心に乏しく，自らが評価されなかったり，ささいな叱責を受けたりしたことがきっかけで，休んでしまい，**他罰的**（周囲が悪い，理解がないなどと述べる）などの特徴がある。症状的には軽い一方で，復職には恐怖心を抱き，出勤できず休職が長期化する一方で，自分の好きなことはできるといった特徴をもつ。

　診断基準に従うと，うつ病（DSM-5），適応障害，双極性障害など診断が分かれ，時には，自閉スペクトラム症を合併する例もある。日本うつ病学会では，この「新型うつ病」を1つのカテゴリーとは認めておらず，マスコミ用語として扱っている。教育や社会の変化，うつ病診断の変化などが背景にあると考えられているが，周囲は陰性感情を抱きやすく厳

---

*　**職場環境改善のためのヒント集**：メンタルヘルスアクションチェックリスト。職場環境改善に有効な対策，たとえば「個人あたりの過大な作業量があれば見直す」「作業ミス防止策を多面的に講じる」など30項目のリストであり，職場の問題点を洗い出すためのチェックリストとして用いることができる。
　参考／「職場環境などの改善方法とその支援方策に関する研究」アクションチェックリスト作成ワーキンググループ：職場環境等改善のためのヒント集. http://mental.m.u-tokyo.ac.jp/jstress/ACL/（最終アクセス日：2021/11/1）
　近年，オフィス版と現業版に分かれたアクションチェックリストが，職場環境改善良好事例と共に公表されている。
*　**MIRROR**：メンタルヘルス改善意識調査票。その職場で実際に働いている職員に，「人の配置や仕事量の割り当てが適切に行われ，特定の人に負荷が偏らない」「仕事の指示をする人が明確になっており，だれに従うか迷うことはない」など45項目についてどう感じているかについて「ぜひ改善が必要」「できれば改善が必要」「実現しており改善は不要」に分けて回答してもらい，ニーズの高かった項目について，現場で働く人が中心となって改善方法を話し合うための調査票である。

「精神看護学」で学ぶこと
「精神（心）」のとらえ方
精神（心）の発達に関する主要な考え方
家族と精神（心）の健康
4 暮らしの場と精神（心）の健康
危機状況と精神（心）の健康
現代社会と精神（心）の健康
精神保健医療福祉の歴史と現在の姿

しい対応をとりがちで，そのことが問題をこじらせることが多く注意が必要である。

2 | 事例：大人の発達障害

> 　有名大学の卒業生で，とても期待されて入社したB氏。仕事がうまくいかず落ち込んでいるとのことで，保健師の面談が行われることになった。上司によるとB氏は，ミーティングの会議録がとれないほか，スケジュール管理ができず，こだわりが強く1つの仕事を夜中まで続けていたりする一方で，大切な仕事を先送りしてしまったりして，優先順位がつけられないという。また，何度言っても同じミスを繰り返すという。
> 　本人に状況を聴くと，人の会話を聞きながら，記録を書くことが難しいといい，また，上司に一度に多くの指示を言われると混乱するのだという。また，上司の話を聞いているときに，だれかがそばを通るだけで気が散ってしまい，それでまた注意されてしまうという。ある日，仕事が思ったとおりにいかないことで自分の頭をたたき始めてしまった。

　保健師のアドバイスでメンタルクリニックを受診したところ，幼少期のことについて母親からの聞き取りと心理検査が行われ，注意欠如多動症と自閉スペクトラム症の特性があると診断された。同時に2つの作業を行うことが困難なこと，指示は1度に1つとし，フローチャートなど視覚情報を用いること，スケジュール管理はTo Doリスト（するべきことを書き出したリスト）と日程表を併用すること，一定時間ごとにアラームをならし現在すべきことを確認すること，刺激の少ない環境にすることなどがアドバイスされた。

7. 職場の健康管理における看護職の役割

1 | 職場の健康管理体制

　常時雇用する労働者が1000人以上の事業所では，労働安全衛生法により専属の**産業医**の選任が義務づけられている。同じく50人以上の企業では，産業医の選任が義務づけられているものの，嘱託産業医がほとんどで，月に1度来社する程度で，職場巡視と安全衛生委員会への参加なども行わねばならず，労働者との面談に十分な時間をとれないことが多い。それゆえ，中規模の事業所では，保健師や看護師が中心となって労働者の健康管理を行っていることが多い。職員一人ひとりをよく知る看護職は，企業の健康管理において貴重な存在である。

2 | 看護職の役割

　労働者や上司からメンタルヘルスを含む健康問題で相談があった際に相談に応じるほか，健康診断の際に労働者の面接を行い，個々の労働者の健康問題のチェックを行う。安全衛生委員会で労働者の健康づくりの中心的役割を担い，健康づくり計画に参加し，情報紙を作成したり，健康セミナーを企画したり，自ら行うなどして健康に関する情報の提供を行う。

　公的機関でも民間企業でも，今後，生活習慣病管理に加えて，メンタルヘルスケアはま

すます重要になるだろう。職場における健康管理は，看護師や保健師がますます活躍できる分野であろう。

「精神看護学」で学ぶこと

「精神（心）」のとらえ方

精神（心）の発達に関する主要な考え方

家族と精神（心）の健康

4 暮らしの場と精神（心）の健康

危機状況と精神（心）の健康

現代社会と精神（心）の健康

精神保健医療福祉の歴史と現在の姿

III 地域における生活と精神（心）の健康

1. 地域における心の健康づくり

1 健康日本21（第二次）と心の健康

予防活動は，第一次予防（健康づくりなど，病気にならないようにする），第二次予防（健診など，早期発見早期治療），第三次予防（機能回復訓練など，重い病気になっても元どおりに回復したり，幸せな人生を過ごしたりできるようにする）が行われている。心の問題についても，この3つの活動がある。

厚生労働省は，健康増進の基本方針として「**健康日本21（第二次）**」を2012（平成24）年に発表した。健康寿命の延伸，健康格差の縮小，生活の質（quality of life; QOL）の向上，社会環境の質の向上の4本柱を理念として，目標の設定や健康づくりの取り組みの方向性が示されている。そのなかに，次に述べるような，心の健康づくりに関連する内容も多く含まれている。

なお，親子の健康づくりに関する計画である「**健やか親子21（第二次）**」にも，心の健康づくりに関連する内容が多数含まれている。

❶心の健康

心の健康は，人がいきいきと自分らしく生きるための重要な条件である。心の健康を保つためには，運動，栄養・食生活，休養の3つが基礎となる。また，健やかな心を支える社会環境づくりも重要である。自殺者の減少，心理的苦痛を感じている者の割合の減少，メンタルヘルスに関する措置を受けられる職場の割合の増加，小児科医・児童精神科医の増加などが目標指標となっている。

❷休養

心の健康を保つため，心身の疲労の回復と充実した人生を目指すための休養は重要な要素である。休養には，安静や睡眠によって休むことと，明日に向かって英気を養うことの2つの機能が含まれている。睡眠による休養を十分とれていない者の減少，週労働時間60時間以上の雇用者の割合の減少が目標指標となっている。

❸飲酒，喫煙

飲酒や喫煙は依存性があるため，習慣化して容易にやめられない場合は，「精神作用物質使用による精神及び行動の障害」に分類され，専門的な支援が必要となる。禁煙については，ニコチン受容体部分作動薬（タバコの欲求を抑える薬）や経皮吸収ニコチン製剤（ニコ

チンパッチ）などの禁煙補助薬を使った禁煙外来での支援などが広く行われている。また，飲酒については，ブリーフインターベンション（減酒支援，問題飲酒に関するスクリーニング質問票や飲酒日記などを使った短時間のカウンセリング）が行われるようになってきている。

さらに，ギャンブル依存やゲーム依存なども依存症の一種であり，予防や対応が必要と考えられるようになっている。

2 | 健康づくりのための睡眠指針

睡眠は心の健康の基盤であり，とても重要である。そこで厚生労働省から2003（平成15）年に「**健康づくりのための睡眠指針**」が出され，2014（平成26）年に，科学的根拠に基づいた指針とする，ライフステージ・ライフスタイル別に記載する，生活習慣病・心の健康に関する記載を充実するという基本方針で改訂が行われた。

よい睡眠のために，適度な運動，しっかり朝食をとること，環境づくり（室温や照明，ぬるめの湯での入浴），体内時計のリズムを保つこと（毎日同じ時間に起きる）などがまとめられている。

3 | 地域における自殺対策

日本の自殺者数は1998（平成10）年に3万人を超えた。その後2010（平成22）年以降は減少し2012（平成24）年以降は3万人を切るようにはなったが，地域における大きな問題となっている。なお，自殺者数は，厚生労働省人口動態統計と警察庁自殺統計の2種類の統計があり若干異なる。

原因・動機は複数のものが重なっていることが多いが，健康問題，経済・生活問題が特に多くなっている。最終的に，うつ病となっていることが多いが，生活苦，家族の不和など様々な要因が関連し合っている。

2006（平成18）年に自殺対策基本法が公布され，その後，自殺総合対策大綱が閣議決定され自殺対策が進められている。すべての都道府県および市町村が自殺対策計画を策定するようになった。地域レベルの実践的な取り組み，また，若年層向けの対策や勤務問題による自殺対策に力が入れられている。

▌2. 地域における行政機関

1 | 地域における精神保健福祉に関する行政機関

地域において精神保健福祉を担当している機関としては，保健所，市町村，精神保健福祉センターなどがある。保健所には，都道府県が設置しているものと，保健所設置市*が設置しているものとがある。精神保健福祉センターは，都道府県や地方自治法による政令

＊ 保健所設置市：地方自治法による指定都市，中核市，および特別区，ならびに地域保健法の政令で定める市をいう（地域保健法第5条）。政令市ともいう。

指定都市が設置している。

保健所は，精神保健福祉相談員などの職員を配置しており，精神保健福祉に関する専門的な対応ができる第一線機関である。精神保健福祉に関する相談指導や，正しい知識の普及，措置入院が必要な際の調整や手続きなどを行っている。

精神保健福祉センターは，より専門的なことや，複雑・困難な事例などについて担当している。

2 | 市町村における心の健康に関する活動

市町村は，住民に最も身近な行政機関であり，住民が必要とする多様な保健福祉活動を行っている。ただし小規模な市町村では，保健師など，限られた専門職しか配置されていないことが多い。

精神保健福祉に関しては，主として精神障害者の福祉に関しての相談指導や，正しい知識の普及などを担当している。具体的には，自殺対策や，認知症の支援・予防なども行っている。認知症に関しては，厚生労働省から「**認知症施策推進総合戦略**（新オレンジプラン）」が出されており，それに沿った施策が推進されている。

母子保健活動としては，育児不安，発達障害，産後うつなどについての予防や支援が行われている。ほとんどの市町村で，後述の産後うつ対策が行われている。

3 | 心の健康に関連する地区組織活動

地域では，様々な地区組織によるボランティアや，NPO（非営利団体）が活動している。

民生委員・児童委員は，全市町村でボランティアとしての活動を行っている。**民生委員**は，厚生労働大臣から委嘱されて，住民の相談，行政へのつなぎ役，高齢者や障害者世帯の見守りや安否確認などの活動を行っており，児童委員を兼ねている。**児童委員**は親子の相談・支援などを行っている。

そのほか，地域によって，愛育班，健康づくり推進員など，様々な健康に関する地区組織がある。近年は，研修会などに参加して，**ゲートキーパー**（悩んでいる人に気づき，見守り，必要な支援につなげ，自殺予防の一端を担う人）の役割を果たそうとする人や，**認知症サポーター**（認知症の人を支援するボランティア）として活動する人も増えている。

また，精神障害者の家族会，当事者（患者）の自助グループ，自死遺族の会など，同じ境遇にある人どうしで交流して活動するグループもある。アルコール問題についての自助グループとして，断酒会やアルコーホリクス・アノニマス（AA）などがある。全国的に活動しているボランティア団体としては，公益社団法人全国精神保健福祉会連合会（みんなねっと），一般社団法人日本いのちの電話連盟，特定非営利活動法人自殺対策支援センターライフリンクなどがある。

「精神看護学」で学ぶこと

「精神（心）の」のとらえ方

精神（心）の発達に関する主要な考え方

家族と精神（心）の健康

4 暮らしの場と精神（心）の健康

危機状況と精神（心）の健康

現代社会と精神（心）の健康

精神保健医療福祉の歴史と現在の姿

3. 人間関係の変化と心の健康

1 | 地域社会の変化と心の健康

❶人間関係の希薄化

地域でのつながりは希薄化している[3]。その原因として，①人々の意識面における変化（深い近隣関係を望まない人が増えてきている），②サラリーマン化（通勤と長時間働くことで地域活動に時間を割くことができない），③単身世帯の増加（単身世帯の人は地域での交際が少ない），④居住環境（賃貸共同住宅の住民が増えており，その人々は居住年数が短く，近所付き合いも少ない）などがある。

また，長時間の労働，塾や習いごと通い，テレビゲーム・インターネットの利用などによって家族で一緒に過ごす時間が短くなり，家族行動が個別化していること，別居化が進んで図4-9に示すように単独世帯が増えていることなどにより，家族のつながりも希薄化している。さらに，日本型雇用慣行であった終身雇用が崩れ，非正規雇用労働者が増えたこと，IT化や成果主義などにより個人単位で仕事をすることが増えたこと，会社中心の価値観が変化し職場の人とは仕事以外の交流をしなくなってきたことなどにより，職場のつながりも希薄化している。

このような人間関係の希薄化によって，精神的やすらぎや生活の満足感の減少，**孤独死**（一人暮らしの人が死亡している事例）や**孤立死**（孤独死に加えて，介護者が死亡することで被介護者も死亡する事例などを含む）の発生などの影響が生じている。そこで，ワーク・ライフ・バランス（仕事と生活の調和）の推進，子育てや教育，高齢者福祉，防犯や防災などを通じて，地域の機能を復活させる取り組みが行われるようになってきている。

❷都市化と過疎化

▶ 都市化 　産業構造が農林漁業中心から商工業中心となり，交通機関が発達するなかで，

自殺の少ない徳島県旧海部町

徳島県旧海部町は自殺の死亡率が非常に低い。岡は，丹念な現地調査によって，その理由をまとめている。この地域は，①緩やかな結びつきがある，②いろいろな人がいたほうがよいという価値観がある，③人物本位で他者を評価する，④自分にも世の中を変えられるという意識があり主体的に政治にかかわる，⑤「病，市に出せ」（病気などの悩みごとは，皆に早めに知らせることで，だれかが助けてくれる）ということわざがあり，助けを求めることに抵抗が少ない。このような考え方や，地域の特性は，心の健康を向上させるための大きなヒントになる。

文献／岡檀：生き心地の良い町；この自殺率の低さには理由（わけ）がある．講談社，2013.

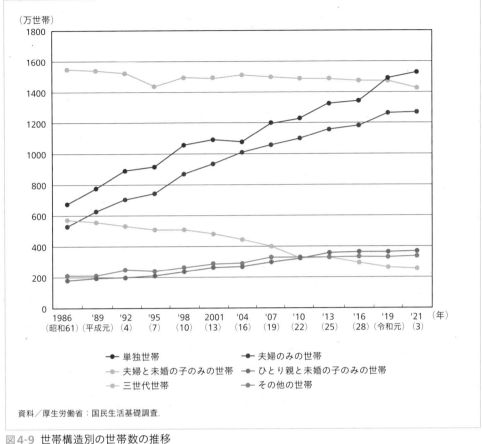

（万世帯）

図4-9 世帯構造別の世帯数の推移

凡例:
- 単独世帯
- 夫婦のみの世帯
- 夫婦と未婚の子のみの世帯
- ひとり親と未婚の子のみの世帯
- 三世代世帯
- その他の世帯

資料／厚生労働省：国民生活基礎調査.

人口が都市に集中する都市化が進んでいる。都市部では，通勤地獄や交通渋滞に代表されるような過密や，公害などによる環境の悪化が問題となり，種々の対策がとられている。

都市化には，都市的な生活様式が農村部に広がることも含めることがある。農村部にも大型ショッピングセンターができ，昔ながらの商店が廃業し，買い物難民なども発生している。また，農村部にも高速のインターネット網が敷設され，都市と同様の情報を瞬時に入手できるようになってきている。

▶過疎化　農村における過疎化も進んでいる。自治会や祭りをはじめとして地域における共同活動が維持できなくなる**限界集落**も増えている。人口が減少してくると，医療・福祉・教育，道路や電気・水道などの生活基盤を維持することが困難になるため，地域の中心部へのサービス機能の集中や移住の推進など**コンパクトシティ**づくりを進めている地域もある。

❸少子化と高齢化

1人の女性が生涯に生む子どもの数を表す**合計特殊出生率**は2005（平成17）年に1.26の最低値となり，その後も依然として低い水準であり，少子化が進んでいる。少子化により，母親の育児不安などの影響や，子どもたちにとっても近所の遊び友だちが少なくなること

「精神看護学」で学ぶこと

「精神（心）」のとらえ方

精神（心）の発達に関する主要な考え方

家族と精神（心）の健康

4 暮らしの場と精神（心）の健康

危機状況と精神（心）の健康

現代社会と精神（心）の健康

精神保健医療福祉の歴史と現在の姿

などによる心の発達への影響も懸念される。

▶ 市町村での取り組み　少子化のなかでの母子保健対策の一環として，市町村による乳児家庭全戸訪問事業（こんにちは赤ちゃん事業）において，エジンバラ産後うつ病質問票（Edinburgh Postnatal Depression Scale：EPDS）を用いて母親のメンタル状況を把握して支援を行うなどの産後うつ対策が行われている。

▶ 少子化　少子化の理由としては，晩婚化による妊孕力（妊娠できる力）の低下や，経済的な余裕がないなど，理想とする人数の子どもを産めない状況があることや，そもそも未婚でいる人が増えていることなどがある。出産可能年齢の女性が減少している地域は消滅可能性自治体として指摘されており，地域の人口減少は大きな問題となっている。

▶ 高齢化　平均寿命の延伸や，戦後のベビーブームで生まれた世代が65歳以上になってきたことにより，急速に高齢化が進んでいる。高齢者は，疾病をもつ人・要介護・認知症の人の割合が高いため，医療・介護をはじめとした高齢者支援のニーズが増大している。一方で，元気な高齢者も増えているため，その人たちの社会参加によって，地域で支え合うしくみの構築が進められている。

2 ｜ 医療費増加と高齢者医療の問題

日本の国民医療費は年々増え続け，2020（令和2）年度は43兆円であった。これは，増加する高齢者層の医療費増大が要因の一つといわれる。

▶ 後期高齢者医療制度　この問題に対して，2008（平成20）年には「高齢者の医療の確保に関する法律」に基づき，**後期高齢者医療制度**が発足した。この制度では，75歳以上になると，それまで加入していた健康保険から都道府県ごとの後期高齢者医療広域連合に移行し，保険料は高齢者による負担のほか，若年者の保険料からも支援金として拠出される。

▶ 医療体制の確保　持続可能な医療体制が求められており，検査や治療の適正化や入院期間の短縮，長期入院者の地域移行，医療の機能分化と地域連携などの取り組みが進められている。国民皆保険制度で成し得た，フリーアクセスで良質な医療を受けることができる現行制度のよさを維持しながら，医療費の増大を防ぐのは極めて難しい課題である。バランスの取れた対策を進める必要がある。

3 ｜ ソーシャルキャピタル

人間関係の希薄化は，世界的な問題となっている。アメリカの政治学者であるロバート・D・パットナム（Putnam, R. D.）は，2000年に著書『孤独なボウリング－米国コミュニティの崩壊と再生』[4]を発表し，アメリカにおけるコミュニティの崩壊に警鐘をならし，ベストセラーとなった。パットナムは，その再生のためには，信頼，規範（助け合いの気持ち），ネットワークといった**ソーシャルキャピタル**（社会関係資本）が重要であることを強調した。これは「絆」や「地域力」と言い換えることもできよう。

その後の研究で，ソーシャルキャピタルが高いと，うつ病や生活習慣病が少ないなど健

康状態が良いこと，災害が発生しても対応力が強いこと，犯罪が少ないことなどが明らかとなり注目されている。厚生労働省が発表した「健康日本 21（第二次）」でも，これからの健康づくりの推進において，ソーシャルキャピタルを高め，それを活用することが重要であることが述べられている。なお，この概念は一部ソーシャルサポートと重なるが，**ソーシャルサポート**は主として個人に関することであるのに対して，ソーシャルキャピタルは地域や集団についての話である。

▶ **ソーシャルキャピタルの分類**　ソーシャルキャピタルには，種々の分類があるが，結合型（bonding）と，橋渡し型（bridging）に分けることが多い。**結合型**は，自分と近い人や似ている人との間のつながりであり，一方の**橋渡し型**は自分と遠い人や異なる人との間のつながりである。現代社会は，濃厚な近所づきあいなどの結合型ソーシャルキャピタルは弱くなっている面が大きいが，ボランティア活動や遠くの人との趣味のつながりなどの橋渡し型ソーシャルキャピタルは強くなっている面があると考えられる。

▶ **ソーシャルキャピタルの負の側面**　ソーシャルキャピタルには，①部外者の排除，②行事参加や役割などの過度の要求，③個人の自由の制限，④仲間の間での悪い習慣（過度の飲酒など）などの負の側面もある。

　なお，日本語の「**絆**」は，もともとは馬などの家畜をつないでおくための綱の意味であり，束縛などを意味していた。比較的最近になって，人とのつながりや助け合いを指すようになった。負の側面が大きく出ないように注意しながら，ソーシャルキャピタルを活用していけるとよい。

文献
1)　UNICEF：Child poverty in perspective；an overview of child well-being in rich countries，Innocenti Report Card 7，UNICEF Innocenti Research Centre，2007.
2)　警察庁：令和 4 年中における自殺の状況，2023. https://www.npa.go.jp/safetylife/seianki/jisatsu/R05/R4jisatunojoukyou.pdf（最終アクセス日：2023/10/4）
3)　内閣府：平成 19 年版国民生活白書；つながりが築く豊かな国民生活，内閣府，2007.
4)　Putnam, R. D. 著，柴内康文訳：孤独なボウリング；米国コミュニティの崩壊と再生，柏書房，2006.

参考文献
・伊藤美登里：現代人と時間；もう〈みんな一緒〉ではいられない，学文社，2008.
・東京大学大学院医学研究科精神保健分野：健康いきいき職場づくりフォーラム「1. 新職業性ストレス簡易調査票について」，https://mental.m.u-tokyo.ac.jp/jstress/（最終アクセス日：2019/3/15）
・東京大学大学院医学研究科精神保健分野：健康いきいき職場づくりフォーラム「いきいき職場づくりのための参加型職場環境改善の手引き」p.11-13, 15-17. http://mental.m.u-tokyo.ac.jp/jstress/ 参加型職場環境改善の手引き（2018 改訂版）.pdf（最終アクセス日：2021/11/2）
・産業医科大学産業生態科学研究所精神保健学研究室：職場改善の支援ツール. http://plaza.umin.ac.jp/~omhp-g/improvement.html（最終アクセス日：2021/11/2）
・花澤寿：精神科医療とスクールカウンセリングのかかわりについて，臨床心理学，増刊第 3 号：146-149，2011.
・溝上慎一：現代青年期の心理学；適応から自己形成の時代へ，有斐閣，2010.

「精神看護学」で学ぶこと
精神（心）のとらえ方
精神（心）の発達に関する主要な考え方
家族と精神（心）の健康
4 暮らしの場と精神（心）の健康
危機状況と精神（心）の健康
現代社会と精神（心）の健康
精神保健医療福祉の歴史と現在の姿

第 **5** 章

危機状況と
精神（心）の健康

この章では

- 危機理論とストレス学説について理解する。
- ストレスとストレスコーピングについて理解する。
- セルフマネジメントの考え方と方法を理解する。

I 危機とは何か?

人生の過程で, 病を得たり, けがを負うことを避けることはできない。単に健康が損なわれ, 機能障害をきたすことがあるだけではなく, 特に長く続く病悩や難治性の疾患などの場合, 家族関係, 社会的立場, 経済状況, モットーや信条など, その人の生き方すべてが大きく変化するきっかけとなることも多い。

経済構造, 教育構造, 家族構造の大きな変動のなかで, 身近なコミュニティによる, 相互扶助的な援助システムは効力を失っている。また, 医療で提供するサービスの高度化, 情報集積化により, 市井の人々と専門集団との間の格差はますます広がり, 一般市民がサービス内容を吟味することは, いっそう難しくなっている。

このような社会変化もあって, 今日, 病やけがを被ったときに, 自身の経験や周囲の人間関係内の支援で賄える領域は極めて狭く, 高度に専門化された医療技術集団に運命を委ねなくてはならない。医療を受けるということは, 通常の生活環境のなかで, ふだんから習慣として行っている対処では賄いきれない体験, すなわち「危機」そのものである。

1. 危機理論・危機モデル

1 危機とは

危機理論の先駆者ジェラルド・カプラン (Caplan, G.) によれば, "危機" とは「習慣的に用いている問題解決方法では対処しきれないほどの困難な状態」(1961 年) と定義される。人は危機状態にさらされると, 気が動転したり, 混乱に陥ったりする。そして, 何とか解決しようと, 様々な試みを試行錯誤的に行い, 4 〜 6 週間の間に何らかの適応状態に至る。この適応状態が, 本人, 周囲にとって, 最適なものか, 別の健康不安や困難につながる不適応的なものかはわからない。心理社会的な均衡を取り戻し, 健全な適応からさらに一歩進んで成長するきっかけになることもあるし, 不適応から一段と悪化した心理的不調に至ることもある。

危機には, 危機の成因によって, 人のライフサイクルにおける成長発達に伴う**発達的危機**と, 偶発的に発生する**状況的危機**がある。また, その生じ方によって, 突然急激な衝撃を受けて起こる**ショック性危機**と, 緩やかな小さい衝撃が続けて起こる**消耗性危機**の 2 つがある。

2 危機とストレス

カプランは, **危機**を時間的制限があり, 比較的強い強度をもっているものとし, **ストレス**を時間的制限のない, どちらかといえば慢性的なものとみなした。そして, 心理社会的ストレス要因と危機は, ほぼ同義で用いられてもいる。

　医療の場では，危機を引き起こす要因として，①形態・相貌(そうぼう)の損傷を伴う場合，②機能の障害を伴う場合，③愛する人・場所などの喪失があげられる。

　①では外見上の変化が見えやすい手術や外傷（四肢切断，人工肛門造設，顔面の変形や麻痺(まひ)），②では失声や失明，人工透析(とうせき)，在宅酸素，生殖器障害など，③は不良な予後，離死別，入院隔離，生命予後の説明などがあたる。

2. 危機のプロセス・危機理論

1 │ フィンクの危機理論

　シュテファン・フィンク（Fink, S. L.）は，外傷性脊髄(せきずい)損傷によって機能不全に陥った事例をもとに，突然の環境変化や突発的な衝撃にさらされ，通常の対処機構では軽減できない危機に際して，4段階のプロセスを経て，疾病受容に至る過程を理論化している。

　フィンクの説では，危機にさらされると，①衝撃の段階，②防御的退行の段階，③承認の段階，④適応の段階の4段階のプロセスを経て収束する。

❶**衝撃の段階**：自己の存在が脅かされたときに生じる心理的衝撃で，恐慌状態や無力状態に陥り，注意も拡散するか1つに固執してしまい，周囲の状況把握，現実把握ができなくなってしまう。疎通も混乱し，急性の身体症状（頭痛や悪心(おしん)・嘔吐(おうと)など）を訴えることもある。この時期の介入としては，安全の確保と保護的な看護を要する。

❷**防御的退行の段階**：危険や脅威を感じる危機があまりに圧倒的過ぎる場合は，否認，抑圧といった防衛機制が働き，周囲への無関心，多幸的な状態が生じる。この時期における介入は，患者のありのままの状況を受け止め，安全を保障することである。

❸**承認の段階**：危機的な出来事の現実に直面し，悲しみや苦悩，不安や抑うつが生じる。信頼関係を強め，適切な情報提供や現実検討，問題解決指向的な提案などを行う。

❹**適応の段階**：病や外傷を得た後の新しい状況や自己の身体機能・イメージ，新しい人生目標やモットーを身につけ，適応を図る時期である。受傷後の現実を踏まえた自己評価を促し，自己肯定感や対処可能感の修復を支援する。病者役割に留まらないサバイバーとしての自覚を支え，医療資源以外のこれからの生活に有用な資源についての情報提供や社会資源や人的資源への連携を図る必要がある。

2 │ キュブラー＝ロスの死の受容5段階プロセス

　エリザベス・キュブラー＝ロス（Kübler-Ross, E.）は，多くの臨死患者の心理的プロセス・死の受容過程を「否認→怒り→取り引き→抑うつ→受容」という時間軸に沿った5段階の心理的変化としてとらえた。ただし，次のステージへの進展の順序は，個々人によって千差万別であり，行きつ戻りつ揺れ動きながら変化するものである。患者がもともともって

「精神看護学」で学ぶこと
「精神（心）の」とらえ方
精神（心）の発達に関する主要な考え方
家族と精神（心）の健康
暮らしの場と精神（心）の健康
5 危機状況と精神（心）の健康
現代社会と精神（心）の健康
精神保健医療福祉の歴史と現在の姿

いる死生観や宗教的背景，地域文化によっても死の受容過程は異なり，キュブラー = ロスの提唱するプロセスどおりに進まないこともある。

❶否認：死についての告知を受けた直後の衝撃に対して，心理的な破綻（はたん）を回避するために，「そんなはずはない」「検査の間違いだ」などと事実を否定したり，自己に都合のよい情報のみを取捨選択して軽い状態と解釈したりする。

❷怒り：現実のことと受け入れざるを得ない状況になると，「なぜ，自分だけが」と激しい怒りを表す。自身の運命に対しての怒りという直接的な形ではなく，周囲にいる身近な人達（家族や友人，医療者）に対しての怒りとして「置き換え」られて表出されることもある。

❸取り引き：周囲の人や神に対して，条件付き約束を申し出る。

❹抑うつ：怒りや取り引きによっても，自分の運命を変えることはできないと知る。

❺受容：不可避の危機状況を受け入れ，静かに収束していく。適応の最終段階ともいえるが，すべての人が受容に至るわけではないことを理解し，モデルに当てはめるのではなく，患者の心がどのような適応を図ろうと試行錯誤しているのかを汲み取り，それに合わせた支援を行うことが肝要となる。

3 │ 災害時の心理的危機

災害とは「被災地域の対処能力をはるかに超えた，生理的・心理社会的あるいはコミュニティの重大な破壊」と考えられている。災害時の心理的変化は，①茫然自失期，②ハネムーン期，③幻滅期と進むとされる。

❶茫然自失期：発災後，数時間～数日間は，衝撃に対して防衛機制が働き，情報のインプット・アウトプットが適切にできない一時がある。

❷ハネムーン期：発災後，数日～数か月間のハネムーン期では，新たな環境に適応しつつあるように見え，復旧に向かって積極的で愛他的な行動がみられる。

❸幻滅期：しかし，災害の長期化やライフライン復旧の遅れ，生活困難，行政当局などの対応の不備，災害の原因に企業や行政組織の怠慢があったなどの人災的な側面が報道されることによって形成される，責任追及の世論などにより，疲弊と落胆を示す幻滅期に至る。

災害による心理的変化は，個人の発災前の精神機能・状態や，災害の規模，自然災害なのか，工業災害なのか，地域コミュニティの機動力，行政組織機能が残っているかどうかなど，非常に多くの要因によって変化する。特に個人のふだんの対処機能をはるかに超えた大きな災害による一時的な心理的変調は，「異常な体験のなかの正常な反応」であるという点を踏まえて対応することが求められると同時に，心理的支援や精神的サポートに必要以上にこだわらず，できるだけ速やかに安全な寝床や水，食べ物，衛生を確保・復旧することに注力すべきである。

Ⅱ　ストレスとコーピング

　現代人は，たくさんのストレスにさらされているという。“ストレス”という言葉は，すでに世間に知れ渡っているが，まずこれらのストレスに関連した言葉の定義を整理する。

1. ストレスとは

　一般に広く用いられる“ストレス”という言葉の定義は極めてあいまいである。ストレスを引き起こす刺激も，それによる生体の反応も，同じストレスという言葉で一括りにされるため，混乱を生じやすい。ここでは両者を分けて解説する。

1 | 生体の恒常性（ホメオスタシス）

　アメリカの生理学者ウォルター・B・キャノン（Cannon, W. B.）は，「生体に内外の環境変化が加わったときに，生体の機能が変化して生理的均衡を保つしくみ」を**ホメオスタシス**と述べた（図5-1）。この環境変化には，心理社会的な刺激も含まれ，また生体の変化には，行動変化も含まれる。また，キャノンは動物実験から，敵に遭遇し極度の緊張状態にさらされた動物は，逃げるか，闘うかの反応（つまり，闘争−逃走反応）を示すとした。

2 | ストレス，ストレッサー，ストレス学説

　続いて，カナダの生理学者ハンス・セリエ（Selye, H.）は，外部環境からの刺激によって生体にゆがみが生じたときに起こる非特異的反応を**ストレス**といい表し，ストレスを生じさせる刺激を**ストレッサー**と定義した。ストレッサーは，ストレス要因ともストレス環境，

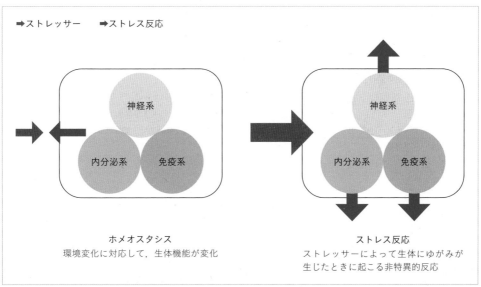

➡ストレッサー　➡ストレス反応

ホメオスタシス
環境変化に対応して，生体機能が変化

ストレス反応
ストレッサーによって生体にゆがみが
生じたときに起こる非特異的反応

図5-1　ホメオスタシスとストレス反応

ストレス状況とも表せるが，同様の意味としてここでは用いる。

　ストレッサーの例としては，温度・湿度，騒音などの物理化学的なもの，睡眠不足や過労，感染やけが，加齢，女性の性周期などの生物学的なもの，人間関係トラブルや強い感情体験などの精神的なもの，引っ越し，離死別，失職，戦争などの社会生活上の変化や困難などがあげられる（表5-1）。

　また，心理社会的ストレッサーにあたる生活イベントの例を示す。これは，アメリカの心理学者トマス・H・ホームズ（Holmes, T. H.）とリチャード・H・レイ（Rahe, R. H.）の開発した「社会的再適応評価尺度（Social Readjustment Rating Scale；SRRS）」という，ストレッサーの量的評価の方法である（1967年）。生活イベントごとに，ストレッサーとしての点

表5-1　ストレッサーの種類

物理化学的（外部環境）	温度（寒冷，猛暑），湿度，騒音，食料不足など
生物学的（生体環境）	睡眠不足，睡眠覚醒リズム，過労，感染，けが，加齢，女性の性周期，閉経など
精神的（心理状態）	価値観の変化（体形，仕事，家族），人間関係トラブル，強い感情体験（苦痛，怒り・不安・憎しみ・緊張）など
社会的（社会生活）	引っ越し，離死別，失職，戦争，景気の変動，結婚など

実際は複数のストレッサーが同時にかかわることが多い。

表5-2　心理社会的ストレッサー（例）：社会的再適応評価尺度

順位	ストレスフルな出来事	点数	順位	ストレスフルな出来事	点数
1	配偶者の死	100	23	息子や娘が家を離れる	29
2	離婚	73	24	親族関係でのトラブル	29
3	夫婦別居	65	25	個人的な成功	28
4	拘留	63	26	妻が働き始めるか仕事を辞める	26
5	密接な家族メンバーの死	63	27	本人の進学・卒業	26
6	けがや病気	53	28	生活条件の変化（家の新改築，環境悪化）	25
7	結婚	50	29	個人的習慣の変更	24
8	失職	47	30	上役とのトラブル	23
9	夫婦の和解・調停	45	31	勤務時間や労働条件の大きな変化	20
10	退職・引退	45	32	住居の変化	20
11	家族の健康上の変化	44	33	転校	20
12	妊娠	40	34	レクリエーションのタイプや量の大きな変化	19
13	性的な障害	39	35	宗教活動上の大きな変化	19
14	新しい家族メンバーの加入	39	36	社会活動（社交など）の面での大きな変化	18
15	職業上の再適応	39	37	1万ドル以下の借金	17
16	経済上の変化	38	38	睡眠習慣の大きな変化	16
17	親密な友人の死	37	39	団らんする家族数の大きな変化	15
18	仕事・職業上の方針の変化	36	40	食事習慣の大きな変化	15
19	配偶者とのトラブル	35	41	長期休暇	13
20	1万ドル以上の借金	31	42	クリスマス	12
21	借金やローンの抵当流れ	30	43	ささいな法律違反	11
22	仕事上の責任の変化	29		点数の合計が200点以上であると，ストレスを抱えて生活しているとされる。	

出典／Holmes, .H., Rahe, R.H.：The Social Readjustment Rating Scale. J Psychosom Res, 11(2)：213-218, 1967 をもとに作成.

数がつけられており，該当項目の点数を合計して評価する（表5-2）。合計が200点以上の人のうち半数以上が，翌年に何らかの心身の不調を訴えた。約50年前の研究であり，現代における価値観や社会の実情に合わない点もあるが，人間にとって強いストレス刺激となる出来事は，その内容の善し悪しというよりも，どれくらい劇的な生活環境の変化をもたらすかという点が重要であることが示されており，ストレス反応や不適応状態のきっかけを検討するうえで，示唆に富む視点を提供している。

3 | ストレス反応

ストレッサーにさらされると，生体は様々なレベルでストレス反応を引き起こす。**ストレス反応**は，主に神経系，内分泌系，免疫系の3つの機能変化として現れる。

ストレッサーにさらされたときに，生体が適応しようとして示す種々の生理的反応は，刺激によらず共通のものがあり，そのメカニズムは，ノルアドレナリン，アドレナリンの分泌による交感神経系機能の活性化や，視床下部－下垂体－副腎皮質系（HPA系）の内分泌系機能の変化によっている。セリエは，この反応を**適応症候群**とよび次の3期があるとした（図5-2）。

❶警告反応期

ストレッサーに対しての警告サイン（SOS）を発し，ストレスに耐え得る生体の内部環境を迅速に整えようとする時期を**警告反応期**という。この警告反応期は，さらにショック相と抗ショック相に二分される。

▶ ショック相　ストレス刺激が生体に加えられると，最初は血圧低下，体温低下，血糖値低下など，抵抗力が低下する**ショック相**が生じる。

▶ 抗ショック相　このような状態に適応するために，生体では交感神経系の活動が亢進する**抗ショック相**に移行する。副腎髄質ホルモンであるアドレナリンの分泌が促され，心拍数の増加，血圧上昇，体温上昇，血糖値上昇，発汗など交感神経系の活性化が起こる。

一方，脳内では，青斑核からノルアドレナリンが分泌され，覚醒水準が上がり，エピソード記憶の形成に働く。交感神経が活性化した場合の生体の変化を表5-3に示した。時には

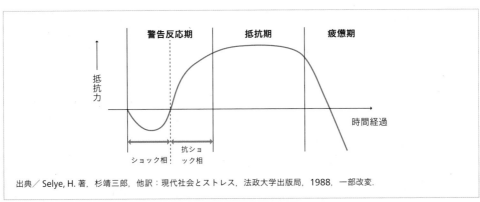

出典／Selye, H. 著，杉靖三郎，他訳：現代社会とストレス，法政大学出版局，1988，一部改変.

図5-2 ストレス反応の3相期

「精神看護学」で学ぶこと
「精神（心）の」とらえ方
精神（心）の発達に関する主要な考え方
家族と精神（心）の健康
暮らしの場と精神（心）の健康
5 危機状況と精神（心）の健康
現代社会と精神（心）の健康
精神保健医療福祉の歴史と現在の姿

表5-3 交感神経刺激症状

部位	状態	備考
全身	毛が逆立つ	立毛筋の収縮による
眼	瞳孔が散大する	虹彩の収縮
頸部	気管支の拡張	吸気をたくさん取り入れるため
胸部	心拍数増加，呼吸数増加	筋肉の血流を増やし，動きやすくする
腹部	消化管蠕動が停止，肝臓でのブドウ糖産生増加	血流を筋肉に集中させる
生殖器	排尿，生殖器の働きが止まる	機能を「闘争－逃走」に集中
四肢	末梢血管が収縮	傷を受けても出血を最小限にする

生体がストレス状態に過剰に適応しようとして，アドレナリンやノルアドレナリンの分泌，交感神経系の活動が過剰となり，過覚醒，過活動状態を呈することもある。

抗ショック相は，動物が危険にさらされたり，獲物を捕獲するときなど，生存のための基本的な行動である「闘争－逃走反応」の態勢を整える時期といえる。

❷抵抗期

警告反応期に続いて，生体の抵抗力が高まり，比較的長期間維持される時期である。生理的な変化をみると，抵抗期には警告反応期のアドレナリンやノルアドレナリンの分泌亢進に遅れて，視床下部－下垂体－副腎皮質系（HPA系）が活性化してくる。それぞれ，副腎皮質刺激ホルモン放出ホルモン（corticotropin-releasing hormone：CRH），副腎皮質刺激ホルモン（adrenocorticotropic hormone：ACTH），コルチゾールの分泌の亢進を認める。副腎皮質ホルモン（人ではコルチゾールが主）は，様々な身体部位の細胞内に入り，遺伝子発現を調節する。副腎皮質ホルモンは，糖新生による血糖値上昇，抗炎症作用，抗アレルギー作用のほか，血液脳関門を通過して中枢神経系に入り，記憶にかかわる海馬などにも作用する。このように，内分泌系，免疫系，神経系が副腎皮質ホルモンを介して相互に変化して，ストレッサーに対応することを理解したい。

抵抗期では，ストレッサーと生体防御機能がバランスを拮抗させて，約1週間続くといわれており，それ以上の長期間ストレッサーにさらされる場合，適応のためのエネルギーは枯渇（こかつ）していき，しまいには疲憊期（ひはい）に移行する。

❸疲憊期

ストレッサーに対しての適応のエネルギーが消耗した状態で，再び体温低下，血圧低下をきたす。疲憊期は，個体の特性，心理的・環境的影響に修飾されるため，複雑な経過をたどり，身体機能の停滞や休止を経て回復する場合もあるし，ストレッサーが減弱しないで長期継続する場合は，生体は衰弱し，臓器機能の不全や失調をきたし，発病につながることもある。

4 ｜ 人間のストレス反応

高度に社会化された人間のストレス反応は，さらに複雑であり，生理機能の変化のみな

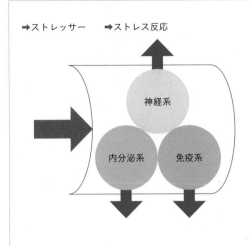

「精神看護学」で学ぶこと

「精神（心）」のとらえ方

精神（心）の発達に関する主要な考え方

家族と精神（心）の健康

暮らしの場と精神（心）の健康

5 危機状況と精神（心）の健康

現代社会と精神（心）の健康

精神保健医療福祉の歴史と現在の姿

①身体の不調
ドキドキする(動悸), 過呼吸, 発汗, 火照り, 頭痛, 腹痛, 肩凝り, 食欲不振, 食欲過多, 不眠, 入眠困難, 疲労感, 風邪をひきやすい

②気分の変化
不安, 緊張, イライラ, 意欲低下, 集中力がない, 忘れっぽい

③行動の変化
人間関係の乱れ, ひきこもり, 早退・遅刻, 怠業, 乱費, 喫煙・飲酒, ギャンブル

図5-3 人間のストレス反応

らず, 気分の変化や行動の変化として現れる（図5-3）。

そして, その結果として対人関係や周囲の環境に大きな影響を与える。つまり, ストレッサーによって生じたストレス反応が, さらに周囲の環境に影響を与え, 新たなストレッサーやストレッサーの強化・維持につながることがある。この悪循環は, 心理的問題や精神疾患で非常に頻繁に生じている。

5 | ホメオスタシスの破綻と心身症

長期のストレッサーにさらされ, ホメオスタシスが破綻した状況が続き, 適応的なストレス反応ができなくなると, 様々な心身の機能不全が生じたり, 身体疾患の症状を修飾したりする。

臓器の障害や身体症状の発症の過程に, 心理社会的ストレッサーが密接に関与している病態を**心身症**という。心身症では, 確かに該当する臓器症状（たとえば, 胃痛や血圧上昇, 腹痛・下痢など）があり, その特定の臓器の器質的・機能的異常が認められる。この点で心身症は, 身体科で扱う病態であり, 精神疾患とは区別されている。表5-4に心身症の例を提示した。

表5-4 心身症（慢性的なストレッサーが身体機能を障害すると起きる疾患の例）

呼吸器系疾患	気管支喘息, 過換気症候群
循環器系疾患	高血圧, 狭心症, 心筋梗塞, 不整脈
消化器系疾患	過敏性腸症候群, 胃・十二指腸潰瘍
代謝系疾患	糖尿病
内分泌疾患	甲状腺機能亢進症
神経・筋肉疾患	緊張型頭痛, 片頭痛, 痙性斜頸
皮膚科疾患	アトピー性皮膚炎, 円形脱毛症
整形外科疾患	頸肩腕症候群, 腰痛症, 関節リウマチ
婦人科疾患	月経前症候群, 月経異常, 更年期障害

2. 心理学的ストレスモデルとストレスコーピング

❶ **ラザルスとフォルクマンの心理学的ストレスモデル**

　同じストレッサー（環境や出来事や日々のイライラごとなど）にさらされていても，まったく平気な人もいれば，ささいな出来事でも大きな影響を受けてしまう人がいる。これはどのように説明できるだろうか。

　1984年，リチャード・S・ラザルス（Lazarus, R. S.）とスーザン・フォルクマン（Folkman, S.）は，心理的ストレスは「ストレッサー」と「当事者の認知的評価および対処行動（コーピング）」との相互作用からなる一連のプロセスであるととらえた。つまり，出来事そのものよりも，それを受けた人が，その出来事をどのように解釈するかで，ストレス反応の質や量が決まってくるということである。

　心理社会的出来事に起因するストレス反応を決定しているのは，環境要因のみではない。自分がその状況をどう認識しているか（たとえば"脅威"と感じたり，また"傷つけられた""恥をかいた"などと受け取ってしまうのか），そして，その出来事をどのように取り扱えるのかという対処能力との「相互作用」によっているのである。そして，その相互作用のプロセスを理解し，心理的な受け取り方を変えたり対処能力を強めることによって，ストレス反応を制御することが可能という，問題解決のポイントも見いだせる。

　ラザルスとフォルクマンは，このような考え方から，心理学的ストレスモデル（**トランスアクションモデル**）を提唱し，このモデルは，その後の心理社会的ストレスモデルの原型となっている。

❷ **心理学的ストレスモデル**（トランスアクションモデル）**の構造**

　ラザルスとフォルクマンの心理学的ストレスモデル（トランスアクションモデル）を図5-4に示す。ストレッサー（ストレス環境，ライフイベント，日々のイライラごとなど）の入力があると，そのストレッサーとしての量や性質などの情報に対しての認知的評価がなされる。認知的評価には，一次評価と二次評価がある。

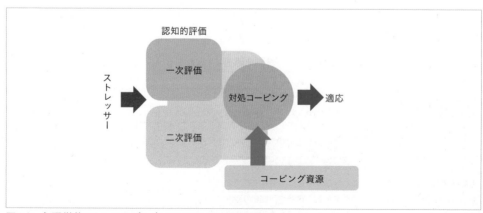

図5-4　心理学的ストレスモデル（トランスアクションモデル）

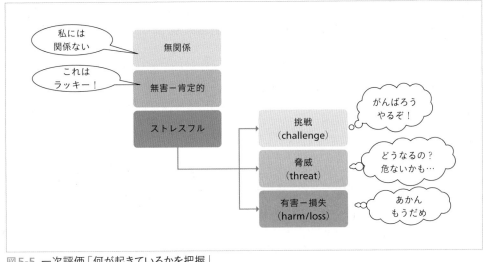

図5-5　一次評価「何が起きているかを把握」

　一次評価は，ストレッサーが，自分自身にどのような影響を及ぼすかという査定である。評価の結果，「無関係」「無害－肯定的」「ストレスフル」に大別される。これらのうち，どの評価がなされるかは，個人の価値・目標・信念などが，刺激によってどの程度「危うくなっているかどうか」「脅かされているかどうか」で決まるといわれる。次にそれぞれの評価を解説する（図5-5）。

▶ **無関係**　ストレッサーとのかかわりが，個人にとって何の意味ももたないとの評価。

▶ **無害－肯定的**　ストレッサーとのかかわりの結果，肯定的であると解釈され，良好な状態を維持し強化するものと評価。

▶ **ストレスフル**　刺激状況によって自分の価値・目標・信念などが脅かされているとみなした場合の評価。「ストレスフル」は，さらに①有害－損失，②脅威，③挑戦に三分される。

　❶**有害－損失**：自分の価値・目標・信念などが，すでに脅かされ，心身に強い問題を生じ得ると判断される場合である。

　❷**脅威**：まだ「有害－損失」には陥っていないが，今後，こうむる可能性がある場合になされる評価である。

　❸**挑戦**：ストレッサーとのかかわりが，自分にとって利益や成長につながる可能性があると評価する。

　二次評価は，ストレッサーがストレスフルと評価された場合に，その困難状況に対処できるかどうかを判断する段階である。

❸**コーピング**

　ラザルスとフォルクマンの心理学的ストレスモデルにおけるコーピングの定義では，次の3点があげられている。

　①コーピングは，その行動の結果にかかわらず，ストレスフルな状況を処理しようとする努力を意味する。ストレスフルな状況に対して適応的であるものも適応的でないもの

も含まれる。

②コーピングは，ストレスフルな状況に対する意識的努力である。すなわち防衛機制のような無意識的な反応は含まれない。

③コーピングは，状況により変化するプロセスである。

ラザルスとフォルクマンは，コーピングの焦点をどこに当てるかという，「コーピングの目標」の視点から，「問題解決型コーピング」と「情動焦点型コーピング」の大きく2つに分けた。

問題解決型コーピングは，直接にストレスフルな状況に働きかけて変化を促そうとするものであり，**情動焦点型コーピング**はストレスフルな状況そのものの変化ではなく，本人のとらえ方を変えて情緒的安定を図るという認知的再評価である。

また，アンドリュー・G・ビリングス（Billings, A. G.）とルドルフ・H・モース（Moos, R. H.）は，コーピングの表出の違いにより，行動的コーピング，認知的コーピングを提唱した（1981年）[1]。その後，これらのコーピングを基に様々なコーピングの分類が複数の研究者によってなされた。ここでは，神村らによる3次元コーピングモデル（1995年）[2] を紹介する。

神村らは「接近 – 回避」というコーピングの態度軸と，「問題焦点 – 情動焦点」という目標軸，「行動的 – 認知的」というコーピングの反応系軸による，3次元のコーピング分類を提唱した。そして，これらの組み合わせによる8つのコーピング方略を提示している。その概略を図5-6，表5-5に示した。

❹ コーピングの効果

コーピングの心理的な効果については，問題解決型の方略（計画立案や情報収集）では，不安や抑うつなどの心理的ストレス反応を緩和する作用がある。反対に，情動に焦点を当てた方略のなかで，放棄・諦め，責任転嫁，回避的コーピングは，心理的ストレス反応を

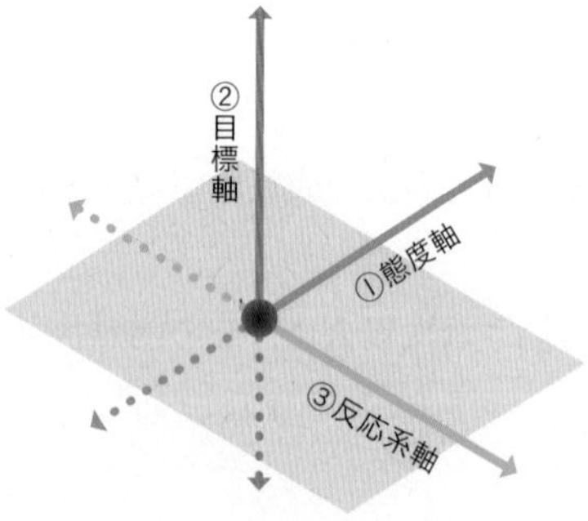

対処方略		解説
1. 態度	接近回避	積極的にかかわるか消極的に回避か
2. 目標	問題情動	問題解決か気持ちの安定か
3. 反応系	行動認知	頭の中の処理によるか行動に移すか

対処方略3次元モデル：3つの組み合わせで，8通りのコーピング方略

出典／神村栄一，他：対処方略の三次元モデルの検討と新しい尺度（TAC-24）の作成，筑波大学教育相談研究，33：41-47，1995，一部改変．

図5-6 3次元コーピング分類

表5-5 8つのコーピング方略

❶情報収集 （接近・問題・行動）	すでに経験した人を参考にする 力のある人に教えを受けて解決をはかる 詳しい人から自分に必要な情報を収集する
❷計画立案 （接近・問題・認知）	原因を検討し，どのような対策を取るべきか綿密に考える 過ぎたことの反省をふまえて，次にすべきことを考える
❸カタルシス （接近・情動・行動）	だれかに話を聞いてもらい，気を静め，冷静さを取り戻す 愚痴をこぼす
❹肯定的解釈 （接近・情動・認知）	楽観的に考える「塞翁が馬」「楽あれば苦あり」 良い面も見つけていく
❺放棄・諦め （回避・問題・認知）	自分では手におえないと考え，放棄する 諦める，棚上げ
❻責任転嫁 （回避・問題・行動）	言い逃れをする，責任をほかの人に押しつける うそをつく，逃げ出す
❼回避的思考 （回避・情動・認知）	嫌なことを頭に浮かべないようにする あまり考えないようにする 無理にでも忘れるようにする
❽気晴らし （回避・情動・行動）	買い物，おしゃべり，グルメ，お酒，賭けごと，カラオケ，スポーツや旅行

出典／神村栄一，他：対処方略の三次元モデルの検討と新しい尺度（TAC-24）の作成，筑波大学教育相談研究, 33：41-47, 1995.

増悪する可能性がある。しかし，情動焦点型であっても，その状況を良い方向に解釈しようとするなどの肯定的解釈は，不安感情を軽減することが明らかになっている。

一方，問題解決型コーピングがストレス反応の軽減に有効であるのは，状況をコントロールできる可能性が高い場合であり，コントロールの可能性が低いときは，むしろ回避的コーピングのほうが有効であるという指摘もある。

また，単独のコーピングだけで対処を図るのではなく，状況に合わせて使い分けたり，複数の方法を並行して行えることが重要であるという見解もある。たとえば試験で失敗した後に「ミスしたところを，計画を立てて復習する」という計画の立案をすると同時に，気分転換にスポーツで汗をかくといった気晴らしを行うことである。このようにコーピングレパートリーを豊富にしておくことが，様々なストレス状況を上手に乗りきるコツともいえる。

❺ 医療場面での応用

心理学的ストレスモデルは，医療場面における患者のストレス反応を評価したり，対処法を検討するうえで有用である。患者のふだんからのストレス反応やコーピングのパターンを把握し，療養場面において，どのような反応や対処行動をとるのか，またそれらの反応や行動が，不適応的になるような場合に，適切な対処行動を支援するために活用できる。個人のストレスコーピングパターンを把握する方法として，10種類以上の日本語版コーピング尺度が様々な研究者によって作成されている。全般的なストレス対応パターンをとらえるもの，ある特定の領域に特化したストレス対処を図るものなどがある。

❻ 健康生成モデルと首尾一貫感覚（SOC）

「健康生成モデル（salutogenic model）」は，医療社会学者アーロン・アントノフスキー

（Antonovsky, A.）が 1979 年に体系化した「人間の健康はどのように回復・維持・増進されるのか？」という観点から提唱された。病気の原因や要因に着目し，その軽減・除去を目指す「**病因モデル**（pathogenic model）」の対極になる考え方である。ここでいう健康とは，単に「病気や障害がない」ことを意味するのではなく，病気や障害の有無によらず，精神的，身体的，社会的に満たされた状態という，世界保健機関（WHO）の健康の定義でいうところの"健康"である。

　アントノフスキーは，1970 年代にイスラエルの更年期女性を対象にして，第 2 次世界大戦時に，アウシュビッツ強制収容所に収容された経験をもつ女性と，経験していない女性に分けて，精神的・身体的健康度を比較する研究を行った。その結果，強制収容所を経験していても，更年期の適応がよく健康を保っている女性が 29％もいることに注目し，「なぜ病気になるのかではなく，なぜ健康でいられるのか」という要因を追求した。その結果，健康生成の中心構成要素は，①**汎抵抗資源**（generalized resistance resources：GRRs）と，②**首尾一貫感覚**（sense of coherence：SOC）であることを示した。

▶ 汎抵抗資源（GRRs）　種々のストレッサーに対応するための多様な資源のことであり，遺伝・体質・気質といった生物学的汎抵抗資源や，モノやカネ，価値観，対人関係などの心理社会的汎抵抗資源などがある。

▶ 首尾一貫感覚（SOC）　ストレス対処力ともいう。「どんな状況下でも GRRs を駆使してストレッサーに対応できるという首尾一貫した感覚」である。SOC は，良質の人生経験（life experience）によって学習，形成される。SOC 形成を促進する良質な人生経験とは，一貫性があり，過小でも過大でもない適度な負荷で，結果形成に参加できた経験である。SOC 形成には，20 歳代までの生育環境と経験が重要であり，30 歳代以降も，社会的役割や地位などによって変化する。

　SOC は，3 つの首尾一貫した確信からなる。

❶**把握可能感**（sense of comprehensibility）：自分の内外で生じる環境刺激は，予測と説明が可能なものであるという確信。

❷**対処可能感**（sense of manageability）：その刺激がもたらす要求に対応するための資源はいつでも得られるという確信。

❸**有意味感**（meaningfulness）：自分のおかれている状況，行動にやりがいや意義を感じられる感覚。

　2007 年，エヴァ・ランゲランド（Langeland, E.）らは，ノルウェーの大都市に暮らす精神健康問題をもっている人たちを 1 年間追跡調査した結果，開始時点での精神症状の数と人生の満足度の変化には相関がみられず，SOC が人生満足度を予測することを示した[3]。

　健康生成モデルや SOC 概念は，WHO で定義されたヘルスプロモーションや心身医学，心理学，ポジティブ・サイコロジーなど，社会学・医学・心理学などの分野に大きな影響を与えている。近年では，レジリエンス概念やストレングス・モデルとの親和性も指摘されている。

❼レジリエンス

レジリエンス（resilience）は「極度の不利な状況に直面しても，正常な平衡状態を維持することができる能力」を指し，抵抗力・復元力・回復力などとも言い表す。もともとレジリエンスという用語は，欧米における，親からの虐待にさらされた子どもの精神疾患の病態理解およびその予防を念頭において使用されたのが発端である。今日では成人の精神疾患全般にわたり，この観点を概念拡大し，精神科臨床の実践をさらに進めるうえで，個人に備わる復元力・回復力を引き出すことに着目する治療論的パラダイムシフト（革新的・非連続的な考え方の変化）として提唱されている。

❽ストレングス

ストレングス（strength）は，チャールズ・A・ラップ（Rapp, C. A.）らによって1980年代に実践され，90年代にかけて大きく発展した精神障害者支援のためのソーシャルワーク，ケースマネジメントの理論・実践体系である。

個人や生活環境に潜在している「強み」に着目して，それを引き出し，活用していくことを主眼とし，医療モデルに対して，生活モデルをもとにしている。ストレングスは「個人ストレングス」と「環境ストレングス」に大別し，それぞれの強みを明確化していく。そして個人，環境両者の相互作用により，生活目標の達成が得られるように支援する。

❾自己効力感

カナダの心理学者アルバート・バンデューラ（Bandura, A.）が提唱した**自己効力感**（self-efficacy）とは，「ある状況下で，必要な一連の行動をうまく遂行できる可能性についての信念」である。自己効力感は4つの要素でできており，それらに肯定的評価を与えると自己効力感が高まるといわれる。

❶成功体験：自分自身が何かに成功した，達成した体験をもつこと。

❷代理経験：他者の達成を見て，自分でもできそうだと思うこと。

❸言語的説得：言葉により，達成可能なことを説得されること。

❹生理的情緒的高揚：苦手だと感じていた場面を回避せずにやり過ごすことにより，自己効力感が強められること。

自己効力感は課題を小分けにして，小さな成功体験を積み重ねていくことで強まっていく。自己効力感が高まると，対象への興味関心が育ち，さらに新しいことに挑戦する態度につながる。

Ⅲ 適応と不適応

1. 適応・不適応

適応（adjustment）とは，環境（物理的環境，対人関係，家族，社会環境など）に対して，適切

な反応や行動ができている状態をいう。簡単に述べれば「環境のなかでうまくやっていること」である。**不適応**（maladjustment）は，環境に対して，不適切で無効な反応や行動に陥っている状態である。

適応・不適応は，物理的環境における生理的状態にも用いられる。たとえば低酸素や低気圧を含む高所環境に曝露すると，ヘマトクリット値が上昇して，その環境に適応し内部環境を維持しようとする生理的多血などを**高所適応**という。

しかし適応・不適応は心理社会的ストレス環境に対して用いられることが一般的である。たとえば職場への適応・不適応・再適応など，職場のメンタルヘルス（精神的健康）で用いられたり，学校教育では学業への不適応として取り上げられたりする。また，心理社会的ストレスが発症に大きく影響する精神疾患に**適応障害**という概念があり，明確な操作的診断基準が示されている（『精神看護学②』第3章-II-G-3「適応障害」参照）。

2. 適度なストレス刺激は生産性を上げる

ストレス刺激は，必ずしも心身の健康に悪い面だけではない。適度なストレス刺激は，むしろ生産性を向上させるというヤーキーズとドットソンの法則（Yerkes-Dodson's law）という理論がある。心理学者のロバート・M・ヤーキーズ（Yerkes, R. M.）とジョン・D・ドットソン（Dodson, J. D.）は，ネズミを用いた学習実験で，ある程度ストレス刺激があったほうが学習効果は上がり，一方，ストレス刺激量が最適なレベルを超えて，個体に強い不快感や恐怖，怒り，諦めなどの情動を喚起するようになると，かえって効率は低下することを示した（図5-7）。

最適な生産性をもたらすストレス刺激を**ユーストレス**，効率を低下させるような過剰なストレス刺激を**ディストレス**とよぶ。ユーストレス下での個体は適応状態にあるといえるだろうし，ディストレスにさらされる個体は不適応を起こすとも言い換えられる。

しかし，人間の場合，適応・不適応を決めている因子は，必ずしもストレス刺激のみで

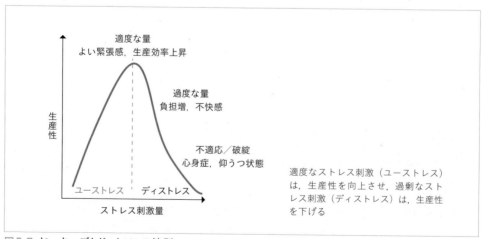

図5-7 ヤーキーズとドットソンの法則

なく，個体のとらえ方や，対処のしかたを含めた相互作用で決まるという見解がある。特に心理社会的ストレス研究において，刺激のインプットの量や質のみでなく，また反応というアウトプットのみでもない，相互作用をとらえるというストレス理論が登場した。

IV 精神（心）の健康のためのセルフマネジメント

看護師をはじめとして医療職は，病を得て生活の複合的困難に陥った病者を支え続ける職業である。危機理論で述べたように，生活史における思いがけないショックな出来事，生涯で体験したことがないような痛みや不快感，不安感，絶望感にさいなまれる，その強烈な感情を，医療職は受け止めていかざるをえない。

また，医療職は高度な技術や情報を扱い，個人の裁量権が少なく，限られた時間で多くの業務をこなすことが要求される。さらに，たくさんの職種が連携する必要があり，職種間の教育・研修方法，職業文化の違いからくる信念対立も多い。このような特性から，医療職は**感情労働**の典型とみなされる。

しかし，現在，コンシューマリズムの到来や医療情報の一般への拡散に伴って，医療者に対しての要求水準は日に日に高まっている。このようななかで，燃えつき（バーンアウト）や離職が多い職業であることが知られており，医療者自身のメンタルヘルスも大きな問題となっている。

医療職個々人の精神的安定や職業倫理性の維持は，医療リスクを防ぐ大きな因子でもある。日々の仕事を安全に遂行し，また新しい学びの体験を続けていくためには，自らの心理状態を意識し，セルフマネジメントを有効に行う必要がある。また事業者は，職場環境や研修環境をより働きやすく，学びの喜びを得やすいものに改良していく必要がある。

ここで取り上げる，ストレスマネジメント，アンガーマネジメント，コーチングは，患者や家族などの支援の際にも有用な示唆を提供するが，同時に，医療者自身の心身の健康維持や後進への研修指導にも活用可能である。

1. ストレス環境としての医療現場

医療現場を労働衛生管理の観点でみた場合，対患者・家族との感情的なやりとり，様々な職種による協働，技術習得に高度な訓練や学習を要すること，医療事故や感染，医療訴訟リスクなど，自身の心身の健康を脅かす恐れに常にさらされることなど，様々な困難状況がある（表5-6）。

特に初めて医療現場に出た新人医療者にとって，学生時代の実習では実感のわかなかった様々なストレス状況にさらされるのは不可避である。その具体的な例を表5-7に羅列した。このような様々な身体的心理的ストレス状況が医療現場には存在することを理解したい。

表 5-6 臨床看護職者の仕事ストレッサー測定尺度 (NJSS) 7つのストレス要因

職場の人的環境	ほかのスタッフとの考え方の違い，非協力，上司のサポートがない，相談できる人が同じ職場にいない
看護職の役割	納得のいく看護ケアができない，患者・家族の心のケアができない
医師との人間関係	信頼関係やコミュニケーション不足，治療方針に納得がいかない
死との向かい合い	臨終時や急変時に医師と連絡がとれない，臨死患者の傾聴，患者の死去
仕事の質的負担	判断力・注意力・責任感が要求され仕事の緊張感が強い，不慣れな仕事を任される，機器の操作や処置，検査方法がわからない
仕事の量的負担	仕事量が多い，超過勤務，人手不足
患者との人間関係	訴えが多い患者の対応，嫌だと思う患者の対応をする

出典／東口和代，他：臨床看護職者の仕事ストレッサーについて；仕事ストレッサー測定尺度の開発と心理測定学的特性の検討，健康心理学研究，11；64-72，1998 をもとに作成．

表 5-7 リアリティショック（看護学生時代の理想と現実の看護現場との著しい乖離(かいり)）

- 夜勤，急変が怖い
- 患者の死に際して：後悔，無力感，怒り
- 家族・患者からの八つ当たり
- 上司・先輩からの叱責，厳しい指導，自信喪失，絶望感
- 同僚に馴染めない，疎外感
- 医師の身勝手な指示，心ない言葉
- 理想に手技が追いつかない
- 自分の時間がとれない，家に帰ったら寝るだけ
- 友人と時間が合わない

表 5-8 医療者の精神的健康はなぜ大切なのか

医療・福祉の職場で精神的健康が保てないときには…
❶診断や治療の妨げとなり，患者に弊害をもたらす
❷医師の学習能力や成績に深刻な悪影響をもたらす
❸医療水準，士気，モラルの低下
❹職場全体の機能低下を生じ得る（連絡ミス，職場の人間関係の悪化，インシデント・アクシデントの増加）
❺就労環境，施設全体の人事・労務管理上の困難が生じ得る（病休・欠勤の増加，離職者の増加）
❻残ったスタッフにのしかかる集積的過重労働
❼病院機能のマヒ状態（人的資源欠乏，経営状況悪化，労災補償，医療訴訟など）
❽結果として医療圏の崩壊の引き金を引く発端となり得る

出典／Tyssen,R., Vaglum,P.：Mental health problems among young doctors；an updated review of prospective studies. Harv Rev Psychiatry, 10（3）：154-165，2002，一部改変．

　医療者の精神的健康がなぜ重要なのかについては表 5-8 に示した。個人の心身の健康を損ねる危険性があるのみでなく，患者への不適切な対応，ヒューマンエラーを生じる要因となり得るほか，メンタル不調に至り，仕事の能率の低下や休職，ほかの同僚への負担など，組織全体のリスク管理上・労務管理上の問題にも直結する。

❶燃えつき（バーンアウト）

　活発に仕事をしてきた人が何らかのきっかけで活力を失ってしまい，無気力状態あるいは抑うつ状態に陥ることを**燃えつき（バーンアウト）**という（表 5-9）。

　燃えつきの結果として早退，遅刻，欠勤，離職など，集団の生産性に著しい人的損失をもたらすことになるため，職場の管理者として，燃えつきを出さないような労働環境や業務内容への配慮が必要となる。

表5-9　燃えつきでみられる状態変化（Maslach Burnout Inventory：general survey）

疲弊感	口数が減る，身だしなみに無頓着，ため息，居眠り，ぼんやり
シニシズム	仕事への熱意・関心の喪失，仕事への心理的距離感，投げやりな態度
効力感の低下	仕事への自信・やりがいの喪失

出典／Maslach,C.,et al.：Maslach Burnout Inventory Manual, 3rd ed, Consulting Psychologists Press, 1996 をもとに作成.

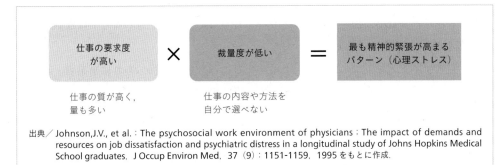

出典／Johnson,J.V., et al.：The psychosocial work environment of physicians；The impact of demands and resources on job dissatisfaction and psychiatric distress in a longitudinal study of Johns Hopkins Medical School graduates, J Occup Environ Med, 37（9）：1151-1159, 1995 をもとに作成.

図5-8　医療現場はなぜストレスが高いか（Karasek モデル）

❷医療現場は，なぜストレス負荷が高まるのか？

　医療現場のストレス負荷の強さを「Karasek モデル」（図5-8）を援用して整理しよう。

　キース・R・カラセック（Karasek, K. R.）は「心理ストレス＝仕事の要求度の高さ×裁量度の低さ」で示されるとした。医療現場は，高度な技術を扱い，長時間の労働になりやすい。この点で仕事の要求度が高い職場である。また，仕事の内容や方法，行う時間を自分の都合で選ぶことができず，外来診療にしても病棟業務にしても，患者の状況に応じて即応を求められる，裁量度が非常に低い仕事といえる。この積からなる心理ストレス負荷量の総体は大きく，最も精神的緊張が高まるパターンといえる。このモデルは，アメリカのジョンズ・ホプキンス医学校（Johns Hopkins Medical School）の中期キャリアの医師を対象とした縦断研究で実証されている [4]。

2. ストレスマネジメント

　ストレスマネジメントとは，自分自身で心身の緊張などのストレス反応に気づき，それを解消していくことを指す。①ストレス反応が生じていることに気づく（セルフモニタリング）と，②ストレス反応を解消するための具体的な行動をする，の2段階に分かれる。

❶ストレス反応が生じていることに気づく

　労働者本人が，簡単に自己のストレスの程度を把握できる方法が「ストレスチェック」である。労働安全衛生法の改正により，労働者が50人以上いる事業所では，2015（平成27）年12月から，毎年1回，この検査を全労働者に対して実施することが義務づけられた。ストレスチェックの結果，「高ストレス」と判定された場合，本人の申し出により医師の面接指導を受けることができる。

❷ストレス反応を解消するための具体的な行動をする

　ストレス反応を解消するための行動としては，リラクセーション法（腹式呼吸やヨガなど），ストレッチや筋弛緩法，適度な運動，適切な睡眠，人との交流，余暇の趣味などがあげられる。しかし，ストレス解消のための喫煙や習慣的飲酒（特に寝酒）は，逆効果となる。

　飲酒はうつ状態の誘因や中年男性の自殺企図に関連することもある。また，ストレス環境下でアルコール乱用，依存が増加するという知見もあるため注意しなくてはならない。

❸ 職場などのメンタルヘルス対応

　ストレスマネジメントは，個人で行うものだけではない。職場であれば事業者，教育機関，地域自治体が，心の健康を推進する環境整備や啓発活動を積極的に行う必要がある。企業や事業体，教育機関には，労働者や学生に対して「安全配慮義務」「健康配慮義務」「環境配慮義務」があると考えられる。

▎3. アンガーマネジメント

❶ 医療現場におけるアンガーマネジメントの重要性

　アンガーマネジメントとは，イライラや怒りの感情を単に抑えつけるのではなく，適切な問題解決や対人コミュニケーションに結びつけるように自己管理する技術である。

　医療現場は，不確実で不測の困難場面が突如として持ち込まれ，また患者や家族，ほかのスタッフとの感情的なやりとりが複雑に錯綜しやすい職場である。医療場面で発生した1つの怒りが，周囲に派生して怒りの連鎖反応を引き起こし，取り返しのつかない業務上のリスクや，連携や協働の破綻につながることも，まれではない。

　対人トラブルとの距離を保ち，冷静な対応をするために，また自身が疲弊することを防ぎ，働きやすい職場を維持していくためにも，アンガーマネジメントは，医療職として働く者が身につけるべき，必須のセルフマネジメント技法の一つといえるであろう。

❷ アンガーマネジメントの考え方と方法

　アンガーマネジメントでは，環境や相手の言動に怒りのスイッチがあるのではなく，自分自身が正しいと思っている信念や価値観やモットーが，怒りの起爆剤になるとしている。これらの信念や価値観を**コアビリーフ**という。たとえば「患者は医療者の奨める治療に従うのは当然だ」「新人はリーダーより遅くまで残って仕事をすべきだ」などがコアビリーフである。

　アンガーマネジメントでは，まず自分がイライラや怒りを感じるときに，どのような出来事があったのか，それに対してどのようなコアビリーフが発動するのかを整理して，自身のコアビリーフを把握することに重きを置く。そして，コアビリーフに代わる考え方を思いついたり，声にしたり，行動に移すことにする。それでも，イライラや怒りは即時的なストレス反応でもあり，前述のような認知的な再構成に間に合わないこともある。その場合は，次にあげるような対処法が勧められる。

　①目を閉じて深呼吸をする。

②6秒間，頭のなかで数えてから発言する。

③低くゆっくり話す。

④コップ1杯の水を飲む。

⑤イライラや怒りを感じた場所や状況からしばらく離れる（タイムアウト）。

⑥刺激統制を行う（五感を使って，自身の感覚に焦点を当てる。外から聞こえる鳥のさえずり，遠くの山々の緑や空の青色，おいしそうな果物の香りなど，自分が体験したなかで心が落ち着く状況を再現する）。

⑦攻撃性を代償できる行動をとる（安全な柔らかいボールを握りつぶす，古雑誌をビリビリに破く，氷を握りしめるなど，安全で他者を不安にさせずに衝動を発散させられるものを工夫する）。

これらの対処法は，もちろん怒りを発生しやすい患者の支援にも援用できるし，自身の感情コントロールにも有用である。

▌4. コーチング

❶コーチングとは何か

心理療法や精神療法が「主に対話をとおして，心理的不調や不適応，困難をもつ人などの認知・情緒・行動に働きかけ，適応的な変容を図ること」を目的とするのに対し，**コーチング**は「対話を重ねることをとおして，クライエントが目標達成に必要なスキル，知識，考え方を備え，行動することを支援し，成果を出させるプロセス」といえる。

医療場面への援用では新人教育，キャリア研修などで活用が期待される。スタッフの能力を引き出し，スタッフ自らが自発的に判断し，医療の質向上に寄与する姿勢を促す。患者に対してのコーチングでは，治療意欲を引き出し，積極的に治療にかかわることを目指す。たとえば生活習慣改善や健康増進といったテーマにおいて，本人の動機づけを増し，健康活動への積極的な参加を促し得る。

上意下達，指揮命令とは逆に，コーチングでは傾聴，承認，質問を繰り返す双方向性のコミュニケーションにより，クライエントの課題への気づきや解決策を導き出す。したがって，その関係性のなかには，必然的に権限委譲という方向性が生じてくる。

スタッフや患者が自らの意思で積極的に質の高いケアや健康活動に参加できることが，医療場面におけるコーチングの目的といえるかもしれない。

❷コーチングの進め方

代表的なコーチングの進め方として，**GROWモデル**がある。G（goal，目標の設定），R（reality，現状把握・明確化），R（resource，資源の発見），O（option，選択肢をつくる），W（will，実行計画）である。それぞれにクライエントから自発的な答えを引き出すための定型的質問が想定されている。

❶目標の設定（G）の質問：「今，一番，達成したいことはどんなことですか？」などの目標を立てるための質問である。

❷現状把握・明確化（R）の質問：立てた目標に対して，課題や関係性，結果予測を行う。「今，

「精神看護学」で学ぶこと

「精神（心）」のとらえ方

精神（心）の発達に関する主要な考え方

家族と精神（心）の健康

暮らしの場と精神（心）の健康

5 危機状況と精神（心）の健康

現代社会と精神（心）の健康

精神保健医療福祉の歴史と現在の姿

一番，緊急の問題は何ですか？」「改善が必要なポイントを3つあげると何になりますか？」などである。

❸**資源の発見（R）の質問**：目標を達成するために必要な援助資源（人や物，環境）をどのようにして得るか，取り組む時間の確保などを見積もるものである。

❹**選択肢（O）の質問**：目標達成，課題解決のための方法を複数検討するものである。先行事例の有無，費用対効果の比較，インスピレーションに基づく新しい発想などを引き出すことをねらいとする。

❺**実行計画（W）の質問**：優先順位や必要な作業工程時間を見積もる。

このような段階ごとの質問と答えをやり取りして，もともとクライエントがもっている目標や課題を引き出し，達成することを助けるのが，コーチングの方法である。

文献

1) Billings, A. G., Moos, R. H.：The role of coping responses and social resources in attenuating the stress of life events，J Behav Med，4(2)：139-157，1981.
2) 神村栄一，他：対処方略三次元モデルの検討と新しい尺度（TAC-24）の作成，筑波大学教育相談研究，33：41-47，1995.
3) Langeland, E., et al.：Promoting coping；salutogenesis among people with mental health problems，Issues Ment Health Nurs，28(3)：275-295，2007.
4) Johnson, J. V., et al.：The psychosocial work environment of physicians；The impact of demands and resources on job dissatisfaction and psychiatric distress in a longitudinal study of Johns Hopkins Medical School graduates，J Occup Environ Med, 37(9)：1151-1159，1995.

参考文献

・Antonovsky, A.：Unraveling the mystery of health；How people manage stress and stay well, Jossey-Bass，1987.（邦訳：山崎喜比古，吉井清子監訳：健康の謎を解く；ストレス対処と健康保持のメカニズム，有信堂高文社，2001.）
・Johnson, J.V., et al.：The psychosocial work environment of physicians；The impact of demands and resources on job dissatisfaction and psychiatric distress in a longitudinal study of Johns Hopkins Medical School graduates，J Occup Environ Med, 37(9)：1151-1159，1995.
・Rapp, C.A., Goscha, R. J. 著，田中英樹監訳：ストレングスモデル；リカバリー志向の精神保健福祉サービス，第3版，金剛出版，2014.
・外傷ストレス関連障害に関する研究会，金吉晴編：心的トラウマの理解とケア，第2版，じほう，2006.
・加藤敏，八木剛平編：レジリアンス；現代精神医学の新しいパラダイム，金原出版，2009.
・鈴木伸一：3次元（接近−回避，問題−情動，行動−認知）モデルによるコーピング分類の妥当性の検討，心理学研究，74(6)：504-511，2004.
・東口和代，他：臨床看護職者の仕事ストレッサーについて；仕事ストレッサー測定尺度の開発と心理測定学的特性の検討，健康心理学研究，11：64-72，1998.
・山勢博彰：危機理論と看護診断プロセス，看護診断，13(2)：62-64，2008.

第 **6** 章

現代社会と
精神（心）の健康

この章では

● 社会構造や生活様式の変化などに伴う心の健康につながる課題を
学ぶ。
● 現代社会特有の精神保健上の問題（ドメスティック・バイオレンスやひ
きこもりなど）の実状と社会的背景を学ぶ。
● 精神保健上の問題への対策と今後の方向性を学ぶ。

人は，家族・地域・社会との関係のなかに生きており，心のありさまや心理的問題も，それらの関係のなかで生じ，互いに影響し合う。人のために働くあらゆる専門家は，人間関係や生活環境を把握し，その地点からアプローチする視点をもつ必要がある。精神の健康とこれらの社会構造については，第3章，第4章で詳述した。本章では，現代社会の構造がもたらす社会病理現象のうち，精神保健で取り扱う問題について述べる。

Ⅰ 現代社会の特徴：社会構造の変化と社会病理

▶ **社会病理とは何か** "社会病理"の定義は大変難しく一定していない。しかし，たとえば犯罪や非行，虐待やドメスティック・バイオレンス（DV），自殺，不登校，薬物依存，ギャンブル依存など，同時代に同じ社会に生きる多くの人が，主観的な共通認識をもって"社会病理"と考えるものは，だいたい一致しているとみて差し支えなかろう。

大橋薫の論[1]を要約すれば，**社会病理**とは，「①個人や集団にある様々な発生条件によって，②個人や集団の生活機能が障害され，③その結果が，社会現象として現れるもの」といい表せるだろう。

その後，社会問題論の立場から「①個人や集団にある様々な発生条件」の外部的な要因として「貧困や経済格差・教育格差，失業などの"社会問題"があって，その結果，社会病理としての行動（たとえば人間関係の破綻や逸脱など）が生じる」という考え方や，「社会構造のほころびや歪みが根本的な問題であって，病理行動は，その表出である」という考えなどが論じられてきた。

しかし，現代の様々な社会病理現象は，一概に"社会構造の問題"→"社会的関係の破綻・逸脱"という一直線の因果関係では説明しきれない非常に複雑で多彩な課題に広がっている。その背景には，人それぞれの考え方や価値観の多様化，高度な経済発展と物質文化の享受とその格差，マスメディアによる扇情的な情報の大量生産・大量消費などが想定できるかもしれない。

特に，様々な犯罪や社会問題を通じ，新しい社会病理を表現する言葉（たとえばストーカーやニート，孤独死など）が生産され，流行語となった後，それらの問題の本質が明らかにされず，またその逸脱の当事者となった人たちへの有効な介入の手立ても講じられないまま，廃れていくこともあるということに，私たちは警鐘を鳴らさねばなるまい。

▶ **社会病理現象とは** **社会病理現象**は，特別な階層や地位や環境下にある人が起こす生活の破綻や逸脱ではなく，私たちが生きる日常世界の内から生じるものであり，それが，日常世界の秩序を乱し，不安定にさせる要素を含む場合，社会によって（時に誇張して）注目され，破綻や逸脱として，主観的なマイナスの価値づけをされるものである。

そして，破綻や逸脱に至った当事者やその周囲の人たちは，社会を構成する大多数の人

たちから見て，ほとんど常に少数者（マイノリティ）であり，このようなラベル貼り自体が，図らずも社会病理の落とし穴に陥った人を共同体から排除し，偏見にさらすことにつながる危険性があることにも注意しなければならない。

▶ "社会病理" という言葉に潜む危険性　精神障害をもつ人たちは，このような社会病理現象の当事者であったり，被害者であったりするために，その病状のみならず，その生き方自体が排除や偏見の対象になることがある。社会病理の成り立ちを考えること，そして個々の社会病理現象を理解することは，精神障害をもつ人たちをより多面的に理解するためにも有用なことはもちろんであるが，それに加えて，"社会病理" という言葉に潜む危険性にも十分留意しておくことが大切である。

II　精神保健が関与する社会病理現象

　経済的困窮，身体的に合わない過重労働や睡眠不足の生活，乏しい人間関係など，状況の悪化による抑うつや不安の増大は，自分または他人への攻撃性となることがある。社会的に教育や罰としての暴力の容認がある場合に，それは助長される。

　暴力とは身体的な攻撃のみでなく，暴言や脅しなど恐怖を用いて他者を支配することを含んでいる。長期的に見れば，凶悪犯罪数は 2013（平成 25）年の 10 万人比 5.3 件から 2022（令和 4）年には 3.6 件 [2] と減少し，より良い社会に向かっているものの，学校，家庭，職場など閉ざされた関係性のなかでの支配関係や多様な形態での暴力はようやく明らかにされつつあり，DV，ハラスメント，虐待，いじめの報告は急増している。

　また，ひきこもりや不登校などの社会からの撤退，排除，孤立は，現代社会においてだれにでも生じ得る現象であり，これによって様々な事情により追い詰められた末の自殺，人に上手に依存できないための対処法として「故意に自分の健康を害する症候群」（松本），自傷行為や依存症が生じるとされている。お互いを尊重する関係性を維持するために，私たちすべてがこのような社会現象に自分ごととして取り組む必要がある。

Ⓐ ドメスティック・バイオレンス

1. ドメスティック・バイオレンスとは

　ドメスティック・バイオレンス（domestic violence；**DV**）の明確な定義はないが，一般的に配偶者や恋人など親密な関係にある，またはあった者から振るわれる暴力という意味で使用される [3]。1970 年代にアメリカで死亡事件が生じて注目された。1990 年代の疫学調査などにより，先進国を中心に「女性への暴力は世界的に広くみられる現象であり，対処が必要な問題」であるとの認識に変わってきている。

「精神看護学」で学ぶこと
「精神（心）」のとらえ方
精神（心）の発達に関する主要な考え方
家族と精神（心）の健康
暮らしの場と精神（心）の健康
危機状況と精神（心）の健康
6　現代社会と精神（心）の健康
精神保健医療福祉の歴史と現在の姿

DVは，男女間の暴力を子どもから親への家庭内暴力と区別するために使用された用語である。内閣府では「**配偶者からの暴力**」としている。多方，アメリカやフランスでは，未婚出産が全出産の半数前後に上るなど日本（未婚出産2％）とは婚姻や家族の形態がかなり異なるため，DVに関しても婚姻形態にとらわれず「**親密なパートナーからの暴力**」という表現がされている。また，女性への暴力が注目されがちであるが，男女は規定されておらず，現に配偶者暴力相談支援センターへの相談件数をみると2.6％は男性からの相談となっており，男性被害者も認識されはじめている[4]。

▶ **DVの種類**　DVに見られる暴力の種類には次のようなものがある。具体的な例を**表6-1**に示す。

　❶**身体的暴力**：殴ったり蹴ったりするなど，直接何らかの有形力を行使するものである。刑法第204条の傷害や第208条の暴行に該当する違法な行為であり，たとえそれが配偶者間で行われたとしても処罰の対象になる。

　❷**精神的暴力**：発言や態度などにより相手の心を傷つけるものである。支配や制限も含まれる。

　❸**性的暴力**：嫌がっているのに性的行為を強要する，中絶を強要する，避妊を拒絶するといったものである。体調が悪いときの強要のみならず，同意のない性的行為はどのような関係性においても性的暴力である。

　❹**経済的暴力**：金銭的な自由を奪うことで相手を精神的に追い詰めるものである。

　内閣府は「女性への暴力の根絶」を掲げ，デートDV，デートレイプドラッグ，AV出演強要，JKビジネスにも触れ，相手を自分のものとして支配しようとする行為がDVであると啓発している[5]。

▶ **面前DV**　両親間のDVの目撃は子どもの心身の発達に重篤な影響があることから，**面前DV**を子どもへの心理的虐待として警察が児童相談所と情報共有するようになってきており，近年の虐待報告数の増加に寄与している。

▶ **加害者の特徴**　暴力を振るう加害者に一定のタイプはなく，年齢，学歴，職種，年収に関係がないといわれている。家庭という密室のなかでのみ暴力を振るい，周囲からは人当たりが良いと思われ社会的信用もある人もいれば，ふだんからだれに対しても暴力的で，

表6-1 DVの種類

種類	例
身体的暴力	平手で打つ，蹴る，物で殴る，刃物などの凶器を突きつける，髪を引っぱる，首を絞める，腕をねじる，引きずりまわす，物を投げつける，など。
精神的暴力	怒鳴る，無視，命令，「甲斐性なし」「役立たず」などの人格否定，外出や交際など行動の制限，SNSへの即座の返信やすべての行動の報告などの要求，子どもに危害を加えるという脅し，殴るそぶりなど，パートナーに恐怖や緊張をもたらすもの。
性的暴力	見たくないのに性的な動画や雑誌を見せる，脅しや暴力的な性的行為。
経済的暴力	生活費を渡さない，収入を使わせない，家計を厳しく管理する，アルバイトやパートで収入を得ることを認めない，強制的に働かせる，借金をさせる，デートで常にお金を出させる，自分は働かず相手の収入に依存する，など。

表6-2 DVの加害者の傾向

- 暴力の事実を否定したり，たいしたことではないように言う。
- 「おまえが……しさえしなければ……」と，トラブルの責任をパートナーに転嫁する。
- パートナーに対する依存度が高い。
- 自尊心が低い。暴力で自分の優位性を補っている。
- 考えや気持ちを言葉で伝え合うことを苦手とする。
- 「男はこうあるべき」「女はこうあるべき」という固定観念を強く持っている。パートナーにイメージどおりの役割を求め，異なると怒りを感じる。
- 孤立する傾向にある。加害者どうしのグループが問題解決に有効であることがある。
- 怒りやすい。
- アルコールや薬物の問題を抱えていることが多い。
- 自分の人生をコントロールできないと感じている。

見知らぬ人にも言いがかりをつけて暴力を振るう人もいる。また，アルコール依存や薬物依存，精神障害などが関連して暴力を振るっている人もおり様々である[6]。

　個人の特性よりも社会的な価値観が大きくかかわり，過度に男らしさが求められることや，暴力を教育やしつけとして肯定することも，この傾向を助長する。すべてではないが加害者個人には表6-2のような傾向がみられるとされる[7]。

▶ **被害者の特徴**　かつては女性側にも低教育，貧困，弱い性格，いつでも逃げられるはずなのに逃げないマゾヒストなのではないか，などの誤ったイメージがあったが，調査により否定されている。教育程度も高く，経済的にも恵まれ，性格も明るく活発な女性の被害者が多くいることが明確になるにつれ，「だれにでも起こり得ること」と認識が変わってきている[8]。

▶ **DVのサイクル**　DVは，緊張が高まる第1相，暴力が起きる第2相，穏やかで愛情が示される第3相という，3つのサイクルが繰り返される。

　第3相で加害者が「変わるから」などと約束するため，被害者に，「本来は優しい人で，今度こそ反省してやめてくれるのではないか，信じよう」という気持ちを引き起こさせ，表面化が遅れることがある。

　また，反復される暴力は，被害者に無力感を生じさせ，時に自分は罰を受けるのが当然だという自己評価の低下や抑うつ，自分が支えないといけないという義務感や責任感，自分が必要とされていると感じるなど，様々な感情を引き起こす。このように多くの要素が絡み合い，その環境からの脱出が困難となっていくことがある。

2. 日本におけるDV発生数の推移

　2001（平成13）年から2022（令和4）年に至る配偶者からのDVに関する相談件数は警察庁によると図6-1のとおりである。2001（平成13）年に「配偶者の暴力の防止及び被害者の保護に関する法律（**DV防止法**）」が制定されて以降，相談件数は大きく増加している。日本では，かつて「夫婦喧嘩は犬も食わない」といわれ，家の中のトラブルは家の中で解決するべきと警察も介入せず，家族も訴えない傾向があった。現在は理解が広がり，

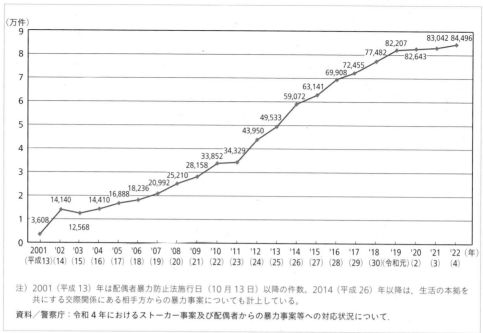

注）2001（平成13）年は配偶者暴力防止法施行日（10月13日）以降の件数。2014（平成26）年以降は，生活の本拠を共にする交際関係にある相手方からの暴力事案についても計上している。

資料／警察庁：令和4年におけるストーカー事案及び配偶者からの暴力事案等への対応状況について.

図6-1 配偶者からの暴力事案等の相談等状況

2022（令和4）年は相談件数8万4496件と，集計方法の変更もあるものの10年間で約1.9倍（2012年度比92％増）となり，DV防止法施行後最多となった。被害者は女性が73%，男性が27%と，男性被害者の相談も年々増加している[9]。

3. DVの要因または社会的背景

　文化によって女性への暴力の許容範囲の差もみられる。たとえば先進国においても古くは，男尊女卑（だんそんじょひ）が制度や文化として当然とされていたり，現在においても男性が女性を支配する特権が認められる地域もある。その影響が残る地域ではDVのような暴力的な問題解決を肯定する傾向がある。また，アジア圏を中心に，外では感情を出さず我慢することを良しとして，家の中のことを外へ出すのは恥とする価値観があり，外では感情を抑制していることがDV発生の誘因の一つと考えられる。

Column　現代の人身売買

　女性への暴力の一つの形として，モデルや割りの良い夜の接客の仕事とうたい，ネットや街頭で募集するものの，実際は借金をさせたり，AV出演を強要し，住み込み労働で逃げられないように搾取する「現代の人身売買」への注意が促されている。被害者は外国人のみならず，日本人が6割を占めている。あなたのまわりでも，そのような勧誘や誘惑を見たことはないだろうか。

4. DVが日本社会に与えているインパクト

以前，DVはごく一部の特殊な出来事という認識であったが，配偶者からの暴力を受けた経験は22.5％と5人に1人にのぼり，女性で25.9％，男性で18.4%（2020年）と多数が経験している[10]。また，DVはその場のみでなく，心的外傷後ストレス障害（PTSD）やうつ病などの原因となったり，子どもへの虐待，暴力の世代間連鎖などに関連するなど広範囲に影響を及ぼしている。被害者や児童の精神疾患などによる就業困難が及ぼす経済的損失は計り知れず，国として事後対応ではなく予防策の充実が求められる。

5. DVへの対策／対応

▶ **WHOのガイドライン**　世界保健機関（World Health Organization；WHO）のガイドラインによると，対策として，①女性中心ケア：支援者は少なくとも初期サポートを提供する（共感ある傾聴，評価しない態度，プライバシーの確保，秘密が守られること，ほかのサービスへの継続），②親しいパートナーからの暴力または性的暴力に対する支援員の養成，③親しいパートナーからの暴力の同定と治療：診断と治療をよりよくするために，支援者は発見しにくい状況でも暴力の有無を聞く，④健康保健政策：単独サービスより可能な限り現在のサービス内に統合する，などがあげられている[11]。

▶ **非暴力プログラム**　アメリカでは1分間に20人がパートナーからの暴力を受けているとされる[12]。1994年に起きたプロフットボール選手の妻のDVによる死亡事件から整備が進み，1500のシェルター（一時保護施設），24時間対応の相談電話，加害者教育「バタラーズプログラム」，アルコールや薬物依存症回復プログラム，警察権限の強化が行われたが，件数は減らず，小・中・高校生への防止教育が行われている。

カナダのオンタリオ州では，先進的な取り組みとして，加害者が良き父親になるための「ケアリング・ダッド・プロジェクト」，DVの被害を受けた母親と子供が参加する「コカレント（同時平行）プログラム」などが開発され，実施されている。

▶ **日本における取り組み**　日本では，被害者支援のための対策として，地方公共団体では相談窓口や女性センターの設置などによる緊急時の保護やサポート，支援サポーターの育成が行われており，民間団体や企業では社会貢献として自助グループやデイサービス事業などの取り組みがなされている。

また，日本では加害者に対して，民間医療機関やNPOによる治療が行われている。警察庁のストーカー，DVの再犯対策も，取り締まりのみでなく加害者を治療につなぐ方向へと変わってきている。

B 職場におけるハラスメント

1. パワーハラスメントとは

2019（令和元）年5月改正労働施策総合推進法（通称：パワーハラスメント防止法）が成立しパワハラ対策が明記された。防止措置の義務を企業に課し，行政の勧告に従わない場合は企業名公表も可能となった。施行は2020（令和2）年6月（中小企業は2022［令和4］年4月）となる。

▶ **職場におけるパワーハラスメントの定義**　職場において行われる**①優越的な関係を背景とした言動であって，②業務上必要かつ相当な範囲を超えたものにより，③労働者の就業環境が害されるもの**，という3要素を全て満たすもの。なお，客観的にみて，業務上必要かつ相当な範囲で行われる適正な業務指示や指導については，職場におけるパワーハラスメントには該当しない。

▶ **パワーハラスメントの種類**　具体的な例を表6-3に示す。調査によると，これらの類型のなかで「精神的な攻撃」が最多となっている（図6-2）。

2. セクシュアルハラスメントとは

2016（平成28）年に男女雇用機会均等法を改正する法律等が公布され，職場におけるセクシュアルハラスメントに対して必要な措置を講ずることを事業主に義務づけた。厚生労働大臣の指針により10項目（予防として周知・啓発，相談に必要な体制整備，迅速な事実調査や対応など）が定められ，2019（令和元）年には他社からの協力にも応じる努力義務が記載され強化されている。

表6-3　パワーハラスメントの種類

種類（行為類型）	具体的な例
身体的な攻撃（暴行，傷害）	殴る，蹴る，胸ぐらをつかむ，机を叩く，物を投げる，髪を引っぱるなど
精神的な攻撃（脅迫，名誉毀損，侮辱，ひどい暴言）	暴言，罵声，大声を出す，大勢の前での説教，過度の面接，見せしめの教育訓練，日常的な使い走り，「死ね」「殺す」という発言やメール，盗みを疑うなど
人間関係からの切り離し（隔離，仲間はずし，無視）	席をほかの職員から引き離して配置，別室に隔離，長期にわたる自宅研修，情報を与えない，声をかけない，職場内外で孤立させる，暑気払いや忘年会に呼ばない，あいさつしても無視するなど
過大な要求（業務上明らかに不要なことや遂行不可能なことの強制）	短納期で大量の仕事を与える，終業間際に過大な仕事を毎回押しつける，業務と関係ない仕事を与える，仕事を妨害するなど
過小な要求（業務上の合理性なく程度の低いまたは過少な仕事を命じる）	仕事を与えない，能力や経験とかけ離れた仕事（草刈りや掃除など）だけをさせる，職員全員に聞こえるように程度の低い仕事を名指しで命じるなど
個の侵害（私的なことに過度に立ち入る）	業務上必要性もないのに結婚指輪を外せという，親や子どものことをしつこく聞く，交際相手の有無について聞き過度に結婚を推奨する，個人の宗教をみんなの前で言い否定や悪口を言うなど

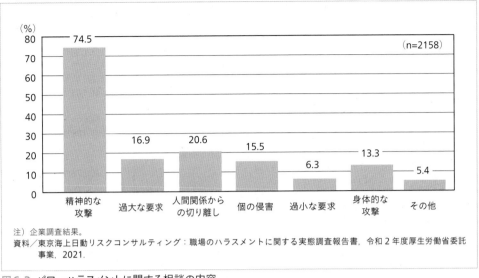

図6-2 パワーハラスメントに関する相談の内容

注）企業調査結果。
資料／東京海上日動リスクコンサルティング：職場のハラスメントに関する実態調査報告書，令和2年度厚生労働省委託事業，2021.

セクシュアルハラスメントの定義としては，職場において行われる労働者の意に反する性的な言動に対する労働者の対応により労働条件について不利益を受けたり（対価型），性的な言動により就業環境が害されたりすること（環境型）があげられる。LGBTQなども考慮し性自認に関わらず同性に対するものも含まれる。

性的な言動の例として，①性的な内容の発言：性的な事実を尋ねること，性的な内容の情報（噂）を流布すること，性的な冗談やからかい，食事やデートへの執拗な誘い，個人的な性的体験を話すことなど。②性的な行動：性的な関係を強要すること，必要なく身体へ接触すること，わいせつ図画を配布・掲示すること，強制わいせつ行為，強姦など。

3. 日本におけるハラスメント件数の推移

全国の労働局に寄せられる相談の統計によると，「職場のいじめ・嫌がらせ」によるものと分類される相談は，2008（平成20）年度に3万件を超え，2012（平成24）年度より相談内容の1位となり，2021（令和3）年度は8万6000件と，約10年で3倍近く増加している（図6-3）。過去3年間に一般人口の3割を超える人がパワハラを体験し，そのうち4割は対応として「何もしなかった」と答えている。

4. 職場のハラスメントの要因または社会的背景

▶ **パワーハラスメント**　グローバルな自由経済の推進など，社会情勢の変化による過酷な競争により，労働環境の悪化や労働者の権利の無視が横行しているといわれている。2008（平成20）年には派遣社員の派遣契約の打ち切りである「派遣切り」が社会問題となったり，過酷な労働環境を強いる「ブラック企業」という言葉も生まれた。

労働相談においても，うつ病など精神疾患を発症した労働者からの相談が急増している。

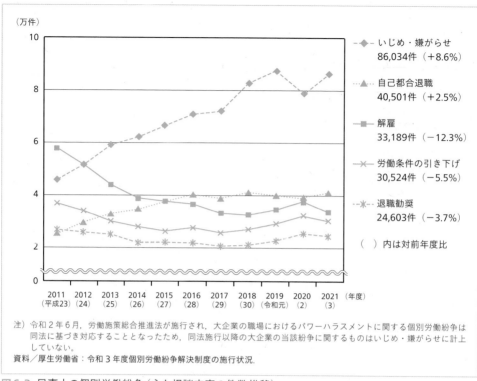

（万件）

いじめ・嫌がらせ	86,034件（＋8.6％）
自己都合退職	40,501件（＋2.5％）
解雇	33,189件（−12.3％）
労働条件の引き下げ	30,524件（−5.5％）
退職勧奨	24,603件（−3.7％）

（　）内は対前年度比

2011（平成23）（24）（25）（26）（27）（28）（29）（30）（令和元）（2）（3）（年度）

注）令和2年6月，労働施策総合推進法が施行され，大企業の職場におけるパワーハラスメントに関する個別労働紛争は同法に基づき対応することとなったため，同法施行以降の大企業の当該紛争に関するものはいじめ・嫌がらせに計上していない。
資料／厚生労働省：令和3年度個別労働紛争解決制度の施行状況.

図6-3　民事上の個別労働紛争（主な相談内容の件数推移）

図6-4のように，コミュニケーションが取りにくい，残業が多い，失敗が許されないなど，職場環境が悪化し緊張が高まる際にパワーハラスメントが生じている例が多く，被害者が退職しても新たな被害者が生じることがある。

▶ **セクシュアルハラスメント**　男女の意識や役割に対する時代の変化があり，かつての性的役割分担が当然であった世代と，平等であることが浸透しつつある若年世代の間のギャッ

Column　#Me Too運動

2017（平成29）年，セクシュアルハラスメント（性的暴力）の被害者が声をあげる運動がアメリカから始まった。当初は「私も（me, too.）傷ついた」という女性からのSNSの発信だったが，共感した男性から，セクハラ予防として，強くなければならないという「過剰な男らしさ（toxic masculinity）」に対する価値観を男性自身が手放そう，という動きが出ている。この価値観と暴力や男性の自殺などメンタルヘルス問題との関連性が研究され自他を苦しめている可能性が指摘されている。各国の文化や状況を比較しながら背景を考えてみよう。

文献／Daniel Coleman, et al.：Association of High Traditional Masculinity and Risk of Suicide Death：Secondary Analysis of the Add Health Study, JAMA Psychiatry, 77(4)：435–437, 2020.

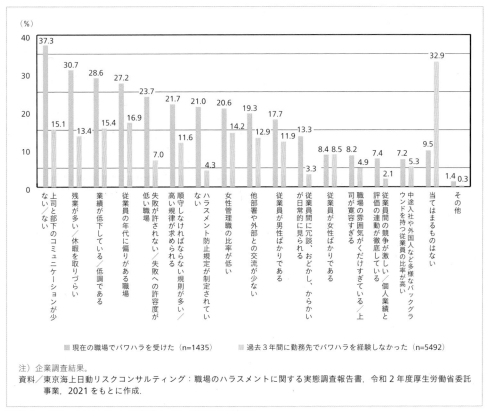

図6-4 パワーハラスメントが発生している職場の特徴

グラフ内ラベル（左から）:
- 上司と部下のコミュニケーションが少ない／ない 37.3 / 15.1
- 残業が多い／休暇を取りづらい 30.7 / 13.4
- 業績が低下している／低調である 28.6 / 15.4
- 従業員の年代に偏りがある職場 27.2 / 16.9
- 失敗が許されない／失敗への許容度が低い職場 23.7 / 7.0
- 順守しなければならない規則が多い／高い規律が求められる 21.7 / 11.6
- ハラスメント防止規定が制定されていない 21.0 / 4.3
- 女性管理職の比率が低い 20.6 / 14.2
- 他部署や外部との交流が少ない 19.3 / 12.9
- 従業員が男性ばかりである 17.7 / 3.3
- 従業員間に冗談、おどかし、からかいが日常的に見られる 13.3 / 11.9
- 従業員が女性ばかりである 8.4 / 8.5
- 職場の雰囲気がくだけすぎている／上司が寛容すぎる 8.2 / 4.9
- 従業員の競争が激しい／個人業績と評価の連動が徹底している 7.4 / 2.1
- 中途入社や外国人など多様なバックグラウンドを持つ従業員の比率が高い 7.2 / 5.3
- 当てはまるものはない 32.9 / 9.5
- その他 1.4 / 0.3

■ 現在の職場でパワハラを受けた（n＝1435）　　■ 過去3年間に勤務先でパワハラを経験しなかった（n＝5492）

注）企業調査結果。
資料／東京海上日動リスクコンサルティング：職場のハラスメントに関する実態調査報告書，令和2年度厚生労働省委託事業，2021 をもとに作成.

プが存在する。そのため，性的な言動を不快に思う人がいることがわからず冗談のつもりで発言したり，女性を職場で対等なパートナーと思わず，男性が職場を支えており女性はサポート役だと考えたりする男性もおり，これが発生の誘因となる。

当然，女性から男性へのセクシュアルハラスメントもあり，役割変化への不適応，いじめの類型，相手の気持ちがわからずに行われるケースなどがある。

5. ハラスメントが日本社会に与えているインパクト

パワーハラスメントは精神障害による労働災害の主たる要因となっている（第4章-Ⅱ-2「職域におけるメンタルヘルスケア」参照）。精神障害の労災請求件数は2683件（2022［令和4］年）となり，前年度2346件から大きく増加した。請求2683件に対し支給決定は710件（図4-6参照）で，具体的な出来事を対人関係についてみると，「嫌がらせ，いじめまたは暴行を受けた」73件，「上司とのトラブル」23件などであった。

6. ハラスメントへの対策／対応

1999（平成11）年よりハラスメントについて事業主の配慮義務，その後防止措置を義務付け，以前は労災認定が難しかったうつ病などの精神疾患について2011（平成23）年「心

「精神看護学」で学ぶこと

「精神（心）の」とらえ方

精神（心）の発達に関する主要な考え方

家族と精神（心）の健康

暮らしの場と精神（心）の健康

危機状況と精神（心）の健康

6 現代社会と精神（心）の健康

精神保健医療福祉の歴史と現在の姿

理的負荷による精神障害の認定基準」が定められ認定が可能となった。2012（平成24）年より啓発用ポータルサイト「あかるい職場応援団」にて具体的な対策，裁判事例，研修，マニュアルなどでハラスメント対策の普及が進められた。ハラスメントに関する相談の中で，メンタルヘルス不調は35.2％で，うつ病が最も多く，自律神経失調症，PTSD，パニック障害，不安障害，適応障害などを認め，他に病名はあげていないものの，不眠，自殺願望，体重減少なども見られた[13]。2020（令和2）年1月に厚生労働省「職場のパワーハラスメント防止のための指針」が公表されている。

C 児童虐待

1. 児童虐待とは

「児童虐待の防止等に関する法律」によると，**児童虐待**は，保護者がその監護する児童について行う次に掲げる行為と定義される。

児童虐待の定義　第二条

一　児童の身体に外傷が生じ，又は生じるおそれのある暴行を加えること。

二　児童にわいせつな行為をすること又は児童をしてわいせつな行為をさせること。

三　児童の心身の正常な発達を妨げるような著しい減食又は長時間の放置，保護者以外の同居人による前二号又は次号に掲げる行為と同様の行為の放置その他の保護者としての監護を著しく怠ること。

四　児童に対する著しい暴言又は著しく拒絶的な対応，児童が同居する家庭における配偶者に対する暴力（配偶者［婚姻の届出をしていないが，事実上婚姻関係と同様の事情にある者を含む。］の身体に対する不法な攻撃であって生命又は身体に危害を及ぼすもの及びこれに準ずる心身に有害な影響を及ぼす言動をいう。）その他の児童に著しい心理的外傷を与える言動を行うこと。

具体的な児童虐待の分類を表6-4にまとめる。

虐待の影響に関しては，言葉や態度による暴力である心理的虐待において，身体的なも

表6-4 児童虐待の分類

種類	例
身体的虐待	殴る，蹴る，投げ落とす，激しく揺さぶる，やけどを負わせる，溺れさせる，首を絞める，縄などにより1室に拘束する，など。
性的虐待	子どもへの性的行為，性的行為を見せる，性器を触るまたは触らせる，ポルノグラフィの被写体にする，など。
ネグレクト	家に閉じ込める，食事を与えない，ひどく不潔にする，自動車の中に放置する，重い病気になっても病院に連れて行かない，など。アメリカのバージニア州では，ネグレクトを6類型（身体，医療，発育不全，精神的，教育，奇異な躾）に分けている。
心理的虐待	言葉による脅し，無視，きょうだい間での差別的扱い，子どもの目の前で家族に対して暴力をふるう，など。

のより重篤な脳機能への影響など生物学的変化が指摘されている。特に，本人に直接ではなくとも，父が母を殴る，罵倒する，などのDVの目撃と本人への暴言による精神的虐待の2つの組み合わせが，最も子どもの症状が重いとされている[14]。

2. 日本における児童虐待件数の推移

　厚生労働省の調査によると，児童相談所の児童虐待の相談件数は年々増加し，2021（令和3）年度の相談件数は，児童虐待防止法施行前の1999（平成11）年の17.8倍の20万7660件に増加している（図6-5）。このうち，警察からの通報が10万3104件で全体の49.7％を占め児相との連携や面前DVの通告増加が一因となっている。虐待死は2020（令和2）年4月〜2021（令和3）年3月に77人（心中含む）となり，10年以上前の100〜130人から減少はしているが，ここ10年ほどは横ばいである。

　児童相談所における相談対応の内訳は，身体的虐待23.7％，ネグレクト15.1％，性的虐待1.1％，心理的虐待60.1％である。

▶ **児童相談所の実状**　児童相談所では4割の市町村で定員を超えて一時保護している現状があり，虐待対応を児童相談所のみで行うことの限界がみられる。身体的虐待より心理的虐待のほうが脳機能への影響が大きいにもかかわらず，死亡につながる身体的虐待への対応だけですでに仕事量が過剰であり，心理的な虐待への対応が難しい状況である。

3. 児童虐待の要因または社会的背景

　アメリカの小児科医によって1962年に発表された論文[15]により，児童虐待が一部の家庭の問題だけでなく一般に起こるものと認識された。

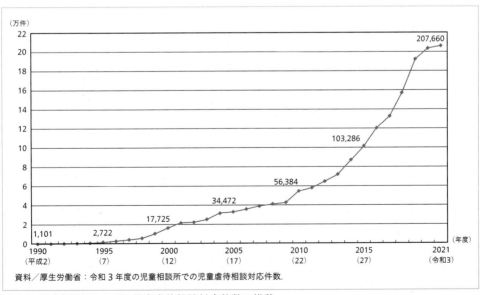

図6-5　児童相談所における児童虐待相談対応件数の推移

日本では伝統的に，間引き，子殺し，身売り（人身売買）など，生活水準維持のため，子どもを殺したり，売ったり，貧困のために心中するということがあり，家父長的家族観に基づく「親のため家族のために子どもが存在する」と子どもの人権を認めない時代が長く続いた。

▶ 児童虐待の現状　児童虐待は児童暴力である**危機的状況**と不適切な**養育環境**という，主に2つに分けて考えられる。残酷な極端に重度なものは直ちに介入が必要で，再統合も困難であるが，それ以外は，虐待そのものは家族の悲鳴ともとらえられ，親側も経済的・心理的・精神的に何らかの負担を抱えている場合に出現しやすいと考えられる。

だれにでも起こり得ることとしては，イライラした際にしつけが暴力的になったり，精神的に余裕のない場合に人格否定となってしまう叱責を繰り返してしまったり，子どもの将来に不安を感じ，過度な教育のために虐待的な環境となることもある。

核家族では，親子間の性格的な不適応やあまりに個性的な対処法，自閉性をもった家族のために子どもが精神的に満たされない状況など，いじめに近いような家族関係であっても，そのまま介入なく継続されてしまうことがある。多くの子どもは，ほかの生活を知らないために，客観的にみて虐待環境であっても「困ってない」と違和感を訴えられず，選択肢もないため自ら抜け出すことは難しいことが多い。

4. 児童虐待が日本社会に与えているインパクト

貧困児童は7人に1人*にのぼり，子育て世代が生きにくい社会構造となっている。余裕のない家庭では親に悪意がなくとも，親が経済的・心理的に追い詰められることにより，子どもに対して心理的な虐待状況となってしまう可能性がある。

児童相談所に訴えられる明らかな虐待以外においても，心理的なものは潜在しており，将来的なうつ病などの精神疾患の発症や心理的な耐性の低下など社会生活への影響は大きい。社会保障や医療など経済効果を考えても，家族が安心して穏やかに過ごせる社会環境の整備など，予防的な対応が求められる。

5. 児童虐待への対策／対応

1933（昭和8）年には児童虐待防止法，1947（昭和22）年に児童福祉法が制定され，1989年には国際連合で「児童の権利に関する条約」が採択され，1994（平成6）年に日本も批准した。2000（平成12）年に「**児童虐待の防止等に関する法律（児童虐待防止法）**」が制定され，住民に虐待の通告義務が課され通告件数は急激に伸びた。2004（平成16）年度には「疑い」の段階での通告が義務化され，さらに数は増えている。2018（平成30）年3月に発生した東京都目黒区の5歳女児の虐待死は社会に衝撃を与え（column 参照），さらに2019（平成31）年1月の野田市小4女児虐待死が続いたため，緊急で文部科学省により児

＊ 子どもの貧困率：相対的貧困（可処分所得の中央値の半分である約14万円／月以下の所得）の状態にある18歳未満の子供の割合は13.5%（2019 [令和元] 年）と7人に1人。

童虐待防止対策が推進され，学校，児童相談所，警察の連携の強化，児童相談所の増設，児童福祉司の増員，体罰禁止の法への明記，児童相談所内への弁護士や精神科医の配置，スクールソーシャルワーカーの全中学校区（約1万人）への配置，スクールロイヤーのさらなる活用が推進された。

　また，2019（令和元）年6月に児童福祉法等改正法に親権者等は児童のしつけに際して体罰を加えてはならないことがついに明記され（体罰禁止の法制化），2020（令和2）年4月から施行された。「愛の鞭ゼロ作戦」などが行われ，2017（平成29）年と2021（令和3）年では体罰容認する人が6割から4割に，「しつけとして叩くことがある」が7割から5割強に減少している（セーブ・ザ・チルドレン調査）。しかし体罰容認の割合はドイツ15%，オーストリア13%，スウェーデン4%などに比べれば依然高く，取り組みは始まったばかりである。

　児童虐待への対策を行うにあたっては，親に悪意はないが不適切な養育環境を「**マルトリートメント（maltreatment）**」とよび，生命の危機に及ぶ状況でなくとも介入していく考え方がある。

▶ 医療機関からの情報提供　個人情報の保護に関する法律（個人情報保護法）と虐待に関する医療機関からの情報提供の関係については，2016（平成28）年6月に公布された児童福祉法等の一部を改正する法律の第21条10の5により，虐待に関する児童と妊産婦について，医師，看護師などからの情報提供が個人情報保護法によって罰せられることはないことが明記されている。情報提供が母子にとって有益であることを可能な限り伝えることが望ましいが，困難な場合は躊躇せず情報共有する必要がある。

▶ 治療的支援的介入　世界的には，乳児院などの社会福祉施設による養育より，里親など特定の大人との愛着の再形成が望ましいとされ，日本でも促進されている。児童虐待の影響である愛着障害，トラウマ反応やPTSD，解離性障害などを抱えた児童への治療的なかかわり，また児童虐待による2次的な発達障害様の状態や元々の発達障害を含め，適応の促進が必要である。親子での宿泊治療指導，トラウマに対してTF-CBT（trauma-focused cognitive behavioral therapy，トラウマ焦点化認知行動療法），PCIT（parent-child interaction therapy，

Column　目黒区5歳女児の虐待死　自宅にあった女児のメモ（抜粋）

児童の苦痛が伝わる内容が公開され，多くの人が虐待対策の必要性を認識した。

もうおねがいゆるして　ゆるしてください　おねがいします
ほんとうにもうおなじことはしません　ゆるして
きのうぜんぜんできなかったことこれまでまいにちやってきたことをなおす
これまでどんだけあほみたいにあそんだか　あそぶってあほみたいだからやめる
もうぜったいぜったいやらないからね　ぜったいやくそくします

「精神看護学」で学ぶこと
「精神（心）」のとらえ方
精神（心）の発達に関する主要な考え方
家族と精神（心）の健康
暮らしの場と精神（心）の健康
危機状況と精神（心）の健康
6 現代社会と精神（心）の健康
精神保健医療福祉の歴史と現在の姿

親子相互交流療法）などが一部の機関で行われている。

▶ 国ごとの対応の違い　児童虐待対応には，国際的に様々な段階があり，スウェーデンなど北欧では教師や親による体罰は違法であるが，中国では児童への保護制度の不整備が指摘されている[16]。アメリカでは警察介入に重きを置き支援が少ないが，イギリスでは家庭訪問プログラムなどの支援のほうに重点が置かれるなど，国により対応が異なる。

Ⓓ いじめ

1. いじめとは

　いじめとは「児童生徒に対して，当該児童生徒が在籍する学校に在籍している等当該生徒と一定の人間関係のある他の児童生徒が行う心理的又は物理的な影響を与える行為（インターネットを通じて行われるものも含む）であって，当該行為の対象となった児童生徒が心身の苦痛を感じているもの」とする。なお，起こった場所は学校の内外を問わない（文部科学省，平成18年度）。

　また，自閉性を考慮したいじめの定義もあり，①力の差がある（体型，年齢，人数，立場，能力など），②悪意をもつ可能性のある否定的言動の反復，③感情の差がある（一方は楽しいか忘れてしまうほど意識していないが，一方は苦痛を感じている。また，現在は自覚せず，将来苦痛を感じることも含む）の3つの要素をもっているとされる[17]。

2. いじめの発生数と認知件数

　以前は発生数としていたが，今日は認知件数と称している。2006（平成18）年度に積極的に発見し，対処するという方針が示されたことで認知件数は急増した。1993（平成5）年度まではいじめを「自分より弱いものに対して一方的に身体的心理的な攻撃を継続的に加え，相手が深刻な苦痛を感じているもの。学校として事実を確認しているもの。なお起こった場所は学校の内外を問わない」として調査していたが，1994（平成6）〜2005（平成17）年度は定義から「事実関係の確認」が削除され，2006（平成18）年度からは前述の新定義に変更されている。

　2021（令和3）年度のいじめの認知件数は，国公立私立小学校から高等学校，特別支援学校も合わせ61万5351件（前年度比19.0％増）となっている[18]（図6-6）。

3. いじめの要因または社会的背景

　1980年代前半に中学校の**校内暴力**が社会問題となり，たばこやシンナー，窓ガラスの破壊や教師への暴力に対抗するため，学校の教育方針が徹底的な管理型に変わった。1986（昭和61）年に担任も含めた葬式ごっこなどのいじめによる自殺があり，以後多くのいじめ自殺が報道された。1994（平成6）年には100万円を超える金を継続しておどしと

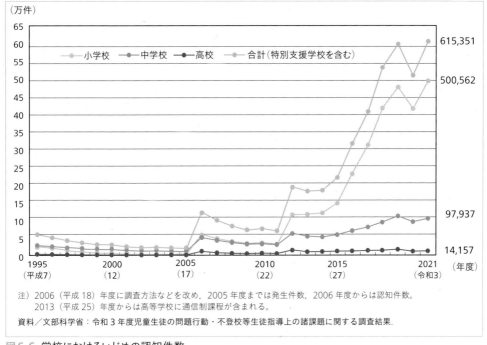

（万件）

注）2006（平成18）年度に調査方法などを改め，2005年度までは発生件数，2006年度からは認知件数。
2013（平成25）年度からは高等学校に通信制課程が含まれる。

資料／文部科学省：令和3年度児童生徒の問題行動・不登校等生徒指導上の諸課題に関する調査結果.

図6-6 学校におけるいじめの認知件数

られていたという犯罪の領域ともいえるいじめによる自殺が発生し，当時の文部省がいじめ対策緊急会議を設置し，「いじめはあるもの」という意識で把握するようにという積極的な対策に方針転換された。

1998（平成10）年に，「新しい荒れ」として遅刻を注意した教師が生徒にナイフで刺されて死亡する事件があり，ささいなことで生徒がキレて事件化する事例がでてきた。

同時に小学校の学級崩壊がいわれ，ベテランの教師でも授業が成り立ちにくい，集団授業に参加できない子どもの増加など，関係性をもち相手の状況を理解することが難しい子どもが出現した。

4. いじめが日本社会に与えているインパクト

社会規範の希薄化などが指摘され，学校教育に道徳をという方向性もあるが，修身という道徳教育に力を入れていた時期がある戦前のほうが，親殺し，子殺し，虐待が多かったという事実がある。教師による体罰も，2012（平成24）年に体罰を理由に自殺した生徒が出たため注目されたが，以前のほうが多かったと考えられる[19]。

多くの場合，いじめる側は自覚しておらず，「遊びの一環」「悪いことをしているのは相手だから無視してあたりまえ」「からかったら反応がおもしろいから」など，異なる相手への尊重の欠如や，目立ったり能力的に劣った相手への罰としてのいじめがみられる。発達障害など一部の子どもへの支援が入った場合に，「ずるい」というアピール行動が増える子どもが多く存在し，普通の子どもが全体に我慢を強いられている現状がうかがわれる。

で学ぶこと 「精神看護学」

「精神（心）」のとらえ方

精神（心）の発達に関する主要な考え方

家族と精神（心）の健康

暮らしの場と精神（心）の健康

危機状況と精神（心）の健康

6 現代社会と精神（心）の健康

精神保健医療福祉の歴史と現在の姿

いじめの影響は，ノルウェーの中学生年代の大規模調査においていじめと PTSD の関連が指摘されており，自尊心の低下，人間不信が見られ，長期的にはひきこもりや不登校の持続と関連する。

また，いじめた側も攻撃的対処法を身につけていることから，将来的な社会適応が不良であるという報告もあり，双方への積極的介入が必要である。

5. いじめへの対策／対応

国の対策として，2006（平成18）年の文部科学省からの「いじめ問題への取り組みの徹底について」から指導，調査，問題の取り扱い，アンケート調査など毎年のように通知が出された。2013（平成25）年には「いじめ防止対策推進法」が成立し，いじめ防止基本方針策定協議会が設置された。

精神医療から発達障害を考慮した対応では，いじめ「行動」は理由を問わず良くないものとして扱い，いじめられる側も問題があるというターゲット指導はしないことが原則である。発達障害をもつ場合は，今わからなくとも将来理解して苦痛を感じたり，感覚過敏など感性が異なることや，悪口を言われている，常に見張られているなど被害的となるケースの一部には精神症状が存在する場合もあるため，互いを尊重する対話により相互理解を進めるとともに，ケースによっては医療と連携する必要がある。また，心理的安定が得られる生育環境の整備のために，親を含めた一般の大人がゆとりをもてる生活パターンを確立すること，トラブル時の攻撃的・暴力的ではない問題解決方法をすべての子どもが身につける機会を得ること，それが学校や家庭，地域を通じて浸透していくことが必要である。「子どもたちは自分が扱われるように他人を扱う」という考え方は，これらの対策の根底の理念となろう。

E ひきこもり

1. ひきこもりとは

ひきこもりは，あくまでも状態像であり，様々な状況や疾患が含まれる。厚生労働省の研究班による「ひきこもりの評価・支援に関するガイドライン」（2010［平成22］年）には，次の定義が示されている。「様々な要因の結果として社会的参加（義務教育を含む就学，非常勤職を含む就労，家庭外での交遊など）を回避し，原則的には6か月以上にわたって概ね家庭にとどまり続けている状態（他者と交わらない形での外出をしていてもよい）を指す現象概念である。なお，ひきこもりは原則として統合失調症の陽性あるいは陰性症状に基づくひきこもり状態とは一線を画した非精神病性の現象とするが，実際には確定診断がなされる前の統合失調症が含まれている可能性は低くないことに留意すべきである」。

Hikikomori はオックスフォード英語辞典にも掲載され，日本発の現象と見られていた

が，アジア圏，そして親と同居率の高いイタリアやスペインで増加しており，個人の問題ではなく社会的問題と考えられている[20]。

2. 日本におけるひきこもり数の推移

ひきこもりは増加，長期化が続いている。

2010（平成22）年の報告書では，ふだんは家にいるが，自分の趣味に関する用事のときだけ外出する者も含めた広義のひきこもり状態にある者は69.6万人，自室からほとんど出ない狭義のひきこもり状態にある者は23.6万人とされた[21]。厚生労働省により2014（平成26）年8月に発表された「ひきこもり対策推進事業等について」においては，ひきこもり状態にある世帯数は約26万世帯とされた。内閣府の平成30年度の調査では，40〜64歳の中高年のひきこもりが推計61.3万人に上り社会問題とされている。ここには退職後のひきこもりも含まれ，どの年代からでも始まり，半数は7年以上となっていた[22]。また，15〜39歳人口に占める無業者（ニート）率は2000（平成12）年の1.3%から，2021（令和3）年には2.3%と増加し75万人となっている（図6-7）。

▶ **8050問題** 1980〜90年代，ひきこもりは10〜20歳代の若者の問題とされていた。それから約30年が経ち，現在は高齢（70〜80歳代）の親と中年（40〜50歳代）の子どもが社会的に孤立する「**8050問題**」が深刻化している。その背景にあるのは，ひきこもりの長期・高齢化である。収入がない中年の子どもを年金などで親が支え，生活が立ち行かなくなるケースが目立ちはじめている。

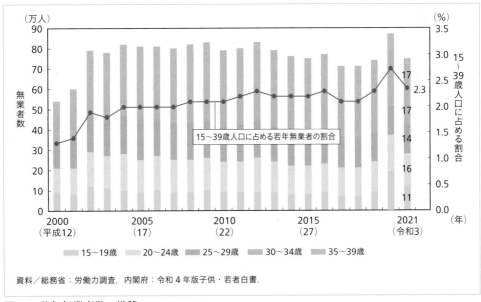

資料／総務省：労働力調査，内閣府：令和4年版子供・若者白書.

図6-7 若年無業者数の推移

3. ひきこもりの要因または社会的背景

　医学的要因，心理社会的要因などの様々な要因が関係して，ひきこもりという現象が生じると考えられる。医学的要因としては，発達障害，不安障害，身体表現性障害，適応障害，パーソナリティ障害，統合失調症の前駆期，双極性障害（うつ病相）など，また児童思春期において発症し得るあらゆる精神疾患を念頭に置く必要がある。心理社会的要因としては，学校や就業場面におけるいじめ，家族関係の問題などがあげられる[23]。

4. ひきこもりが日本社会に与えているインパクト

　自立が遅れるため両親が長期間支える必要があるとともに，ひきこもる側も就労していないことで経済的に実家から独立することが困難となる。就労活動を試みても就労できていない者も含め，抜け出すことができない実家を「柔らかい監獄」とよぶ表現がある。40歳代の働き盛りの者や若者のひきこもりは，日本の社会的・経済的な損失が大きく，国をあげての対策が望まれる。一般的な進学や就労から一度逸れても，いつでも戻ることができる柔軟な進路設計や，幼少期から成長に必要な経験として失敗を許容できる生育環境の再構築が望まれる。

5. ひきこもりへの対策／対応

　2003（平成15）年に厚生労働省，文部科学省，経済産業省の雇用関連サービスである「ジョブカフェ」の整備，厚生労働省による相談窓口「地域若者サポートステーション」の設置などの就労支援が行われ，児童相談所では2005（平成17）年から「ふれあい心の友訪問援助事業」「ひきこもり等児童宿泊等指導事業」などが実施されている。

　2008（平成20）年には青少年育成施策大綱が改正され，ひきこもりの自立支援のために，地域ネットワークを整備することや訪問支援を実施することが明記され，2009（平成21）年には各都道府県および政令指定都市に第一次相談窓口として「ひきこもり地域支援センター」が整備され，適切な関係機関につなげたり普及啓発を行う役割を担うこととなっている。

　2010（平成22）年には「子ども・若者総合相談センター」や「子ども・若者支援地域協議会」の設置に関する努力義務が明記され，2013（平成25）年からはひきこもり支援に携わる人材の養成研修・サポート事業が開始され，2018（平成30）年度にはさらに強化されている。

　医療のかかわりとして，ひきこもりの一部に初期の統合失調症やうつ病などの精神疾患などがみられるため，時に治療が必要である以外にも，ひきこもりの改善には第1に家族支援，コミュニティ強化と家族訓練（community reinforcement and family training：CRAFT，クラフト），第2に本人への認知行動療法的な生活や行動の拡大，そして第3に社会参加の選択肢を増やすように社会として取り組むことが有効とされている[24]。たとえば，短期

介護資格取得講座や地元商店街の手伝い，夜釣りへの参加などの取り組みは，ひきこもりからの脱出のみでなく，若者の地域定住の効果が報告されている。また，NPO 全国ひきこもり KHJ 親の会，経験者によるひきこもり新聞，ひきこもり女子会などの当事者の活動などがある。2019（平成31）年には，国による就職氷河期世代への安定的な就労の集中支援 3 年計画が示された。

F 不登校

1. 不登校とは

　文部科学省の調査では，**不登校**児童生徒を，病気や経済的理由を除き，何らかの心理的，社会的な背景や複合的な要因により登校しない，あるいはしたくともできない状況にある者で，年間30日以上欠席した者と定義している。保健室登校は統計上では除外されている。

2. 日本における不登校児童生徒数の推移

　文部科学省の学校基本調査によれば，不登校児童生徒数は2021（令和3）年に24万4940人となり，一時減少した時期があるものの増加を続け，小学校中学校共に過去最多となった（図6-8）。そのうち90日以上の欠席が55.0％を占めている。

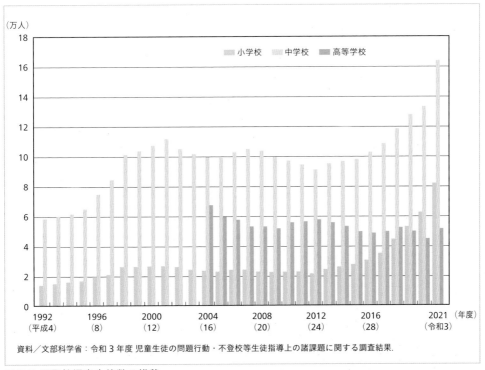

資料／文部科学省：令和 3 年度 児童生徒の問題行動・不登校等生徒指導上の諸課題に関する調査結果.

図6-8 不登校児童生徒数の推移

「精神看護学」で学ぶこと

「精神（心）」のとらえ方

精神（心）の発達に関する主要な考え方

家族と精神（心）の健康

暮らしの場と精神（心）の健康

危機状況と精神（心）の健康

6 現代社会と精神（心）の健康

精神保健医療福祉の歴史と現在の姿

また，中学生への最近の調査では，不登校 3.1％，不登校傾向 10.2％と，10 人に 1 人が不登校傾向（年間欠席数 30 日未満）にあることが判明した[25]。

3. 不登校の社会的背景

学校に行きたくない理由（複数回答）として，朝起きられない，疲労，体調など身体的要因が約 60％，授業がわからないなどの学業に関する理由が約 50％，人間関係 45％，理由不明 45％となっている。小学生は家庭の要因が多く，中学生以上では学校の人間関係や学業が増加する。

背景は複雑ではあるが，核家族化，経済的困難，長時間労働などの社会的要因により家庭の安心感が損なわれ，不安や抑うつにより身体症状となっている可能性や，遊びや睡眠など生活の変化からくる身体や自律神経機能の発達不良が考えられる。また，学校環境として，スクールカースト*の下層への暴力を伴わないいじめの常態化（小学 4 年生から中学 3 年生までの 6 年間で仲間はずれ，無視，陰口といういじめを受けた経験がある児童は 91％，同様のいじめを行った経験のある児童は 85％）[26] によるストレス，校則の細分化・強化による個性の否定と閉塞感，さらに，児童側の要因として発達障害や HSC* という概念も生まれており，不適応の一因と考えられる。

4. 不登校が日本社会に与えているインパクト

1992（平成 4）年，文部省（現文部科学省）による学校不適応対策調査研究協力者会議の報告「登校拒否（不登校）問題について」において，「登校拒否問題については，これまでは，児童生徒本人の性格傾向などに何らかの問題があるためと考えられがちであったが，ごく普通の子どもであるケースも数多く報告されている。登校拒否は，学校や家族，さらには社会全体のあり方にもかかわっている問題であり，現代の子どもに対する新しい児童生徒観を基本として総合的な角度から問題を認識し，指導・援助していくことが必要と考えられる」との認識が示された。

5. 不登校への対策／対応

1992（平成 4）年に学校不適応対策調査研究協力者会議の報告書「登校拒否について」を踏まえて施策の充実に取り組むように都道府県教育委員会に通知が出され，教員研修の実施，適応指導教室の設置，スクールカウンセラー導入などが進められた。また 2017（平成 29）年に施行された教育機会確保法の第 13 条に「個々の不登校児童生徒の休養の必要

＊ **スクールカースト**：学校のクラス内で，各生徒が容姿，コミュニケーション能力，人気などの力関係により格づけされ，ヒエラルキー（ピラミッド型階級組織）が形成された状態を，カースト制度のような身分制度になぞらえた表現。

＊ **HSC**：Highly Sensitive Child の略。人一倍敏感な子ども。感受性が豊かで，他人の気持ちによく気がつく一方，周囲の刺激に敏感で傷つきやすい子どもを指す社会心理学的用語。①深く考える，②過剰に刺激を受けやすい，③感情の反応が強く，共感力が高い，④ささいな刺激を察知する，という 4 つの特徴をもつ。5 〜 6 人に 1 人が HSC といわれており，周囲の無理解に苦しむケースが多いとされる。

性を踏まえ」と初めて休養の必要を認める文言が追加された。しかし，以前の強引な登校刺激や叱るというような心理的に追い詰める対応は少なくなったものの，反対に対応が受容のみとなり，不安に挑戦して成長を促すような対応を避け，社会復帰のタイミングを失う恐れがあるという指摘もされている。

1 不登校の回復段階

不登校には 5 段階あるとされ，各段階により対応が異なってくる。

❶ **前兆期** 学校や家庭で不適応を起こし，徐々に元気がなくなる時期である。学校対応が大きな力を持ち，適切に対処すれば進行を予防できる可能性がある。声をかけることによる「孤立の緩和」が最も大切となる。

❷ **初期** 遅刻欠席が始まり，休みに入る。本人も不安が高いため，情緒的に不安定で混乱している。頭痛，腹痛などの身体症状，食事・睡眠の乱れ，成績の低下などが表れ，時に家庭内暴力も出現する。周囲も慌てるために叱責したり懇願したり落胆したりと動揺するが，対応は「休息と安静」で安定させることを第一とする。この時期に勉強させる，登校させるなど何かを試みることは困難である。通常は数日から数週間で落ち着くが，周囲が適切でない対応を続けるなどの場合には，1 年と長期化することもある。精神疾患の併存がある場合はこの経過と異なるため注意が必要である。

初期の対応としては，次のものがある。

- つらさに共感し，薬や保温の世話をする
- 食事の工夫や眠りやすいように配慮する
- 干渉を控えるなど心理的な刺激を減らす
- 本人に対して非難・強制をしない
- 学校からの迎え・訪問・電話などは，本人が嫌がる場合は控える
- 親は本人を守る姿勢を示す

❸ **中期** 不安と混乱の初期を脱すると不登校状態のままでも日常生活は回復に向かう。この時期の対応は「エネルギーをためさせる」ことであり，気力が少し回復すると趣味や遊びにも気持ちが向くが不安定であり，試してもうまくいかず膠着状態になることもある。支援を含め，良い人間関係や適した環境に出合えるかどうかによっても経過は異なってくる。穏やかな人とのかかわりは回復のための薬になる。少しずつできることが増えることで自信にもつながっていく。

この段階は，蒸し器でまんじゅうが膨らむのを待つように，エネルギーがたまるのを根気良く待つ必要がある。慌ててつつくとしぼんでしまう。しかし放っておくのではなく，様子を見ながらかかわりの機会を作り，「北風と太陽」の太陽のように，回復を手伝う必要がある。孤立は改善を促さない。

- 子どもの言動に期待し過ぎず，ゆとりをもって見守る
- 関心をもって一緒に活動する

- きっかけになったことが語られたときは，じっくり聴く
- わずかなことでも認め，ほめる
- 進路や学習の情報を上手に提供する
- 状況打開の見通しと希望を上手に与える
- 担任や友人からの接触を保つ
- 相談員が学校と連携をとる

❹ 後期　中期にエネルギーをためられると，活動性が高まり，進路や就職など直面している課題について考えたり，取り組みを始める。その時期から「活動への援助」が必要となる。

　この段階では，具体的な活動を増やし，選択肢を本人と選んで行く。改めて現実の問題に直面することもあり，「限界のある自分」を受け入れながら，現実的で新しい大人の自己像をつくっていくことは，不登校に限らずすべての子どもの思春期の課題でもある。

- 本人のすることに信頼感をもつ
- 進路・学習・就職などの情報を具体的に提供する
- 活動へ具体的な援助をする（家庭教師，アルバイトの送迎など）
- 受け入れの体制づくりをする（学校・進路先など）
- 振り返りに付き合い，本人が納得していくための援助をする

❺ 社会復帰期　後期までくればタイミングで復学や就職などに至るが，毎日通うということは大変なエネルギーが必要である。休みを取りながら自宅ではリラックスするなど調整し，安定するまでは油断せずに支える必要がある。周囲が過剰な期待をせず，本人が取り組んでいることを認めることや，多少の調子の波があっても成長の一過程として周囲も動揺せずに見守ることが大切である。

　自立が必要となる年齢かどうか，友人関係の状況，本人のもともとの発達特性の傾向にもよるが，本人がまだ十分に問題解決法を身につけていない場合は，周囲の大人が現実的な対処を一緒に考えながら，社会的なスキルを増やしていくことも大切である。

2 ｜ 不登校支援

　不登校児童生徒の数は高水準で推移しているが，校外の施設による出席扱いも増え，学習支援センターを中心に，適応指導教室，通信制高校，ICT による家庭学習，不登校特例校を含めた多様な学習形態が増え，高校進学率などは改善をみせている。また，中学3年生頃より増加する統合失調症を始め，うつ病，不安障害など精神疾患も混在するため，精神保健教育も必要である[27]。学校のみで抱えるのではなく，ボランティア学習支援，大学生による語り部の会，父親による「おやじの会」，子ども食堂，地域活動によるコミュニティスクール化など，多様なつながりや選択肢が増えることが望ましい。

　文部科学省は，中学時代に不登校を経験した児童生徒のうち約8割は社会復帰を果たすと報告しているが，一部は長期化し，ひきこもりへの移行が課題となっている。ひきこも

りへの移行の対策として，子ども・若者総合相談センター，地域若者サポートセンターなども有用である。

G 自殺

1. 自殺とは

自殺とは故意に自ら命を絶つ行為であり，**自殺企図**は非致死的な自殺関連行動を意味し，死ぬ意図があったか，結果として致死的なものかどうかにかかわらず，意図的な服毒や損傷，自傷行為を示す[28]。

2. 日本における自殺者数の推移

日本の自殺統計として最も頻用される警察庁の自殺統計（以降では，単に自殺統計と略す）では，原因不明な死亡のうち遺書があるなど自殺の意図が明確なものを自殺としており，実態は発表数よりも多いと考えられる（図6-9）。

1978（昭和53）〜1997（平成9）年は，日本の自殺死亡数は2万〜2万5000人前後で推移していたが，1998（平成10）年から急増し，以降14年連続して3万人を超える状態が続いた。1998（平成10）年以降の急増の要因は中年男性の自殺数の増加があげられる。その理由は，バブル崩壊による経済的な影響とする説が有力である。ただ，その後も変わらず高水準で自殺者数が推移したことについて定説はなく，分析すべき課題となっている。2012（平成24）年に至り15年ぶりに3万人を下回り，2022（令和4）年は2万1881人にまで減少し，19歳以下を除く全年齢層で減少している。また自殺の原因については，経済・生活問題と健康問題の減少が目立つ[29]。

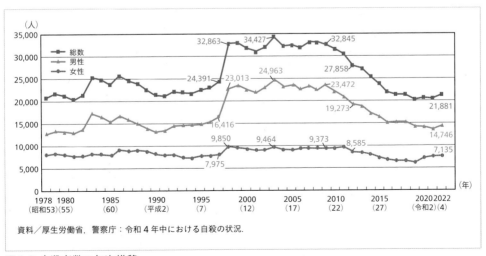

資料／厚生労働省，警察庁：令和4年中における自殺の状況.

図6-9 自殺者数の年次推移

「精神看護学」で学ぶこと
「精神（心）」のとらえ方
精神（心）の発達に関する主要な考え方
家族と精神（心）の健康
暮らしの場と精神（心）の健康
危機状況と精神（心）の健康
6 現代社会と精神（心）の健康
精神保健医療福祉の歴史と現在の姿

なお古い国際比較になるが，日本の自殺死亡率は先進7か国のなかで最も高い（表6-5）。今日においても，自殺者数はおおむね減少しているものの日本の青年・壮年期の自殺は死因第1位であり，非常事態はいまだ続いている[29]。

　日本の年齢階級別にみた自殺死亡率の年次推移をみると，中年層は低下傾向にある一方で，若い世代の自殺死亡率は，10歳代は2018（平成30）年頃より緩やかに増加し，2020（令和2）年度には10〜20歳代が大きく増加に転じた（図6-10）。また10〜39歳の死因の第1位が自殺という状況が続いている。近年では若年者の自殺を減らすための対策が求めら

表6-5　先進7か国における15〜34歳の死亡原因上位3位

	日本 2011			フランス 2010			ドイツ 2012			カナダ 2009		
	死因	死亡者数	死亡率	死因	死亡者数	死亡率	死因	死亡者数	死亡率	死因	死亡者数	死亡率
第1位	自殺	5,436	20.1	事故	2,136	13.8	事故	1,772	9.3	事故	1,721	18.7
第2位	事故	1,916	7.1	自殺	1,484	9.6	自殺	1,446	7.6	自殺	1,035	11.2
第3位	その他	1,499	5.5	R00-R99[注]	1,064	6.9	悪性新生物	1,008	5.3	悪性新生物	502	5.5

	アメリカ 2010			イギリス 2010			イタリア 2010		
	死因	死亡者数	死亡率	死因	死亡者数	死亡率	死因	死亡者数	死亡率
第1位	事故	27,171	31.7	事故	2,071	12.8	事故	1,806	13.2
第2位	自殺	10,339	12.1	自殺	1,096	6.8	悪性新生物	931	6.8
第3位	殺人	9,000	10.5	悪性新生物	1,032	6.4	自殺	598	4.4

注）ICD-10における「症状，徴候及び異常臨床所見・異常検査所見で他に分類されないもの」。
資料／WHO資料により内閣府作成．

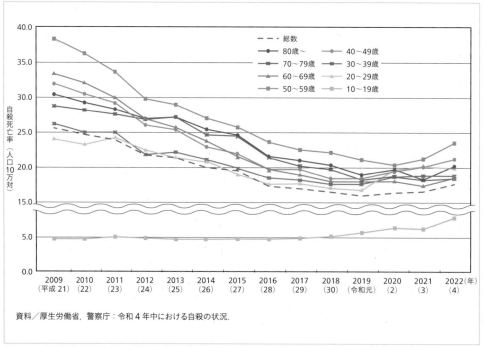

資料／厚生労働省，警察庁：令和4年中における自殺の状況．

図6-10　年齢階級別自殺死亡率の年次推移

れている。

3. 自殺の要因または社会的背景

　自殺は単一の原因から生じるものではなく、複雑に絡み合う複数の要素により形成されている。主に社会的、心理的、生物的に分けて考えられる。また様々な理由で「孤立」が重要な共通した要素の一つとなっており、自殺対策としても「社会へのつながりの回復」が鍵の一つと考えられる。

　自殺の要因をここですべてあげることは困難であるが、生物的要因としては、うつ病などの精神疾患に伴う一時的な自己評価の低下、集中力や注意力の低下、心理的な視野狭窄（自殺以外に道がないと考えるなどを含む）、アルコールなどの薬物の摂取に伴う衝動のコントロール低下や気分低下、判断力などの認知機能低下、過去の虐待やいじめの影響による気分変動やPTSDなどの症状、不安障害など不安の強い体質や発達特性による対人交流の苦手さや不器用さなどによる不適応状態などがあげられる。

　心理的要因としては、心理発達と価値観の変化があげられる。産業の変化に伴う働き方の変化、生活や娯楽の近代化などにより、地域コミュニティが機能しにくい社会となり、普通の人でも容易に孤立する可能性がある。また幼少期の対人関係の不足は、対人緊張を高めストレス耐性が低くなると考えられる。また第2次世界大戦後、戦争を生き延びた多くの若者が、新しい価値観になじめず、目標を見失って自殺したとされる時期があるように、価値観の急激な変化において心理的に追い詰められる場合がある。

　社会的要因としては、1999（平成11）年の警察庁における遺書をもとにした自殺動機の統計によると、60歳以上では健康問題（精神疾患含む）、40〜59歳の中高年層では経済生活問題が最大の理由となっている。しかし、遺書にあるとしても、うつ病を含め複合的な問題の一つである可能性もあり、解釈には注意が必要である。

　前掲図4-1にあるように日本の15歳の孤独感がOECD25か国で最も高いことや、10歳男児の不適応が将来20歳代の自殺率と相関しているという報告からも、児童期を含めて生涯を通じた「生き心地の良い社会」の創出が自殺対策に求められる。

4. 自殺が日本社会に与えているインパクト

　2010（平成22）年の厚生労働省と国立社会保障・人口問題研究所の試算によると、自殺とうつ病による休業・失業などに伴う経済的損失は、2009（平成21）年の1年間で約2兆7000億円に上るとの推計結果を発表した。このうち、自殺によって失われた生涯所得の総額は1兆9028億円と見積もられた。

　このようなことから、自殺は残された家族にとっても極めてショッキングな出来事として、個人の精神的健康や人間関係における破綻を招くものであり、また、一国の経済にも悪い影響をもたらすことになる。

5. 自殺への対策／対応

2005（平成17）～ 2006（平成18）年にかけてNPO法人自殺対策支援センター「ライフリンク」が中心となり行った，10万人署名活動を受けて，超党派の国会議員有志による議員立法として，2006（平成18）年に**自殺対策基本法**が制定された。本法では，自殺対策を社会的な取り組みと認め，国や地方公共団体，医療機関などの各団体が密接に連携し，自殺の防止と自殺者の親族等への支援の充実に務めることが掲げられた。これを受けて翌2007（平成19）年に**自殺総合対策大綱**が制定され，2009（平成21）年には地域自殺対策緊急強化基金による財源を確保し，相談支援，人材養成，普及啓発などの事業が展開されている。

国立精神・神経センター精神保健研究所には自殺予防総合対策センターが設置され，情報発信，効果的な自殺予防についての調査研究，それに基づいた研修，ネットワーク民間支援（定期的なメディアカンファレンスや対策協議会），政策提言などを行っている。

自殺対策が進むにつれ，「自殺は個人の問題ではなく，追い込まれた末の死であり社会問題である」との認識のもと，2017（平成29）年7月，厚生労働省の「自殺総合対策大綱〜誰も自殺に追い込まれることのない社会の実現を目指して〜」において，自殺死亡率を先進諸国の水準まで減少させるため，2026年までに，2015（平成27）年比30％以上減少させること（13.0以下）を目標とすることが掲げられている。また，国民自身も「自殺が社会全体の問題でありわが事であることを認識し，誰も自殺に追い込まれることのない社会の実現のため，主体的に自殺対策に取り組む」とされている。

WHOは，コミュニティ（地域社会，様々な共同体社会など）が自殺対策において，コミュニティのニーズ，国の政策，科学的根拠に基づいた介入の3つの間に橋渡しをするときに非常に重要な役割を果たすとし，「コミュニティが自殺対策に主体的に関与するための手引きとツール集」（2018年）をまとめた。そのなかで，コミュニティが主体的にかかわるプロセスを，①開始時の準備，②初回会合で話し合いを始める，③コミュニティの行動計画を考案する，④継続的なメディアの活用，⑤コミュニティの具体的な行動計画のモニタリングと評価，⑥コミュニティのフィードバックミーティングと段階的に分け，コミュニティの主体的な関与をどのように進めるかについて助言し，また，そのコミュニティに関連した自殺対策活動計画づくりを進めるために利用できる手法をあげている。

▶ **孤独の影響**　孤独により腫瘍疾患やウイルス感染リスクが増大する，喫煙や運動不足よりも死亡率が高い，など様々な研究がある。2017年のイギリスの調査によると，900万人が孤独を感じ，月に1度も会話をしない高齢者は20万人，子どもをもつ親の4分の1が孤独を感じ，400万人以上の子どもが孤独によりチャイルドライン（相談窓口）を利用し，国家損失は4.9兆円とされている。イギリスでは孤独問題担当国務大臣（Minister for Loneliness）が2018年1月に設置され，医療でも「社会的処方（social prescribing）」という社会的関係の改善策の処方がなされている。日本は，家族以外との交流がない人が

表6-6　自殺予防メディア関係者のための手引きーメディア関係者のためのクイック・リファレンスー

- 努めて，社会に向けて自殺に関する啓発・教育を行う。
- 自殺を，センセーショナルに扱わない。当然の行為のように扱わない。あるいは問題解決法の一つであるかのように扱わない。
- 自殺の報道を目立つところに掲載したり，過剰に，そして繰り返し報道しない。
- 自殺既遂や未遂に用いられた手段を詳しく伝えない。
- 自殺既遂や未遂の生じた場所について，詳しい情報を伝えない。
- 見出しのつけ方には慎重を期する。
- 写真や映像を用いることにはかなりの慎重を期する。
- 著名な人の自殺を伝えるときには特に注意をする。
- 自殺で遺された人に対して，十分な配慮をする。
- どこに支援を求めることができるのかということについて，情報を提供する。
- メディア関係者自身も，自殺に関する話題から影響を受けることを知る。

資料／厚生労働省：WHO 自殺予防 メディア関係者のための手引き（2008 年改訂版日本語版）.
https://www.mhlw.go.jp/stf/seisakunitsuite/bunya/0000133759.html（最終アクセス日：2019/4/18）

15.3% と，OECD 加盟国 21 か国で最も高く社会的孤立への対策が必要とされている[30]。また新型コロナウイルス関連の影響と考えられる 2020（令和 2）年の 11 年ぶりの自殺者の増加から 2021（令和 3）年 2 月には「孤独・孤立対策担当室」が内閣官房に設置された。

▶ 自殺報道対策　メディアの自殺報道に影響されて連鎖的に自殺が増加する現象を「**ウェルテル効果**」という。そのような状況を踏まえて WHO は，メディアの自殺への負の影響を減じるために，「自殺予防メディア関係者のための手引き」（表 6-6）を示しているが，いまだに十分認識されていない報道がみられる。

Ⓗ 自傷行為

1. 自傷行為とは

　自傷行為とは，自殺以外の意図から，非致死性の予測をもって，故意にそして直接的に，自分自身のからだに対して非致死的な損傷を加えることとされる[31]。「切る」が最も多いが，ほかに「皮膚を刺す」「頭を壁にぶつける」「からだを物にぶつける」「皮膚をむしる」「皮膚を焼く」「自分を殴る」「噛む」といった様式の自傷がみられる。

　すべてではないが，ピアスやタトゥーといった形で現れる場合もある。また，自傷行為そのものは直接自殺を意図した行動ではないが，長期的には自殺危険性は高く，自殺関連行為である。

2. 日本における自傷行為発生数の推移

　首都圏 12 校の中高生 2974 人のうち男子 7.5%，女子 12.1% が自傷行為の経験がある[32]。海外調査ではおおむね男子 3 ～ 5%，女子 10 ～ 17% が自傷行為の経験をもつ。しかし，学校で事例化するのは，中学校 0.2%，高校 0.1% であり[33]，把握できるのは，ごく一部

「精神看護学」で学ぶこと

「精神（心）」のとらえ方

精神（心）の発達に関する主要な考え方

家族と精神（心）の健康

暮らしの場と精神（心）の健康

危機状況と精神（心）の健康

6 現代社会と精神（心）の健康

精神保健医療福祉の歴史と現在の姿

となっている。1998（平成10）年の自殺の増加とともに自傷行為も急増している。

3. 自傷行為の社会的要因

　自傷に至る要因として，解離や危機状況からのリセットや回避など，精神病理的，心理学的要因が指摘されているが，本項では，社会的環境の影響について述べる。

▶ **暴力の観察・学習**　自傷行為を反復する者には，身体的虐待や性的虐待の被害者や両親間の暴力や喧嘩に繰り返し曝露（ばくろ）されている者が多いことがわかっている。暴力のもつ力を観察・学習し，「決して反撃や復讐（ふくしゅう）をされることなく，相手を攻撃し罪悪感を覚えさせる効果的な方法」として，一種の他害的暴力として自傷行為を行う。

▶ **自傷の伝染性とメディアの影響**　ある調査[34]では生徒の1割に自傷行為の経験があるとされるが，実はクラスごとに頻度が非常に高いクラス，ほとんどないクラスがあり「伝染現象」が指摘される。特に閉鎖され，管理されている環境では伝染しやすく，寄宿寮，精神科の病棟，養護施設，少年院，刑務所などが好発施設とされる。ドラマやニュースなどで取り上げることでも同様に伝染現象が起こる。

4. 自傷行為が日本社会に与えているインパクト

　10歳代の若者の1割に経験がある自傷行為は，もはやまれではない現象であり，相談相手として友人が選ばれることから，だれもが対応法を知っている必要がある。

　この1割の者にみられる特徴として，未成年でありながら飲酒や喫煙の経験が多く，周囲に違法薬物を勧められた経験がある者もおり，危険なコミュニティに属している可能性がある。

　また，女子の場合は摂食障害の併存が多く，注意欠如・多動性障害（ADHD）を思わせる小学生時代のエピソードをもつ者も含まれている。また自尊心が低く，援助希求ができず，過去の経験から周囲の人間を信用できないと感じている者も少なくない。生きづらさを抱えながらも，適切に自己主張する機会に恵まれず，助けを求めても，様々な状況から結果的に裏切られたような結果となり，諦めている様子がうかがわれる。

5. 自傷行為への対策／対応

　自殺対策は進められているが，自傷行為に関しては「実際に死ぬことはない」「アピール的な行動」という誤解もあり，対策対象として注目を集めることが少なかった。しかし，2008（平成20）年の自殺総合対策大綱の改正で，初めて自傷行為が盛り込まれ「精神的問題を抱える者や自傷行為を繰り返す者について（中略）早期発見，早期介入のための取組を推進する」とされた。

▶ **学校における予防教育**

　自傷行為は「禁止」ではなく，生徒にメンタルヘルスの知識を伝え，落ち込んでいる友人，あるいは自分を傷つけたり，死にたいと考えている友人に対して，決して「見て見ぬ

振り」をしないことを伝えることが大切である。

重要なメッセージとしては，次のようなものがあげられている[35]。

> 人はだれでもうつ状態になったり，死にたいと考えてしまう可能性はある。それが正しい方法とは言えなくても，言葉にできない苦痛に耐えるために，時には自分を傷つけてしまうこともある。だから，もしも友人が自分を傷つけていたり，落ち込んでいたり，「死にたい」という言葉を口にしたりしても，仲間はずれにしたり，距離をおいたりしないで，必ず声をかけて「どんな問題を抱えているのか」をたずねてほしい。そして話を否定せず，意見を言わずに聞いて，つらさを受けとめたうえで，そのことを自分だけで抱えずに大人に伝える必要がある。たとえ友だちが「だれにも言わないでほしい」と言っても，「おまえのことが心配だから，友人として力になりたい。○○先生は信頼できる人だから大丈夫」と伝えて，その大人に伝えるべきである。

海外にはこういった内容の 15 分ほどの映画を学校の休み時間に流している場所もあるが，同時に対応できるスクールカウンセラーの常勤化など学校職員の確保が必要である。

▶ 援助の実際

- **自己肯定感の回復**：その人の強みを発見するなど，肯定的なアプローチをする。
- **言語化の促進**：自傷に至る前の通常の生活のなかで，何らかのストレスがあるが意識されず言語化されていないことが多いので，情緒的な言語化を励まし自己表現を増やしていく。生活記録をつけてもらい，具体的な出来事を見つけていくこともある。
- **現実的な対処能力の向上**：様々なストレスについて自己コントロールを可能とする。自傷行為がなくとも穏やかで安定した生活が送れるように支援することである。
- **援助上の注意点**：解離性障害が併存し，覚えていない痛みを感じることがあることを理解する。

▶ 初回面接での注意点

- **頭ごなしに否定しない**：頭ごなしに「自傷をやめなさい」とは言わない。援助を求められない対象者が唯一助けを求めるきっかけとなるのが自傷行為であり，過去の不快な人間関係から他人への不信感をもっていることが多く，ここで否定されてしまうと社会への憎悪や諦めは高まり，支援や回復へ向かうことが難しくなる。
- **援助希求行動を評価する**：「よく来たね」と受け入れる。しかし，あまり感情を込めると期待に応えたい良い子を演じてしまい，適切な自己主張からはずれてしまうため，あっさりと受け止め，多少の症状変動には驚かず，騒がない姿勢も大切である。
- **「共感」する**：自傷の肯定的な面を確認し「共感」する。自傷により，つらい気持ちが一時的に緩和したり，切り離すことができるメリットがある。波のように襲ってくる苦しさから，生きのびるために自傷で調節しているともいえる。
- **「懸念」を伝える**：エスカレートに対する「懸念」を伝える。嗜癖（アディクション）化してゆくことが知られており，より深く頻繁になったり，やめたいと思ってもやめられなくなることがあることを伝え，自傷行為を容認しているわけではないことも伝える。言い方としては決めつけず，「あなたは違うかもしれないけれど，私の経験では（一般的

「精神看護学」で学ぶこと

「精神（心）の」とらえ方

精神（心）の発達に関する主要な考え方

家族と精神（心）の健康

暮らしの場と精神（心）の健康

危機状況と精神（心）の健康

6 現代社会と精神（心）の健康

精神保健医療福祉の歴史と現在の姿

に，専門家によると，など）からだの痛みで心の痛みに蓋をしていると，だんだん自傷の効き目がなくなってきて，いくら切ってもおさまらなくなると，死にたいとか，いなくなりたいと思うことがある。そうなったら心配だな」などという。

●**無意味な約束はしない**：自傷しない約束というのは，反復されることが症状の一つである自傷行為において不可能な約束であり，相手の期待に応えたいと思う傾向のある自傷行為者においては，約束を破ったことでの落ち込みが，また次回の自傷の引き金となったり，支援を中断することにもなり，本人が言い出しても約束はしない。自傷行為が反復された場合，支援者も裏切られたと思わず，そういう経過をとることを認識する必要がある。自傷を行わずに生活できる自己表現力など，現実的な対処能力を身につけ，豊かな生活を獲得しながら，徐々に自傷行為の間隔があき，時間をかけて回復することを目標とするほうが，現実的で治療的である [36]。

Ⅰ アルコール問題（アルコール依存）

1. アルコール問題（アルコール依存）とは

アメリカ精神医学会により 2013 年 5 月に正式に発表された「精神疾患の診断・統計マニュアル第 5 版（DSM-5）」において，物質使用に基づく様々な精神障害や嗜癖的行動が「物質関連障害および嗜癖性障害群」というカテゴリーのなかに精神疾患の一つとして定められ，そのなかの「**アルコール関連障害群**」に，アルコールに関する様々な障害が組み込まれた。

アルコール関連障害群には，「アルコール使用障害」「アルコール中毒」「アルコール離脱」「他のアルコール誘発性障害群」「特定不能のアルコール関連障害」の 5 つのカテゴリーがある。なお，ここでの定義では，従来の「依存」という概念はもちいられていない。「依存」は，主に「使用障害」のなかに組み込まれているが，「有害な使用」（身体や精神の健康に害を及ぼす飲酒のしかた）や「慢性中毒」（長期に持続する反復的な多量の飲酒による身体や精神への健康被害）にわたる，アルコール関連障害群の連続体の全体に関連し影響している新たな概念となった。

アルコール使用障害の診断には，アルコールに対しての強い欲求があること，飲酒を自制できないこと（たとえば，はじめに意図していたよりも多く，または長時間にわたって飲酒することや，飲酒量を減らそうと努力しても失敗してしまう），飲酒が生活の中心となること，耐性（同じような酩酊を得られるまでに必要なアルコール量が徐々に増加すること）や離脱症状（急激なアルコールの減量や中断により出現する，様々な精神的・身体的な症状）の出現がある。

これらについて，実際の臨床の場面では，本人の自己報告や，その人のことをよく知る第三者の報告，臨床家の観察，および実施可能ならば血液検査などの身体的検査が参考にされる。

アルコール使用障害による影響は，身体的，精神的，社会的，家族的，法的，あるいは職業的と多彩にあり，深刻度合いも多彩である。アルコール摂取量とアルコールによる諸問題との間には直接的な相関関係がある一方で，少量であるからといって，ささいな問題ですむとは限らない。

前述したように，「アルコール依存症候群」は，DSM-5 においては 1 つの独立した概念として存在しなくなったが，DSM と同様に精神疾患の分類や診断の際によく用いられる国際疾病分類第 10 版（ICD-10）においては，表 6-7 のような診断基準がある。

つまり，**アルコール依存症候群**は，強烈な飲酒欲求のため，有害性を自覚していながらも飲酒行動を自分で制御できず，家族や仕事などよりも飲酒をはるかに優先させてしまう状態のことである。

このアルコール依存症候群の診断に関して，生理的（身体的）な依存，つまり離脱症状があることは必須条件ではない。ただし，離脱症状がある人は，アルコール依存症候群である可能性がある。

▶ 急性アルコール中毒　　アルコールの中毒のなかでも，**急性アルコール中毒**は「アルコール摂取により生体が精神的・身体的影響を受け，主として一過性に意識障害を生ずるものであり，通常は酩酊と称される」と定義されており，**単純酩酊，複雑酩酊，病的酩酊**に分類される（表 6-8）。

アルコールは中枢神経系への抑制作用があり，知覚・運動・精神機能の障害が引き起こされる。酩酊時には，ろれつの回らない会話，協調運動障害，不安定な歩行，眼球振盪（眼振）*，注意力や記憶力の低下などが現れ，進行すると次第に感覚・運動が麻痺し，一時に

表6-7　アルコール依存症候群の診断基準（ICD-10）

> 　過去 1 年間のどこかで次にあげる 6 項目のうち，3 項目以上が経験あるいは表出された場合に，アルコール依存症候群と診断される。
> ❶アルコールを摂取したいという強烈な欲求あるいは強迫感
> ❷アルコール摂取の開始や中止，あるいは飲酒量のコントロールが困難である
> ❸アルコール使用を中止もしくは減量した場合にみられる生理学的な離脱状態
> ❹はじめのうちはより少量で得られていたアルコールの効果を得るために，どんどん飲酒量が増えていってしまうという耐性の証拠
> ❺アルコール使用のために，それに代わる楽しみや興味を次第に無視するようになり，アルコールを手に入れたり飲んだり，あるいはその作用から回復するのに要する時間が増えていく
> ❻たとえば，肝障害や認知機能の障害など，明らかにアルコールによる有害な結果がもたらされているにもかかわらず，依然としてアルコールの使用を続ける

表6-8　急性アルコール中毒の酩酊分類

単純酩酊		正常範囲の酩酊であり，生理的反応である。
異常酩酊	複雑酩酊	量的な異常で，アルコール摂取によって起こる興奮が著しく，その強度と持続が単純酩酊とは量的に異なるものである。
	病的酩酊	質的な異常で，少量の飲酒であっても意識障害（見当識障害）が生じ，幻覚妄想を呈して著しい興奮を示し，後で完全な健忘を示すことが多い。

＊　**眼球振盪（眼振）**：自分の意思とは無関係に律動的に反復して動く眼球運動。

表6-9 アルコール誘発性障害の症状

アルコール幻覚症	大量飲酒中あるいは離脱状態のときに，意識は清明であるにもかかわらず，幻聴や幻視が出現する。数日間で消失することが多いが，長期に持続して慢性化することもある。
アルコール性嫉妬妄想	配偶者に対しての，不貞を働いているなどという嫉妬妄想が主なものである。断酒後も長期間持続することが多い。長期のアルコール使用により性的機能低下が出現することが多く，それが影響しているとも考えられている。
ウェルニッケ脳症	長期間の大量飲酒によりビタミン B_1 欠乏が起こることで生じる。意識障害，運動失調，注視麻痺や眼振などの眼球運動異常が主症状である。ほかにも錯乱，記銘力障害などがみられる。飢餓など，大量飲酒以外の原因で起こることもある。ビタミン B_1 大量投与治療にて治癒することもある。
コルサコフ症候群	ウェルニッケ脳症から，意識の回復とともに移行することが多いが，そのような経過をたどらずに罹患することもある。記憶障害，失見当識，作話（誤った記憶のため，事実とは異なることを，事実であると思いこんでいることによる言動）が主症状である。慢性化することが多い。

多量に摂取した場合には，昏睡に陥ることがあり，血中濃度 400 〜 700mg/dL で中枢性呼吸麻痺により死に至る危険性もある。

また，嘔吐物により窒息死に至ることもある。急性アルコール中毒はしばしば転落や交通事故，犯罪などの原因になる。

▶ アルコール離脱症状　**アルコール離脱症状**は多彩であるが，発汗，心拍上昇，血圧上昇，悪心・嘔吐，下痢などの自律神経系症状が先行し，その後，不安焦燥，不眠，意識障害，幻覚，精神運動興奮，けいれん発作（全般性強直間代発作）などの症状が出現する。離脱症状が最も強く出現するのは，断酒後の 24 〜 72 時間である。時に，意識清明度の低下，失見当識，幻覚，著明な振戦を伴う離脱せん妄へと進展することがある。幻覚のなかでは，虫や小動物が群がって動くという幻視がよく経験される。職業上の動作を繰り返すこともある（職業せん妄または作業せん妄）。

▶ アルコール誘発性障害の症状　幻覚，妄想，うつ，不安など，様々な症状がある（表6-9）。健忘作話型神経認知障害（アルコール誘発性持続性健忘性障害）を除き，比較的速やかに改善する傾向があり，たいてい 1 か月以内に症状は消失する。しかし，なかには長期にわたる精神症状もある。

2. 日本におけるアルコール依存症者数の推移

WHO の 2016 年の報告によると，全世界で 15 歳以上の成人のおよそ 23 億人がアルコール飲料を消費しており，1 人当たりの年間アルコール消費量（純アルコール換算）は 6.4 リットルであり，2 億 8300 万人（15 歳以上の約 5.1%）がアルコール使用障害と診断しうると見積もられている。

日本では，成人の飲酒実態に関して実施された 2013（平成 25）年の全国調査において，飲酒者（ここでは，調査前 1 年間に飲酒した者と定義されている）を 2013（平成 25）年の 20 歳以上人口で調整した値は，男性の 82.4%，女性の 60.1% であった[37]。そのなかで，ICD-10 の「アルコール依存症候群」に該当する者は，男性 1.9%（2013 年人口での推計数 94 万人），

女性 0.3%（同 13 万人），男女合計で 107 万人であった。

しかし，2017（平成 29）年の厚生労働省の患者調査によると，実際に医療機関を受診しているアルコール依存症の患者数は 4.6 万人であり，やはり受診率は極めて低いという結果であった。

アルコール使用障害の患者は潜在的に多いものの，アルコール依存症者は自分自身のアルコール問題に気づきにくく，また，依存症自体が「否認の病」とも言われている通り，実際の医療機関に結びついている者は少ない。

3. アルコール問題 (アルコール依存) の要因または社会的背景

アルコール問題は，その症候も病因も個人により様々である。病因となる要素は非常に広範にわたり，個人の特性（たとえば遺伝的負因などの生物学的要素，心理学的要素，人格特性，知識の欠如，動機など）や社会・環境要因（文化規範など），個人と環境の相互作用（家庭内力動や社会的学習など）を含む。

一般的に，体質的に多量に飲酒できる人のほうが依存症になりやすい。病因となる要素が非常に広範にわたるため，アルコール使用障害に対する評価と介入法は，個々により異なる。

▶ **女性，高齢者のアルコール依存症者**　近年の傾向としては，女性の社会進出および人口の高齢化を反映して，女性や高齢者のアルコール依存症者の増加が顕著である。女性においては，妊娠・授乳期の断酒は必須である。高齢者の場合，長期間の飲酒のため身体的・精神的に著しく悪化してから受診することが多く，神経認知障害の合併も多い。また，近年の社会的な問題として，ホームレス状態の人のなかにアルコール依存症を抱える人が多いことがあげられる。

4. アルコール問題 (アルコール依存) が日本社会に与えているインパクト

アルコールは，様々な健康問題を引き起こす。たとえば脂肪肝・肝炎・肝硬変などの肝障害，食道がん・口腔がん・咽頭がん・肝がんなどのがん疾患，マロリー－ワイス（Mallory-Weiss）症候群*，食道静脈瘤破裂，胃腸障害，膵炎，糖尿病，心疾患，痛風，皮膚疾患，ウェルニッケ－コルサコフ（Wernicke-Korsakoff）症候群やペラグラ（pellagra）脳症，多発神経炎などの脳神経障害など，多彩な身体疾患の原因になる。

また，抑うつ症状，不眠などの精神症状の原因にもなり，うつ病の背景に実はアルコールの問題があることもまれではない。特に深刻なものとして，アルコールと自殺および自殺企図との関連についても，数多くのエビデンスがある。

健康問題のほかにも，アルコールは多くの社会問題を引き起こす。たとえば飲酒運転による事故，自殺，家庭内暴力，虐待，家庭崩壊，仕事の欠勤，失職，借金などである。

＊ マロリー－ワイス症候群：嘔吐の際，食道に裂傷が生じ出血をきたす症候群。

「精神看護学」で学ぶこと

「精神（心）」のとらえ方

精神（心）の発達に関する主要な考え方

家族と精神（心）の健康

暮らしの場と精神（心）の健康

危機状況と精神（心）の健康

6 現代社会と精神（心）の健康

精神保健医療福祉の歴史と現在の姿

▶ **飲酒運転防止対策**　**飲酒運転**については対策が練られ，2002（平成14）年6月1日に道路交通法の改正があり，飲酒運転の罰則の対象となる呼気アルコール濃度は0.25mg/L以上から0.15mg/L以上へと変更され，その後さらなる法改正による厳罰化も行われた。また，刑事施設における飲酒運転事犯者向け新処遇プログラムとして，2008（平成20）年から「アルコール依存回復プログラム」の開発が行われ，2010（平成22）年10月より運用が開始された。同時期より保護観察対象者に対しても飲酒運転防止プログラムが実施されている。

5. アルコール問題（アルコール依存）への対策／対応

　わが国でのアルコールに関する施策には，2013（平成25）年に成立した「アルコール健康障害対策基本法」がある。これは，アルコール対策の基本理念と，国や自治体などの責務を定めた法律である。具体的には，アルコール依存症や多量の飲酒のみならず，未成年者の飲酒，妊婦の飲酒などの不適切な飲酒の影響による心身の健康障害も「アルコール健康障害」と定義された。また，アルコール健康障害は本人の健康の問題であるだけでなく，その家族への深刻な影響や重大な社会問題を生じさせる危険性が高く，関連して生ずる飲酒運転，暴力，虐待，自殺などの問題も「アルコール関連問題」と定義された。飲酒に伴うリスクやアルコール依存に関する正しい知識の普及と早期介入への取り組み，地域における専門的指導や治療のための支援体制の整備や関連機関どうしの連携などの対策も盛り込まれ，アルコール問題を抱えた人やその家族が，日常生活および社会生活を円滑に営むことができるように支援することが定められている。

　近年では「節酒」を目標とする試みも浸透しつつあるが，「**断酒3原則**」という断酒を目指す概念も根強い。その3つの原則は，①受診継続，②自助グループ（断酒会や依存症からの回復を手助けする共同体であるアルコホーリクス・アノニマス［Alcoholics Anonymous：AA］など）への参加，③抗酒薬の服用，である。なるべく多くの周囲の人に断酒していることを伝え，断酒を支援してもらおうとする「断酒宣言」を含めて，「**断酒4原則**」とされることもある。近年は，依存症になる以前の，危険な飲酒のしかたをしている段階から早期介入を行う試みもなされている。

　断酒補助薬としては，シアナミド（シアナマイド®）やジスルフィラム（ノックビン®）といった抗酒薬，アルコール依存症治療薬としてのアカンプロサートカルシウム（レグテクト®），飲酒量低減薬としてのナルメフェン塩酸塩水和物（セリンクロ®）がある。しかし，アルコール依存症の治療は薬物療法単独で効果があるものではなく，個人精神療法，集団精神療法，認知行動療法，自助グループへの参加などを通じて，様々な段階を経て長期的な断酒維持を目指すものである。

　現在では，外来・入院治療の場や，デイケア，マック（Maryknoll Alcohol Center：MAC）などの依存症回復施設，リハビリテーション施設において，それぞれの患者のニーズに適応させた様々な再飲酒防止プログラムが行われているが，いまだ十分とはいえない状況にあり，今後もさらなる治療・支援施設の充実が望まれる。

「精神看護学」で学ぶこと

「精神（心）」のとらえ方

精神（心）の発達に関する主要な考え方

家族と精神（心）の健康

暮らしの場と精神（心）の健康

危機状況と精神（心）の健康

6 現代社会と精神（心）の健康

精神保健医療福祉の歴史と現在の姿

J 薬物問題（危険ドラッグ・処方薬・市販薬）

1. 薬物問題とは

　薬物依存の問題といえば違法薬物の問題が代表的なものであり，確かに日本の薬物依存臨床における中心的な依存性物質は覚せい剤だったため，これまで薬物依存に対する治療や支援は覚せい剤乱用者を中心に議論されてきたが，近年では違法性が明確ではない薬物の問題が深刻となっている。たとえば危険ドラッグ，処方薬や市販薬である。精神科医療施設における薬物依存関連障害患者を対象とする全国調査によれば，数年前は危険ドラッグ，近年は処方薬や市販薬が，覚せい剤に次いで多い患者群になっている。

▶ **危険ドラッグの現状**　危険ドラッグとは，既存の規制薬物の化学構造式を一部変更することで法規制を回避した薬物のことであり，規制薬物と同じく，高揚感や多幸感などの効果，あるいは，中毒症状や依存性といった有害性を持つ。2013（平成25）年より薬事法指定薬物への包括指定や，麻薬・向精神薬への指定もされ始め，規制を受けた危険ドラッグが激増し，徐々に乱用者も減少した。しかし，法規制を逃れるために化学構造式の一部が変更され，化学構造式の違いにより従来の薬物検出検査では検出されず，実際には検挙困難な状況にある。また，規制強化の結果，危険ドラッグはますます多様化し，内容成分には不明な点がきわめて多くなっている。

▶ **処方薬の現状**　処方薬とは，医師が処方箋を書いて患者の治療のために提供する薬のことであるが，この処方薬も乱用や依存の対象となりえる。なかでも特に精神疾患の治療のために処方される向精神薬の問題が深刻である。代表的なものは，ベンゾジアゼピン系薬剤やその類似構造を持つ抗不安薬や睡眠薬であるが，そのほかにも，バルビツール酸系の催眠・鎮静薬や，覚醒作用のあるメチルフェニデートなども乱用されることがある。救急医療の現場では，処方薬の過量服薬による患者も問題となっている。

▶ **市販薬の現状**　市販薬とは，普通に薬局などで売られている，処方箋がなくても誰もが購入できる医薬品のことであるが，この市販薬の中にも，乱用・依存が問題となっているものが存在する。代表的なものは，鎮咳去痰薬，総合感冒薬，解熱鎮痛薬，鎮静薬の4種類である。鎮咳去痰薬や総合感冒薬には，覚せい剤の原料であるエフェドリンや麻薬の成分であるリン酸ジヒドロコデイン，興奮作用をもつカフェインなどが含まれている場合がある。この成分は，咳や頭痛を抑える一方で，過剰に摂取すると眠気や疲労感がなくなり，多幸感や頭がさえたような感覚などの覚醒作用があり，用法や用量を守らずに乱用することで依存に陥る危険性がある。一方，解熱鎮痛薬や鎮静薬には鎮静効果のあるブロモバレリル尿素が含有されていることがある。ブロモバレリル尿素は依存性があるだけでなく，過量服薬すると呼吸抑制をきたすなど大変危険であり，海外では医薬品に含有されていないにもかかわらず，日本では市販薬として依然として使用されている現状にある。市販薬

は違法ではないため，誰でも気軽に購入でき，甘味料を加えられていたり，飲みやすい形状であったりして，乱用につながる危険性がある。

2. 日本における危険ドラッグ・処方薬・市販薬乱用者数の推移

▶ **危険ドラッグの乱用状況**　日本においては，隔年で実施されている薬物使用に関する全国住民調査（対象は全国の15歳以上64歳以下の7000人）があり，2021（令和3）年の調査において，危険ドラッグをこれまでに1回でも経験したことがある者の割合は，0.5%であり，生涯経験者数は約47万人と推計された[38]。2013（平成25）年以降減少していたが．2021（令和3）年に増加に転じるなど一定数の乱用者がいるため，引き続き警戒が必要と考えられる。また，全国の中学生を対象とした，隔年で実施されている薬物乱用に関する調査において，2022（令和4）年の調査では，危険ドラッグをこれまでに1回でも経験したことがあると答えた者の割合は，全体で0.1%（男子0.2%，女子0.1%）であり，覚せい剤や大麻と同程度であった[39]。また，危険ドラッグが簡単に入手できると返答した者は1.6%であり，これも覚せい剤や大麻の結果と同じ程度であった。危険ドラッグは，検出することが難しいため，使用者を検挙することが困難であり，検挙者数が乱用の実態を反映していない。また，薬物乱用についての調査では，一般的に正確な回答を得づらい。そのため，危険ドラッグの乱用者数や依存者数を正確に把握することは非常に難しい状況にあるが，これらの調査により，一般市民において一定数存在することが示されている。

▶ **精神科医療現場での状況**　このような状況は，精神科医療の現場にも反映されている。全国の精神科医療施設における薬物関連精神疾患の実態調査が隔年で実施されており，2014（平成26）年度の調査から，当時の状況を反映し，危険ドラッグに関する項目が新たに追加された。2022（令和4）年度の調査で報告された全患者において，「主たる薬物（＝調査時点での精神科的症状に関して，その患者に臨床的に最も関連が深いと思われる薬物）」は，覚せい剤が49.7%で例年通りの第1位であり，睡眠薬・抗不安薬が17.6%，市販薬が11.1%であった[40]。2014（平成26）年度の調査では危険ドラッグは23.7%で第2位であったが，2022（令和4）年度の調査では1.4%まで低下していた。同じく2022（令和4）年度の調査において，「過去1年以内にその主たる薬物の使用が認められた者」に限定した場合，「主たる薬物」として最も多いのは，やはり覚せい剤（28.2%），ついで睡眠薬・抗不安薬（28.7%），市販薬（20.0%）であった。2014（平成26）年度調査においては，危険ドラッグは第1位（34.8%）であったが，2022（令和4）年度の調査ではわずか0.3%であった。これらの結果から，今日の精神医療の現場においては，危険ドラッグ使用者は顕著に減少しているものの，処方薬や市販薬を乱用している患者が徐々に増加していることが示唆されている。睡眠薬・抗不安薬関連の精神疾患患者の臨床的特徴は，女性が半数ほどでほかの薬物に比べると比較的多く，うつ病などの気分障害や神経症性障害などの精神疾患を併存する者が非常に多い結果であった。つまり，精神疾患に対する治療薬として処方薬を服用するうちに，乱用・依存が出現してきた可能性が考えられる。市販薬関連精神疾患患者の臨床的特徴も，同じ

く女性が半数ほどであるが，睡眠薬・抗不安薬の患者よりやや若年であり，処方薬の乱用経験のある者も少なくないことが示されている。医原性による乱用・依存の予防のためにも，医療従事者における乱用・依存の理解が重要である。

3. 危険ドラッグ・処方薬・市販薬乱用の問題の社会的背景および事態が日本社会に与えているインパクト

▶ **危険ドラッグの社会的背景**　危険ドラッグは法規制を逃れるために，人体への摂取目的ではないものとして「入浴剤」「お香」「バスソルト」「アロマリキッド」などと称されて，店頭やウェブサイト上で販売されているため，国境や年齢の制限などなく容易に入手でき，日本では2000年代後半より若年層を中心に乱用が急激に広がった。

その結果として危険ドラッグによる自動車事故や暴力などが社会問題化し，医療現場での有害事象の報告も激増した。

▶ **危険ドラッグによる中毒症状**　危険ドラッグによる中毒症状は広範にわたる。なかには重篤なものもあり，死亡例も報告されている。

- **身体症状**：心拍数増加，血圧上昇，胸痛，あるいは徐脈，血圧低下，心筋梗塞などの危険な循環器症状，意識消失，けいれん，脳浮腫，脳卒中，散瞳，めまい，記憶障害，振戦，不随意運動，パーキンソン症状，頭痛，反射亢進，知覚異常などの神経学的症状のほか，横紋筋融解や腎不全などの様々な危険な症状が出現し得る。
- **精神症状**：幻覚妄想などの統合失調症様症状のほか，不安焦燥感，興奮，易刺激性亢進，不眠，うつ・躁状態，昏迷，自殺衝動など，多岐にわたる報告がある。

救急医療の現場で問題となっているのは，危険ドラッグ自体に未知な点が多く，どのような薬理学的特性や有害性をもつか不明であり，呈する症状が多種多様であり，症状がその薬物に起因するのかも不明であり，多種の物質による相互作用の危険性もあることである。そのため治療法は確立しておらず，対症療法的である。

▶ **危険ドラッグの依存性**　法規制が施行されているが，規制された成分の化学構造式を変化させた新たな危険ドラッグがすぐに出回るということを繰り返す「いたちごっこ」の状況にあり，また，規制のたびに製品は未知の度合いを増し，より強力で危険なものとなる傾向がある。そして，依存性の形成された使用者は薬物を求め続け，しかも耐性＊が形成されている場合には，より強い効力を必要とする。

危険ドラッグの摂取により，精神的・身体的に極めて重篤な状態に陥った者であっても，その依存性の強さから，回復後にはまた危険ドラッグを使用してしまうことも多い。ただし，近年では厳しい取り締まりにより，徐々に危険ドラッグ製品が市場に出回ることも減る傾向にある。

▶ **処方薬による常用量依存**　処方薬は，用量を守らずに過量服薬したり，睡眠薬を日中に

＊ **耐性**：反復的に摂取するうちに効力が低下していく現象。

飲むなど用法を守らずに服用したり，多種多量の薬を求めて複数の医療機関を受診したり，あるいは違法に入手したりしているうちに，依存が進行することが多いが，それだけではない。処方された用法や用量を守って服用していても，用量を減らしたり，服用を中断したりすると，苦しい症状が出てやめられないことがある。これは常用量依存とよばれるものである。ベンゾジアゼピン系薬剤のような薬は，臨床的な用量の範囲であっても，長期に服用していると身体的依存が形成されるため，その薬を急に減量，あるいは断薬した際には，服用前にはなかったような症状，つまり離脱症状が出現する。不安・焦燥感，気分の落ち込み，頭痛，手足のしびれやふるえ，けいれん発作などである。日本ではいまだ常用量依存への理解や対策は不十分なため，以前ほどではないものの，向精神薬が漫然と長期的に処方されていることもあり，さらなる強化が必要と考えられる。また，向精神薬の乱用により，服用後の酩酊（めいてい）状態や過鎮静状態における自動車の運転，急性中毒による転倒，過食嘔吐（おうと）や窃盗（せっとう）などの問題行動，対人関係や社会生活上の障害など，数多くの弊害が生じる危険性があることを理解しておくことも重要である。

▶ **市販薬による中毒症状や依存**　市販薬は，用法や用量を守って適切に服用する分には，問題となることはまれである。しかし用法や用量を守らず，過量服薬すると急性中毒の症状が生じることがあり，また，長期に乱用を繰り返すと依存症に陥る危険性がある。市販薬には複数の成分が含まれていることが多く，なかには身体的依存を形成するものもあるため，処方薬と同様に，市販薬を長期に服用していた場合，急に減薬や断薬をすると離脱症状を生じることがある。

▍ 4. 危険ドラッグ・処方薬・市販薬の乱用の問題への対策／対応

　危険ドラッグ・処方薬・市販薬のような，違法性が明確ではない薬物の場合，一般的に，乱用をしても問題意識を感じにくく，無自覚なこともある。そのため，当の本人が早期に医療機関や相談機関を訪れることは多くはなく，周囲も気づきにくい。そして，周囲が気づき始めた時には，事態は深刻化していることもまれではない。

▶ **危険ドラッグへの対策／対応**　危険ドラッグは，薬物依存問題にかかわる精神保健福祉現場への影響のみならず，一時は社会問題にもなっていたが，危険ドラッグには強い毒性があり，予測不能な有害事象が生じる危険性や依存性があることなどの情報が浸透し，徐々に乱用者は減った。しかしまだ一定数の乱用者がおり，引き続き啓発が必要である。

▶ **処方薬への対策／対応**　処方薬の場合，医療従事者すら乱用や依存についての問題意識が乏しいことがあり，乱用に気づかずに依存性のある薬物が長期に投与され，事態がなかなか改善しないばかりか，徐々に悪化していることもある。過量服薬，飲酒との併用，溜め込み，離脱症状，他機関での重複処方や予定より頻回の受診などの処方薬探索行動などに注意が必要である。乱用・依存の問題が発覚した場合，ベンゾジアゼピン系薬剤である抗不安薬や睡眠薬などの多くの向精神薬は，突然断薬することは離脱症状が出現するため大変危険であり，基本的には医師と相談をしながら，漸減していき断薬を図っていくべき

である。しかし，なかには乱用されている薬が治療薬としてその患者に必要な場合もあり，必ずしも断薬が最終的な治療目標ではないこともある。

▶ 市販薬への対策／対応　市販薬については，一部の市販薬に対して，近年では薬剤師による声かけや使用目的の確認が行われているなど，徐々に社会の問題意識が強まり，多量あるいは頻回な購入が困難となりつつあるものの，今後はインターネット販売の対応についての整備も求められ，さらなる対策が必要である。

▶ 薬物乱用の予防と今後の課題　いずれにしても，違法薬物のみならず，こういった違法性が明確でない薬物に対しても，乱用した場合に重篤な症状が生じたり依存症に陥ったりする危険性があり，いったん依存症になると回復が困難であることなどの正しい情報が，広く啓発されることが重要である。したがって，薬物乱用を開始させないための一次予防として，教育機関における薬物乱用防止教育，地域での啓発キャンペーンが重要である。また，薬物乱用者に対する，再乱用防止を目的とする介入である二次・三次予防も大事である。しかし，これらの対策は，現状ではまだ十分とは言えない。その原因の一つには，違法性が明確ではないため，依存症者は治療動機が乏しいことが多く，自発的で継続的な相談に結びつきにくいことが考えられる。そしてもう一つには，現在は多くの精神保健福祉センターなどの施設で，本人向けの回復支援プログラムや，家族向けの支援が行われてはいるものの，現状では地域において，再乱用防止プログラムを実施できる精神科医療施設や民間リハビリテーション施設がいまだ乏しいことがあり，今後の改善が望まれる。

Ⓚ ギャンブル依存

1. ギャンブル依存とは

ギャンブル依存とは，DSM-5 と ICD-11 においては「ギャンブル障害」とよばれるものに含まれると考えられるものであり，物質を伴わない依存症である嗜癖性障害の一つである。

▶ 不適応的賭博行為　持続的で反復的な不適応的賭博行為として特徴づけられ，経済的問題や職業的問題，家族崩壊など，様々な社会生活上の支障が引き起こされる。**不適応的賭博行為**とは，①ギャンブルにとらわれている，②待ち望んでいる興奮を達成したいがために，かけ金を増やしてギャンブルをしたいという欲求がある，③ギャンブルの行為を抑えたり減らすための努力に何度も失敗したことがある，④ほかの問題から逃避する手段としてギャンブルをする，⑤ギャンブルで失った金を取り戻すためにギャンブルをする，⑥ギャンブルへの，のめり込みを隠すために嘘をつく，⑦ギャンブルの資金を得るために非合法行為をしたことがある，⑧ギャンブルのために個人的あるいは職業上の人間関係の問題を抱えたことがある，⑨ギャンブルの借金の支払いのために他人に金を出してくれるよう頼る，などである。

　つまり，反復継続するギャンブル体験への強烈な欲求と，いったんギャンブルをやりだ

「精神看護学」で学ぶこと

「精神（心）」のとらえ方

精神（心）の発達に関する主要な考え方

家族と精神（心）の健康

暮らしの場と精神（心）の健康

危機状況と精神（心）の健康

6 現代社会と精神（心）の健康

精神保健医療福祉の歴史と現在の姿

すと金銭がなくなるまでやり続ける，ということに集約される。

▶ 嗜癖性障害　「物質とは関係ない依存」である嗜癖性障害には，ギャンブル障害のほかにも，インターネットゲーム障害（internet gaming disorder），窃盗癖（kleptomania）などのほか，買い物依存，暴力・虐待，性的逸脱行動，過食・嘔吐，放火，携帯電話依存など，多様な行動上の障害が含まれるとされている。

　従来，依存症の診断基準は，ある物質を摂取することにより直接脳内の変化がもたらされ，結果として依存が出現する**物質依存症**（アルコールや薬物の依存症）を前提につくられてきた。そのため，嗜癖性障害の定義には漠然とした点が多く，従来，行動嗜癖やプロセス依存とよばれてきたものを「依存症」という範疇に含めるかどうかは，専門家のあいだでも長年議論のあるところであり，1994 年にアメリカ精神医学会から発表された DSM-IV では「衝動制御の障害」という疾患分類に入れられていた。

　しかし，嗜癖性障害は，その嗜癖のために日常生活や社会生活上に多大な支障をきたしており，やめたいとは思っても，その行動に対する衝動や渇望が強烈であるために，なかなかやめることができず，衝動の自制が困難であり，本人や周囲に苦痛をもたらすものであるという特徴は物質依存症と共通する。

　そして近年の動物実験や薬物や画像を使用した研究により，嗜癖性障害において共通した神経生物学的根拠が示唆され，物質使用障害との類似性が報告されるようになった。嗜癖性障害に含まれるものには多種多様なものが考えられるが，特にギャンブル障害に関しては神経学的研究の検証が多く，DSM-5 に改訂された際に「物質関連障害および嗜癖性障害」の項目に正式に含められた。正式にはまだ含まれていないものの，将来における検討課題として，DSM-5 では付録欄にインターネットゲーム障害を提示している。物質的な依存のみならず，嗜癖（アディクション）概念に基づく行動の理解が行われるようになり，従来，行動嗜癖やプロセス依存として一括されてきた行動障害が，徐々に包含される傾向にある。

　DSM-5 においてギャンブル障害（Gambling Disorder）は，日常生活や社会生活への支障，心理的な苦痛を引き起こす病的な賭博行為とされている。具体的には，ギャンブルに対する強い欲求，ギャンブルの中断による落ち着きのなさや苛立ち，ギャンブルをやめる試みの失敗，ギャンブルによる人間関係や社会生活上の支障，ギャンブルによる経済的破綻，ギャンブルのために金銭を得る方法を常に考えているなど，ギャンブルのことに心を奪われていること，また，無気力や罪悪感，不安，抑うつなどの苦痛な感情のときにギャンブルをすること，ギャンブルで失った金を取り戻そうとして再度ギャンブルをすること，ギャンブルへののめりこみを隠すために嘘をつくこと，などの行動や状態が診断基準としてあげられている。そして，これらに該当する数で，重症度が決定される。

2. 日本におけるギャンブル依存者数

　日本ではパチンコやスロットが社会に深く浸透している。また，競馬，競輪，競艇，

オートレース，宝くじ，スポーツ振興くじ（広く公営ギャンブルと言われるもの）のほか，野球賭博などのスポーツの賭博，花札・バカラ・ポーカーなどカードを使った賭博，賭け麻雀・将棋，インターネット賭博，あるいは証券の信用取引や先物取引市場への投資など，合法・非合法を問わず様々なギャンブルの形態が存在する。しかし，日本では，これまでギャンブル障害に対する対策は非常に乏しい状況にあったため，結果として，日本は世界のなかでもギャンブル障害の罹患者が著しく多い。ギャンブル等依存症の実態を把握するため，厚生労働省の委託により久里浜医療センターが行った調査によれば，2017（平成29）年度の「ギャンブル等依存症が疑われる」成人比率は 3.6％（男性 6.7％，女性 0.6％），全国の依存症者数は約 320 万人と推計される[41]。最近 1 年間に依存症が疑われる状態だった人は 0.8％（男性 1.5％，女性 0.1％）で，推計約 70 万人であった。いずれも，お金を費やした対象はパチンコ・パチスロが最多であり，過去 1 年以内のかけ金は，平均で 1 か月 5万 8000 円（中央値は 4 万 5000 円）にのぼっていた。ギャンブル開始年齢は 10 代後半という人が多いため，中学生や高校生に対して病的ギャンブルに関する知識を提供していくことが必要である。

3. ギャンブル依存の要因または社会的背景

特定の行動が嗜癖化する機序については，遺伝的・環境的・社会的要因，個人のパーソナリティなどが関与するため，個人差が大きく，神経生物学的研究のみで検証できるものではない。しかし，行動嗜癖と物質依存において，同じ脳内回路の異常が指摘されており，その主なものが辺縁報酬系回路とよばれるものである。

辺縁報酬系回路とは，嗜癖や依存に強く関係する神経系回路である。中脳辺縁系を中心とするドパミン神経系（別名：A10 神経系）からなり，中脳の腹側被蓋野から側坐核へ投射する。そして，側坐核を含む腹側線条体から，眼窩前頭皮質，前部帯状回皮質，扁桃体，海馬，大脳皮質にも投射している。

したがって，依存に関する快の情動，記憶の形成，行動の選択や制御などの様々な一連の脳の働きが，この辺縁報酬系回路の神経ネットワークのなかに含まれている。

4. ギャンブル依存が日本社会に与えているインパクト

▶ 経済的問題　ギャンブルにおける代表的な問題の一つが借金である。ギャンブル依存は物質依存と違い，からだへの変調をきたすわけではないため，問題行為と認識されるのは，健康上の問題ではなく経済的な問題からである。ギャンブルの費用を得るために，家族の財布やクレジットカードから金銭を引き出したり，虚偽・虚言で取りつくろったりすることが日常化したり，借金をして返済ができないような事態が繰り返されて，問題が顕在化したときには多大な借金が残されていることが多々ある。金銭的な問題から，家族を含めた人間関係や社会生活にも悪影響が生じ，別居や離婚，離職や解雇，家出や失踪などもある。

▶ 犯罪行為　ギャンブル依存の問題がより深刻化した結果，ギャンブルの費用を得るために，犯罪行為が行われ刑事問題に発展してしまうこともある。刑事問題に発展した場合には，本人や家族がギャンブルの問題が非常に深刻化していることを認識し，治療や回復支援に結びつく１つの機会となる可能性もある。

▶ 併存する精神疾患　近年では，ギャンブルの問題を扱い，回復のための試みを施設内処遇の一環として取り入れている刑務所などの更生施設もあるが，そのような事態になる前に，なるべく早く本人や家族がギャンブルの問題を認識し，治療や回復支援に結びつくことが非常に重要である。ギャンブル依存者の心理面では，否認，自己中心的思考，自責，自己嫌悪，罪悪感，抑うつ，自暴自棄，自殺傾向の問題が出現しやすく，不安障害やうつ病などの，ギャンブル依存に併存した，あるいは二次的に発生した精神疾患のために精神科的治療を要する場合もある。

▍5. ギャンブル依存への対策／対応

　2007（平成19）年に政府が決定した多重債務問題改善プログラムの実施以来，ギャンブルにまつわる金銭的な問題に関する相談が飛躍的に増えた。しかし，法律専門職が対応するのは借金の問題であり，その原因に関して，しっかりアプローチしている法律専門職はいまだ乏しい。債務問題が解決しても，ギャンブル依存自体がとまるわけではない。専門家への広い啓発活動と，本人や家族に対する治療的アプローチや援助が今後も重要な課題であった。

　そのようななか，2016（平成28）年12月に特定複合観光施設区域の整備の推進に関する法律が成立し，ギャンブル等依存症患者への対策の抜本的強化が求められ，2018（平成30）年7月にギャンブル等依存症対策基本法が成立した。この法律においては，パチンコや競馬が単なる遊技ではなく，日常生活や社会生活に支障を生じさせるギャンブルであり，また，ギャンブル等依存症が，多重債務，貧困，虐待，自殺，犯罪などの重大な社会問題を生じさせていることも明記されている。そして，ギャンブル等依存症者やその家族などが支援や治療を受けられる体制を整え，また，国民全体がギャンブル等依存症に対する関心と理解を深めて予防を図ることができるよう，ギャンブル等依存のための対策を総合的に推進するために，国の責務・基本的施策・国による基本計画の策定などが定められた。いまだ専門的支援や治療を提供する施設や専門家の数は十分とは言えない現状にあり，さらなる支援体制の拡充や専門機関どうしの連携などが求められる。

▶ ギャンブル依存の治療　個人精神療法，集団精神療法，家族療法が単独あるいは組み合わせで用いられることが多く，より専門的には，内観療法や認知行動療法が用いられることもある。ただしギャンブル依存に特化した治療プログラムは，まだ乏しく，アルコール依存や薬物依存からの回復のための再乱用防止プログラムが，代替的に用いられることもある。

　医療機関以外にも，アルコール依存のための回復を手助けする共同体であるアルコホー

リクス・アノニマス（Alcoholics Anonymous：AA）に範をとった12ステップという方法で回復を試みるギャンブラーズ・アノニマス（Gamblers Anonymous：GA）のような自助グループも，全国的に活動している。

ギャンブル障害は，当事者だけではなく，その家族らにも多大な被害をもたらす疾患であるため，適切な知識を得て，援助のしかたを学ぶ場としてギャマノン（Gam-Anon）や家族会も存在する。

ⓛ IT依存

インターネットは世界中のコンピューターどうしをつなぐネットワークである。その利便性のために，日本でもインターネットの普及は急速に進み，総務省による2022（令和4）年通信利用動向調査では個人利用率が84.9%まで上昇したと報告されている。

日々の仕事のみならず，学生であれば，学習や就学・就労のエントリー，生活者であっても買い物や病院受診予約，宿泊・交通などの予約，さらには公的な諸手続きでさえも，インターネット経由で行うことが可能となり，インターネット以外では手続きが行えない場合もある。このようなIT（情報技術）の使用経験や情報活用力（リテラシー）は，現代における円滑な生活のためには必須の能力となっている。

1. IT依存とは

「IT（information technology）依存」という医学的な正式な名称は存在しないが，これは，インターネットの使用に関する行動障害の一つと考えられる。

▶ **医療福祉の現場**　ITを使用した業務は当たり前となり，オーダリングシステムや電子カルテ，種々の検査治療機器の操作にパソコンやインターネット環境を使うようになった。ウイルスプログラム感染による電子カルテの障害や情報漏洩のおそれ，また記憶媒体の持ち出しによる個人情報漏洩など，従来は念頭に置いていなかった医療安全リスクへの対応を迫られている。学生であっても，実習や研究などで医療情報に頻繁にアクセスすることから，これらのITリテラシーを学生のときから身につけておくことが必要不可欠である。

▶ **インターネット使用障害**　インターネットの利点は多いが，弊害も存在する。その一つが**インターネット使用障害**とよばれるものである。スマートフォン，タブレット端末などの普及に伴い，こうした端末やソーシャルメディアがますます利用されるようになり，インターネットへの過度の依存の課題や，それに伴う現実の社会生活への影響も指摘されるようになってきた。具体的には，起きているあいだ中，多くの時間をインターネットの使用に費やし，反復的・持続的にインターネットを使用し，インターネットをしたいという強い欲求に抵抗することが難しく，インターネットの使用の制御が困難である状態を指す。

食事や睡眠もとらずに長時間コンピューターに向かい続けるため，学業や仕事，あるいは家庭内で果たすべき義務はおろそかにされる。インターネット依存者は，パソコン上で

のオンラインゲームが問題になっていることが多く，また，ゲームに関する情報を得るためのインターネットの使用（たとえばゲーム情報の検索，ゲーム攻略の参考にするためにゲーム動画を見る，インターネット電話で連絡をとりながら仲間とともにゲーム攻略法を探求するなど）も問題となっていることが多い。ほかに対象となるものには，動画閲覧，ブログや掲示板の閲覧・投稿，チャットや画像を用いた電話，SNS（social networking service）の使用，オンライン小説閲覧などがある。なお，インターネット上で行われるギャンブルへの依存は，ギャンブル障害であり，インターネット使用障害ではない。

▶ 嗜癖性障害　インターネット使用障害をはじめ，従来，行動嗜癖やプロセス依存とされてきた嗜癖性障害が，徐々に物質依存と同等の脳内機序を引き起こすことが解明されつつあり，それに応じて診断についての議論も生じている。従来，依存や嗜癖に関する分野では，直接脳内に変化をもたらす依存性物質に関する障害のみを中心に考えられていたが，DSM-5 には，物質を伴わない依存や嗜癖について新たな動向がみられた。ギャンブル障害が「物質関連障害および嗜癖性障害」の項目に正式に組み込まれ，同時にインターネット使用障害も「今後の研究のための病態」のなかの項目ではあるが，インターネットゲーム障害として診断基準が提唱された。

　診断基準では，インターネットゲームにとらわれ，日々の生活のなかでの主要な活動になり，それに費やす時間が増大していく，インターネットゲーム以外の過去の趣味や娯楽への興味の喪失，インターネットゲームへの参加のために，大事な交友関係，仕事，教育や雇用の機会を危うくする，失ったことがある，あるいはそのような心理社会的な問題を認識しているにもかかわらず，過度にインターネットゲームの使用を続ける，といった項目が含まれている。

　ビジネスあるいは専門領域に関する必要性のある活動のためのインターネット使用は含まれず，ほかの娯楽的あるいは社会的なインターネット使用，性的なインターネットサイトの閲覧は含めないとされている。

　なお，ICD-10 では，嗜癖性障害は物質的な依存とは区別されており，インターネット使用障害は「嗜癖」に関する分類ではなく，「その他の習慣および衝動の障害」の分類に含まれていたが，2019 年 5 月に採択された ICD-11 では，「ゲーム障害（Gaming Disorder）」が正式に認定された。

▶ スクリーニングテスト　インターネット使用障害の診断の補助として，質問紙法によるスクリーニングテストがある。代表的なものとして 20 項目の質問からなるインターネット依存度テスト（Internet Addiction Test：IAT）や，8 つの質問からなる DQ（Diagnostic Questionnaire for Internet Addiction）がある。

▌ 2. 日本における IT 依存者数の推移

　IT 依存の問題は，中高生の頃より顕在化することが多い。2018（平成 30）年 9 月，厚生労働省研究班が発表した調査によると，インターネット依存の疑いのある割合は，中学

生男子で 10.6%，女子で 14.3%，高校生男子で 13.2%，女子で 18.9% であった。全国では少なくとも推計 93 万人にのぼり，これは中高生全体約 650 万人の 7 人に 1 人にあたり，スマートフォンの普及を背景に，2012（平成 24）年度調査時 51 万人から倍近く増えていた。多くのインターネット依存の生徒に，「過剰使用（意図したより長い時間使用）」「渇望（インターネットをすることを待ち望む）」「制御不能（時間を減らしたり，止めることに失敗する）」が該当した。インターネットの使い過ぎで発生した問題について，高校生の半数が「成績低下」と「授業中の居眠り」と回答した。続いて，「遅刻」「友人とのトラブル」も多かった。特に若い世代に対するインターネット依存への対策強化が喫緊の課題である。

3. IT 依存が日本社会に与えているインパクト

インターネット依存者は 1 日の大半をインターネットに費やしているため，結果として様々な重大な問題が起こる。

▶ **身体的影響**　身体的には，体力低下，骨密度低下，視力低下，肥満や低栄養状態，栄養の偏り，腰痛，深部静脈血栓などが出現する危険性がある。普通，行動嗜癖は物質依存と違い，身体症状を伴うことはまれであり，重篤な身体合併症はほとんどみられない。しかしインターネット依存は，飲食もせず，長時間同じ姿勢でインターネットを続けることがあり，このような身体への健康被害をきたす危険性がある。

▶ **精神的影響**　様々な精神症状を合併することがある。なかでも抑うつ気分，不安，意欲低下，ひきこもり，強迫症状，睡眠障害，昼夜逆転，希死念慮などを合併する危険がある。ほかの依存や嗜癖性障害と同様に，もともとほかの精神障害を抱えているなかで，その抑うつや不安などの不快な精神症状の一時的な解消のために，インターネットの使用に没頭し，その結果として依存に陥ることもある。一方，インターネット依存から二次的に睡眠障害，意欲低下や食欲低下などのほかの精神症状をきたすこともある。

なお，インターネット依存者に関連する，一貫した性格の類型は確認されていない。精神症状の合併が，インターネット障害の危険因子となっていることがあり，また，治療の妨げとなっていることがある。インターネット依存の治療や支援に携わる場合には，このような症状についても考慮する必要がある。

▶ **日常生活への影響**　学業・仕事においては，遅刻，欠席，不登校，授業・勤務中のいねむり，成績低下，留年，退学，就労困難，仕事の効率低下，欠勤，解雇，家事・育児の放棄などの危険性がある。経済的にも，収入源がない，浪費，多額の借金などの問題が起こる可能性がある。

対人関係上の問題もきたすことがある。たとえば家庭内の暴言・暴力，家族関係の悪化，家庭崩壊，子どもへの悪影響，友人関係の悪化，友人の喪失，対人交流の希薄化があげられる。

4. IT依存への対策／対応

　インターネットは今日の社会生活や日常生活において，欠かせないものとなりつつあり，まったく使わないとなると，仕事や私生活上に支障をきたしてしまうことが考えられる。そのため，インターネット依存の治療では，インターネットの使用を減らすことや制御して使用することを目標とすることが多い。たとえば学業や仕事，運動，ほかの趣味などのインターネット以外の活動を促すことが推奨される。

　インターネット依存の専門的治療には，個別精神療法，集団精神療法，家族療法が主に用いられる。アルコール依存や薬物依存に用いられる認知行動療法などの治療プログラムが，応用的に実施されることもある。有効な薬物療法はまだ確立されていない。

　インターネット使用障害について，日本でも少しずつ対策が練られつつある。①全国的な調査によるインターネット使用障害の実態調査，②インターネットの使用時間を制限するようなソフトの提供，③有害サイトのフィルタリングによるインターネットへのアクセスの制限，④地域や学校での教育やカウンセリング導入，などである。これらに関して，予防啓発活動，教材の作成や教育研修事業の展開が行われつつある。

　また，医療福祉サービスの充実も必要である。これには，専門医療機関や相談機関の充実，ガイドライン・マニュアルの作成，人材育成の推進が今後も必要である。しかし対策は現状ではまだ十分とはいえず，インターネットの使用に関する問題について，引き続き取り組んでいく必要がある。

Column　インターネット犯罪

　インターネットの利便性の裏返しとして，インターネットを介した犯罪，たとえばウイルスプログラムによる個人情報の窃取やネット詐欺，児童ポルノ画像の売買，援助交際による売買春行為，最近では，インターネットの匿名性を悪用したヘイトスピーチ（憎悪による発言・表現），インターネットの伝播性からくるSNSを介した誹謗中傷，揚げ足取りやリベンジポルノ（私的な性的画像の公開）など，個人の人格への徹底的な攻撃も大きな社会問題となっている。また，容易に様々な情報にアクセスできることから，非合法薬剤や自殺方法の入手などが簡単にできるようになったことも，犯罪の低年齢化や一般化を後押ししている感がある。

　さらに，サイバーテロ，サイバー攻撃とよばれる特定の個人や団体，組織をねらうインターネットを使った大規模な破壊活動も行われ，産業活動，行政機能など生活に直結するシステムの障害が生じている。

［精神看護学］で学ぶこと

「精神（心）」のとらえ方

精神（心）の発達に関する主要な考え方

家族と精神（心）の健康

暮らしの場と精神（心）の健康

危機状況と精神（心）の健康

6 現代社会と精神（心）の健康

精神保健医療福祉の歴史と現在の姿

Ⓜ 犯罪・非行

1. 犯罪・非行とは

犯罪とは，一般的に「してはならない」とされる行為のなかでも，個人や社会の権利・利益を著しく害するような行為について，立法者が法律などによって「犯罪である」と認めたものである。**非行**とは，未成年者によってなされた違法行為，あるいは違法ではなくても，習慣的規範に照らして反社会的とみなされる行為のことをいう。

日本の少年法では少年の行為を「刑罰法令に触れる行為」と「ぐ犯（虞犯）行為」の2種類に大きく分けている。

刑罰法令に触れる行為は，さらに窃盗，詐欺，横領，強盗，恐喝，脅迫，暴行，傷害，強制性交等，わいせつ，住居侵入，殺人，放火などの「刑法犯」と，道路交通法違反，売春防止法違反，銃砲刀剣類等所持取締法違反などの「特別法犯」に分けられる。そして，年齢が14歳以上20歳未満の少年で刑法犯を犯した者を「犯罪少年」，特別法令に違反した者を「特別法犯少年」とよび，14歳未満の者が刑罰法令に触れる行為をした場合には「触法少年」とよんで区別している。

ぐ犯行為は，①保護者の正当な監督に服さない性癖のあること，②正当な理由なく家庭に寄りつかないこと，③犯罪性のある人もしくは不道徳な人と交際し，またはいかがわしい場所に出入りすること，④自己または他人の徳性を害する行為をする性癖のあることとされている。このぐ犯行為があり，その性格または環境に照らして，将来，罪を犯し，または刑罰法令に触れる行為をするおそれのある少年が，ぐ犯少年として家庭裁判所の審判に付すべき少年であるとされている（少年法第3条1項）。

2. 日本における犯罪・非行の発生数の推移とその要因・社会的背景

1 | 犯罪・非行の動向

「令和4年版犯罪白書」[42]によると，刑法犯罪の認知件数（警察などによって犯罪の発生が認知された件数）は1996（平成8）年から毎年戦後最多を記録し，2002（平成14）年には285万件にまで達した。しかし，翌2003（平成15）年に減少に転じて以降，19年連続で減少しており，2021（令和3）年は56.8万件（前年比4万6127件［7.5％］減）であった。戦後最少を2015（平成27）年以降，毎年更新している（図6-11）。2003（平成15）年からの認知件数の減少は，刑法犯の7割以上を占める窃盗の認知件数の大幅な減少が続いたことが大きな要因であるとされている。

少年による刑法犯も減少傾向にある。1983（昭和58）年をピークとして1995（平成7）

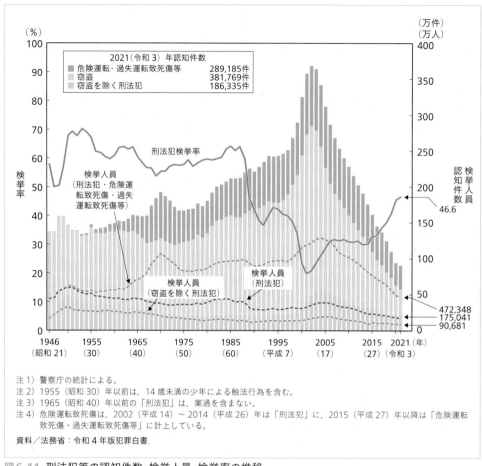

注1) 警察庁の統計による。
注2) 1955（昭和30）年以前は，14歳未満の少年による触法行為を含む。
注3) 1965（昭和40）年以前の「刑法犯」は，業過を含まない。
注4) 危険運転致死傷は，2002（平成14）～2014（平成26）年は「刑法犯」に，2015（平成27）年以降は「危険運転
致死傷・過失運転致死傷等」に計上している。

資料／法務省：令和4年版犯罪白書.

図6-11 刑法犯等の認知件数・検挙人員・検挙率の推移

年まで減少傾向をみせ，その後は若干の増減があったものの，全体としては減少傾向にあり，2021（令和3）年の刑法犯による検挙人員は2.0万人（前年比9.5％減）であった（図6-12）。

2 │ 近年の特徴

　一般刑法犯認知件数の大半を占めるのが窃盗である。2年以内再入率では減少傾向にあるものの，長年この特徴は変わらない。同様に，再入率の高さが指摘される覚醒剤取締法，大麻取締法，麻薬取締法及びあへん法の各違反においては，覚醒剤取締法違反の検挙人員が2012（平成24）年以降減少し続けている一方で，大麻取締法違反の検挙人員が増加している[43]。また高齢化の影響もあるが，高齢者の犯罪増加傾向が顕著である。さらに，近年では振り込め詐欺や，ストーカー事案，DV事案，児童虐待の増加も特徴的である。

　ここで注目しなければならないのは，新型コロナウイルス感染症の影響により社会が変化したことである。2021（令和3）年1月からの傾向をみてみると，刑法犯認知件数の総数においては56.8万件であり，前年度と比較すると4万件以上（前々年度と比較すると17万

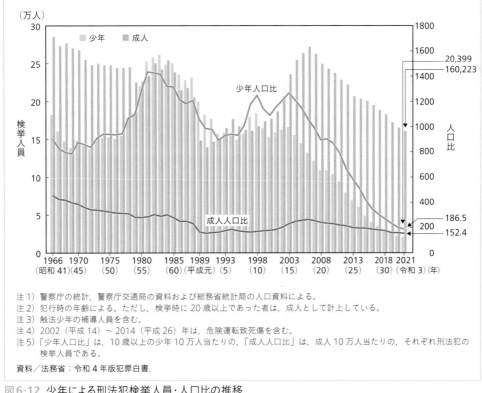

注 1) 警察庁の統計, 警察庁交通局の資料および総務省統計局の人口資料による.
注 2) 犯行時の年齢による. ただし, 検挙時に 20 歳以上であった者は, 成人として計上している.
注 3) 触法少年の補導人員を含む.
注 4) 2002（平成 14）～ 2014（平成 26）年は, 危険運転致死傷を含む.
注 5) 「少年人口比」は, 10 歳以上の少年 10 万人当たりの, 「成人人口比」は, 成人 10 万人当たりの, それぞれ刑法犯の検挙人員である.

資料／法務省：令和 4 年版犯罪白書.

図 6-12 少年による刑法犯検挙人員・人口比の推移

件以上も）減少した[44]。少年非行も同様に大幅に減少した。特に，外出が制限され，飲酒および集団で「たむろする」という機会が減った。また，在宅勤務が増え，空き巣などに入ることの難しさや，ひったくり対象となる外出する人の減少は，窃盗の機会を少なくさせたのではないかと考えられる。一方，補助金や給付金，感染症ワクチン接種にかかわる詐欺行為や，居場所を求めた若年者をターゲットとした性犯罪，自粛生活による家庭内の暴力は増加していくことが予測される。特に，児童虐待事案については，2019（令和元）年 6 月の児童福祉法等の一部改正において，被害者保護のために相互に連携・協力すべき関係機関として児童相談所が明記されるなど対応が検討される動きはあるものの[45]，これまでも死亡事件が起きるなどの事件が起きており，このような閉塞的な環境において，子どもの安全について懸念される状況である。

　このように犯罪・非行の動向は常に社会情勢を反映するものであるといえる。

▶ 窃盗　前述のとおり犯罪認知件数の大半を占めるのは**窃盗**であり，その対応について検討が進められている。生活困窮といった経済的理由のみならず，物を盗みたいという衝動，スリルや高揚感など，欲求を制御できないといった問題としてとらえ，他者の物を占有することで本人が「得ているもの」について検討するなどしながら，介入をすることが重要である。

　また，ICD-11[46]においては「窃盗症」としてあげられている。行為の前の緊張の高まり，

行為の間や直後には満足感が得られるというエピソードが出されていることから，単なる経済的な安定を目標とするものではない対策が求められる。さらに窃盗を伴ううつ病性障害や摂食障害との関連についても念頭に置く必要があり，精神医学的な知識を活用して理解される必要がある。

▶ 覚醒剤取締法違反　薬物は一度手を出すと，それらのもたらす快感を求め続け，または不安などからの解放を求めて，薬物の使用を繰り返すというように，依存状態から抜けられないという問題がある。繰り返される覚醒剤などの薬物使用は犯罪であるのと同時に，病気としての側面があることを受け，刑事施設や保護観察所では介入プログラムが実施されている。しかし，刑事施設や保護観察所での指導・支援には期間的な制約があり，医療機関や精神保健福祉センターなどを含めた地域内での専門的ケアの継続，自助グループへの参加が大切となる。

　2016（平成28）年に施行された「薬物使用等の罪を犯した者に対する刑の一部執行猶予」制度を利用し，刑期を短縮し早期に薬物依存治療に取り組む方策が注目されている。支援体制や運用に課題があるものの，刑期の途中から社会に出て再犯を防ぐ指導・支援や治療を受けながら立ち直りを支援していく制度が行われている。必要な指導や支援を受けられるようにするため，地域医療との連携が重要な役割を果たし始めているが，期待と同時に受け入れ施設や治療機関の拡充などの課題も抱えている。

▶ 高齢者の犯罪　刑法犯の認知件数が減少している一方で，前述したように65歳以上の高齢者による犯罪の増加があげられている。全体の傾向同様，窃盗の占める比率が高いが，暴行や傷害，殺人などもみられる（図6-13）。経済的な理由のみならず，近隣トラブルや，

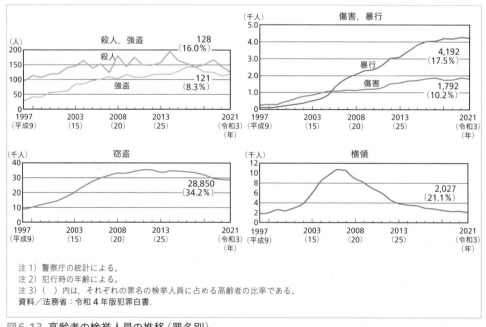

注1）警察庁の統計による。
注2）犯行時の年齢による。
注3）（　）内は，それぞれの罪名の検挙人員に占める高齢者の比率である。
資料／法務省：令和4年版犯罪白書.

図6-13 高齢者の検挙人員の推移（罪名別）

飲酒の問題，また社会的孤立から犯罪にいたる場合や，人間関係の希薄さから，ささいな刺激が引き金になり重大犯罪に至ることがあり，男性のほうがその傾向が強いとされている。女性の場合は圧倒的に窃盗が多く，高齢女性による犯罪認知件数の飛躍的な増加が指摘されている[47]。

　出所後の環境は高齢者にとっても重要な課題であり，地域社会での生活がうまくいかずに「望んで」刑務所に戻ってきてしまうこともある。親族などとも疎遠であり帰住先がないこと，心身上の疾病を抱えていること，認知症の問題もある。性格や行動特性から生活上の問題が生じていることも多く，生活保護制度の活用だけにとどまらず，社会活動などをとおして健全な生活を送れるようになることに目を向けた，社会福祉や地域ネットワークとの連携が不可欠である。

▶ **振り込め詐欺**　振り込め詐欺（恐喝）を含めた「**特殊詐欺**」については，2022（令和4）年の警察庁の報告によると，認知件数1万7570件，被害額は370.8億円であった[48]。被害額が過去最高となった2014（平成26）年（565.5億円）からは減少しているが，依然として高齢者を中心に高い水準で被害が発生している。

　何より，振り込め詐欺には様々な種類があり，その手口が時代とともに多様化し，「○○詐欺」が作られ，また組織的犯罪として巧妙化していく恐れがある。

　警察による統計上の分類としては，「オレオレ詐欺」「架空請求詐欺」「融資保証金詐欺」「還付金等詐欺」がある[49]。それ以外の「特殊詐欺」として，「金融商品等取引名目の特殊詐欺」「ギャンブル必勝情報提供名目の特殊詐欺」「異性のあっせん名目の特殊詐欺及び他の特殊詐欺」がある。オレオレ詐欺や還付金等詐欺では，主に50歳代以上の中高齢者が被害者である。コミュニティのあり方や情報交流の場の存在による違いによって，被害の地域差や地域特徴がみられることも注目しなくてはならない。また振り込め詐欺の引き出し役である「出し子」としてアルバイト感覚で犯罪に巻き込まれる若者の存在や，その低年齢化，逆に高年齢化など，多くの問題を含んでいる。

▶ **ストーカー規制法違反・ストーカー事案**　ストーカー規制法による警告などの件数の推移は，2014（平成26）年以降は3000件を超えていたが，2017（平成29）年から減少傾向にある。2021（令和3）年は2055件（前年比4.2%減）であった。禁止命令等の件数は，2017（平成29）年から急増し，2021（令和3）年は1671件（同8.3%増，うち緊急禁止命令等は808件）であった[50]。2013（平成25）年7月のストーカー規制法改正（平成25年法律第73号）により，拒まれたにもかかわらず，電子メールを連続して送信する行為が「つきまとい等」に追加され，2016（平成28）年12月の同法改正により，住居などの付近をみだりにうろつく行為，拒まれたにもかかわらず，連続してSNSのメッセージ機能などを利用してメッセージを送信する行為，ブログなどの個人のページにコメントを書き込む行為などが「つきまとい等」に追加されるとともに，ストーカー行為罪の非親告罪化，同法違反についての罰則の引き上げがなされた（2017［平成29］年1月3日施行）。

　ストーカー事案の検挙件数の推移を**図6-14**に示す。

「精神看護学」で学ぶこと

「精神（心）」のとらえ方

精神（心）の発達に関する主要な考え方

家族と精神（心）の健康

暮らしの場と精神（心）の健康

危機状況と精神（心）の健康

6 現代社会と精神（心）の健康

精神保健医療福祉の歴史と現在の姿

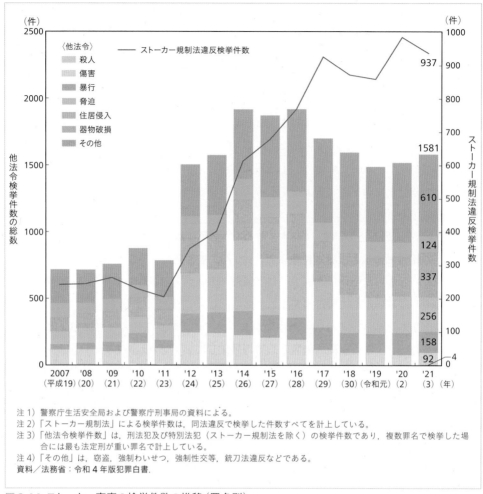

注 1）警察庁生活安全局および警察庁刑事局の資料による。
注 2）「ストーカー規制法」による検挙件数は，同法違反で検挙した件数すべてを計上している。
注 3）「他法令検挙件数」は，刑法犯及び特別法犯（ストーカー規制法を除く）の検挙件数であり，複数罪名で検挙した場合には最も法定刑が重い罪名で計上している。
注 4）「その他」は，窃盗，強制わいせつ，強制性交等，銃刀法違反などである。
資料／法務省：令和 4 年版犯罪白書.

図 6-14 ストーカー事案の検挙件数の推移（罪名別）

　ストーカー事案では傷害，暴行，脅迫，住居侵入だけではなく，殺人にまでいたる事案があることも問題視すべきである。被害者の保護はもちろんのこと，加害者に対する治療・教育の必要性が問われている。現在，刑事施設においては暴力事犯者を対象とした再犯防止のための指導プログラムをすすめているが，その範囲は一般的な暴力（DVや児童虐待を含む）を対象とするものにとどまっている。ストーカー行為に焦点を当てた施設内・社会内における治療的介入も望まれる。

3. 犯罪・非行への対策／対応

1 ｜ 犯罪・非行への治療教育の取り組み

　犯罪・非行の治療教育の場として，児童自立支援施設や児童養護施設（厚生労働省管轄），少年院，刑務所および少年刑務所，さらに保護観察所（法務省管轄）がある。

▶ 犯罪加害者に対する臨床　2006（平成18）年に「刑事施設及び受刑者の処遇等に関する法律」が施行され，2007（平成19）年に一部が改正され「刑事収容施設及び被収容者等の処遇に関する法律」が施行された。本法では「受刑者に対し，犯罪の責任を自覚させ，健康な心身を培わせ，並びに社会生活に適応するのに必要な知識及び生活態度を習得させる」ことを目的とした改善指導の実施が定められた。

　この法律を受けて講話や運動，行事への参加などをとおして，被害者感情を理解させ罪の意識を養うこと，規則正しい生活習慣や健全な考え方を付与し心身の健康の増進を図ること，生活設計や社会復帰への心構えをもたせ，社会適応に必要なスキルを身につけさせることなどを目的とした指導や，薬物依存離脱指導，暴力団離脱指導，性犯罪再犯防止指導，被害者の視点を取り入れた教育，交通安全指導および就労支援指導などが進められるようになった。

　さらに，出所後の就労に役立つような資格取得や職業訓練も行われている。保護統計年報（2014［平成26］年，法務省）によると，無職の刑務所出所者の再犯率は，有職の者と比べ約4倍とされている。つまり出所者の再犯を防ぐ要因として，就労・雇用の安定が大いに影響するものであり，健全な生活を送るために重要だといえる。

▶ 認知行動療法ベースのプログラム　施設内における処遇・社会内における処遇において，成人・少年ともに，円滑な社会への再統合を目標に，再犯防止のための指導プログラムが実施されている。本人たちが自身の問題行動にかかわる要因について考え，犯罪・非行に至るプロセスにおける自身の「気づき」を促し，さらに望ましい社会生活を歩んでいくために行われる。

　プログラムの多くは，この目的に合致するように設定されており，認知行動療法ベースで展開されている。特に薬物や暴力の問題，性犯罪者処遇プログラムにおいては，このような視点が色濃く取り入れられている。再犯（再発）のリスクとなる要因（状況や感情）を同定し，それを回避するという目標設定を掲げたリスク低減モデルと，加害以外のもので自身の「幸福」を得ることができるようになるといった心理的ニーズに着目したアプローチ（**グッドライブズ・モデル**）の両方を提供することが求められている。最近ではマインドフルネスの諸技法を用いた介入も導入されている。

2　再犯・再非行を予測する

▶ 何が犯罪・非行に向かわせるのかを考える　どうして犯罪や非行に向かうのかを理解するためには，いくつかの理論をあげることができる。個人を取り巻く社会環境，家族，学校，仲間や職場，コミュニティなど，社会の様々な要因の相互作用の結果に生じるものであるという視点でとらえる社会学的理論や，個人を取り巻く要因に視点をおいた生理学・心理学的理論などである。

　生理学的理論では，神経伝達物質・脳機能・精神生物学的要因から犯罪行動に影響している要因を問う。心理学的理論では，精神力動論，特性理論，機能理論，学習理論などに

より理解することに視点をおいている[51]が，近年は生理・心理・社会的理論を総合してとらえることが主流である。

▶ リスクファクター，プロテクティブファクターをアセスメントする　現在，再犯罪・再非行を予測するために用いられる考え方は，リスクアセスメントである。ここでいうリスクとは再び罪を犯すことに影響し得る要因である。その要因としての危険因子（**リスクファクター**）を特定し，治療や処遇はこのリスクを低くすることを目的にして行うという考え方である。

　しかし近年，犯罪行動に至らないようにする，犯罪行動をしない状態を維持する保護要因（**プロテクティブファクター**）に着目したアセスメントと治療処遇が主流になっている。再犯のリスクを減らし，再犯に至らないための保護要因を構築（あるいは再構築）するという介入が有益であり，犯罪者，治療者の両者の動機づけに影響するとされる。

3 ｜ 社会における再犯・再非行防止

　罪を犯し施設に収容された人，非行により施設に入院した少年は社会に戻っていく。再犯・再非行を防ぐためには，「居場所」（住居）と「出番・役割」（仕事）が大切である。

　刑務所・少年院や保護観察所では，前述したように処遇教育を強化し，問題解決スキルの向上や，精神的健康度の改善，対人関係におけるスキルの獲得および就労に向けての社会適応訓練などに取り組むとともに，生活環境の調整や，帰住先のない者に対する一時的住居の確保（更生保護施設・自立準備ホーム），高齢受刑者や障害のある者に対する医療・福祉への橋渡し，さらにハローワークと連携した就職や就労継続のための支援（刑務所出所者等総合的就労支援対策）などの支援が重要視されている。しかし，就労しても離職するケースが多いことが問題視されており，当事者の目線に立ち，そのうえで，施設内でどのような準備をし，社会につなげていくのかという視点で考え続けなくてはならない。近年では，支援するNPO法人も増え始めているが，まだまだ行き届いているとはいえず，当事者の目線で進められていないという指摘もある。

文献

1) 大橋薫：社会病理学的研究の立場；社会問題の基礎理論，季刊社会保障研究，1（3）：11-20，1965.
2) 警察庁：令和5年警察白書　統計資料；人口10万人当たりの主要罪種別犯罪率の推移（平成30〜令和4年），2023. https://www.npa.go.jp/hakusyo/r05/data.html（最終アクセス日：2023/10/6）
3) 内閣府男女共同参画局：配偶者からの暴力被害者支援情報. http://www.gender.go.jp/policy/no_violence/e-vaw/index.html（最終アクセス日：2021/11/2）
4) 内閣府男女共同参画局：配偶者暴力相談支援センターにおける配偶者からの暴力が関係する相談件数等の結果について. http://www.gender.go.jp/policy/no_violence/e-vaw/data/pdf/2021soudan.pdf（最終アクセス日：2023/10/6）
5) 内閣府男女共同参画局：女性に対する暴力の根絶. http://www.gender.go.jp/policy/no_violence/index.html（最終アクセス日：2021/11/2）
6) 前掲3).
7) ダニエル・J・ソンキン，マイケル・ダーフィ著，中野瑠美子訳：脱暴力のプログラム；男のためのハンドブック，青木書店，2003.
8) レノア・E・ウォーカー著，齋藤学監訳，穂積由利子訳：バタードウーマン；虐待される妻たち，金剛出版，1997.
9) 警察庁：令和4年におけるストーカー事案及び配偶者からの暴力事案等への対応状況について. https://www.npa.go.jp/bureau/safetylife/stalker/R4_STDVRPkouhousiryou.pdf（最終アクセス日：2023/10/6）
10) 内閣府男女共同参画局：男女間における暴力に関する調査. https://www.gender.go.jp/policy/no_violence/e-vaw/chousa/h11_top.html（最終アクセス日：2023/10/6）
11) WHO（世界保健機関）：Responding to intimate partner violence and sexual violence against women；WHO clinical and policy

guidelines, 2013. https://www.who.int/reproductivehealth/publications/violence/9789241548595/en/（最終アクセス日：2021/11/2）

12) National Center for Injury Prevention and Control, Centers for Disease Control and Prevention：National Intimate Partner and Sexual Violence Survey；2010 Summary Report, 2011. https://www.cdc.gov/violenceprevention/pdf/nisvs_report2010-a.pdf（最終アクセス日：2021/11/2）

13) 労働政策研究・研修機構：職場のいじめ・嫌がらせ，パワーハラスメントの実態―個別労働紛争解決制度における 2011 年度のあっせん事案を対象に―；資料シリーズ No.154，2015. https://www.jil.go.jp/institute/siryo/2015/154.html（最終アクセス日：2021/11/2）

14) 友田明美：新版いやされない傷；児童虐待と傷ついていく脳，診断と治療社，2012.

15) Kempe, C. H., et al.：The battered-child syndrome. JAMA, 7；181：17-24, 1962.

16) 柳川敏彦，他：子どもの虹情報研修センター平成 25 年度研究報告書，アジアにおける児童虐待への取り組みに関する研究；体罰の防止に向けて，2013, p.31-46.

17) キャロル・グレイ著，服巻智子訳：発達障害といじめ；いじめに立ち向かう 10 の解決策，クリエイツかもがわ，2008.

18) 文部科学省：令和 3 年度 児童生徒の問題行動・不登校等生徒指導上の諸課題に関する調査結果について，2022. https://www.mext.go.jp/content/20221021-mext_jidou02-100002753_01.pdf（最終アクセス日：2023/10/6）

19) OECD：How Was Life?, 2014, p.150.

20) 斎藤環：オープンダイアローグとは何か，医学書院，2015.

21) 内閣府政策統括官（共生社会政策担当）：若者の意識に関する調査（ひきこもりに関する実態調査）報告書（概要版），2010. https://www8.cao.go.jp/youth/kenkyu/hikikomori/pdf/gaiyo.pdf（最終アクセス日：2021/11/2）

22) 内閣府：生活状況に関する調査（平成 30 年度），2019. https://www8.cao.go.jp/youth/kenkyu/life/h30/pdf-index.html（最終アクセス日：2021/11/2）

23) 齊藤万比古：ひきこもりの評価・支援に関するガイドライン，厚生労働科学研究費補助金こころの健康科学研究事業，思春期のひきこもりをもたらす精神科疾患の実態把握と精神医学的治療・援助システムの構築に関する研究，2007, p.10.

24) 境泉洋，他：ひきこもり状態にある人の親に対する CRAFT プログラムの効果，行動療法研究，41（3）：167-178, 2015.

25) 日本財団：不登校傾向にある子どもの実態調査報告書，2018, p.6. https://www.nippon-foundation.or.jp/app/uploads/2019/01/new_inf_201811212_01.pdf（最終アクセス日：2021/11/2）

26) 生徒指導・進路指導研究センター：いじめのない学校づくり 3〈生徒指導リーフ増刊号〉，国立教育政策研究所，2021, p.7. https://www.nier.go.jp/shido/leaf/leaves3.pdf（最終アクセス日：2022/10/14）

27) 不登校に関する調査研究協力者会議：不登校児童生徒への支援に関する最終報告；一人一人の多様な課題に対応した切れ目のない組織的な支援の推進，2016. http://www.mext.go.jp/component/b_menu/shingi/toushin/__icsFiles/afieldfile/2016/08/01/1374856_2.pdf（最終アクセス日：2021/11/2）

28) WHO（世界保健機関）著，国立精神・神経医療研究センター精神保健研究所自殺予防総合対策センター訳：自殺を予防する；世界の優先課題，2014.

29) 警察庁：令和 4 年中における自殺の状況，2023. https://www.npa.go.jp/safetylife/seianki/jisatsu/R05/R4jisatsunojoukyou.pdf（最終アクセス日：2023/10/6）

30) OECD iLibrary；Society at a Glance, 2005, https://www.oecd-ilibrary.org/social-issues-migration-health/society-at-a-glance-2005_soc_glance-2005-en（最終アクセス日：2021/11/2）

31) 松本俊彦：自傷行為の理解と援助；「故意に自分の健康を害する」若者たち，日本評論社，2009.

32) Matsumoto, T., Imamura, F.：Self-injury in Japanese junior and senior high-school students；Prevalence and association with substance use. Psychiatry Clin Neurosci, 62（1）：123-125, 2008.

33) 日本学校保健会：保健室利用状況に関する調査報告書；平成 28 年度調査結果，2018.

34) 前掲書 32).

35) 前掲書 31).

36) 前掲書 31), p.232.

37) 樋口進，他：WHO 世界戦略を踏まえたアルコールの有害使用対策に関する総合的研究；わが国の成人の飲酒行動に関する全国調査 2013 年 2003 年，2008 年全国調査との比較，2014.

38) 嶋根卓也，他：薬物使用に関する全国住民調査（2021 年），令和 3 年度厚生労働行政推進調査事業費補助金（医薬品・医療機器等レギュラトリーサイエンス政策研究事業）分担研究報告書，2022.

39) 嶋根卓也，他：飲酒・喫煙・薬物乱用についての全国中学生意識・実態調査（2022 年），令和 4 年度厚生労働行政推進調査事業費補助金（医薬品・医療機器等レギュラトリーサイエンス政策研究事業）分担研究報告書，2023.

40) 松本俊彦，他：全国の精神科医療施設における薬物関連精神疾患の実態調査（2022 年），令和 4 年度厚生労働行政推進調査事業費補助金（医薬品・医療機器等レギュラトリーサイエンス政策研究事業）分担研究報告書，2023.

41) 松下幸生，他：ギャンブル障害の疫学調査，生物学的評価，医療・福祉・社会的支援のありかたについての研究（平成 28 〜 30 年度）．

42) 法務省法務総合研究所編：令和 4 年度犯罪白書，2022.

43) 前掲書 42).

44) 警察庁刑事局捜査支援分析管理官：犯罪統計資料第 627 号.

45) 法務省法務総合研究所編：令和元年版犯罪白書，2019.

46) 世界保健機関（WHO）ホームページ：ICD-11（国際疾病分類の第 11 回改訂版），2018. https://icd.who.int/（最終アクセス日：2021/11/2）

47) 法務省法務総合研究所編：平成 30 年版犯罪白書，2018.

48) 警察庁ホームページ：令和 4 年の特殊詐欺認知・検挙状況等について（確定値版），2023. https://www.npa.go.jp/bureau/criminal/souni/tokusyusagi/tokushusagi_toukei2022.pdf（最終アクセス日：2023/10/10）

49) 警察庁・SOS47 特殊詐欺対策ページ：特殊詐欺の手口と対策. https://www.npa.go.jp/bureau/safetylife/sos47/case/（最終アクセス日：2021/11/2）

50) 前掲書 42).

「精神看護学」で学ぶこと
「精神（心）」のとらえ方
「精神（心）」の発達に関する主要な考え方
家族と精神（心）の健康
暮らしの場と精神（心）の健康
危機状況と精神（心）の健康
現代社会と精神（心）の健康
精神保健医療福祉の歴史と現在の姿
6

51）藤岡淳子編：犯罪・非行の心理学，有斐閣，2007.

参考文献

・中村正：アメリカにおけるドメスティック・バイオレンス加害者教育プログラムの研究，立命館産業社会論集，35（1）：57-79，1999.
・American Psychiatric Association 著，日本精神神経学会監：DSM-5；精神疾患の診断・統計マニュアル，医学書院，2014.

第 **7** 章

精神保健医療福祉の
歴史と現在の姿

この章では

● 海外と日本の精神保健医療福祉の歴史的歩みを比較しながら学び，日本の医療の特色と課題を理解する。

● 戦後の日本の地域精神医療への取り組みを，経過を追って理解する。

● 精神障害をもつ人を守る法律・制度にはどのようなものがあるか，歴史的背景を含めて理解する。

● 精神保健福祉法による入院形態の種類と方法，そこにある課題を理解する。

● 精神保健福祉法による入院患者への処置のあり方と，そこにある課題を理解する。

I 精神医療の歴史

精神医療の歴史区分は様々な視点から論じることができるが，ここでは精神医学・医療の歴史を，精神障害がどのように受け止められ，精神障害者がいかなる扱いをされてきたかという観点からみた場合の時期区分を採用してみる[1]。

- **第1期**：精神障害は病気とみなされず，したがって病者とみなされなかった時代。
- **第2期**：近代精神医学が確立されたが，誤った疾病観や病者観から，病者としての扱い（あるいは人間としての扱い）を受けられなかった時代。
- **第3期**：向精神薬による薬物療法が登場し，病者の人権が問われ，病者が病者として処遇され始めた時代，これは同時に病者を収容するスタイルから大きく舵を切り，病者をその生きる現実の場から切り離さない，地域精神医療が前景に出ている時代でもある。

現代はさらに一歩を進めて，病者が障害を受容したうえで当事者として積極的に自己を主張していくようになった時代といえるかもしれない。

各国について話を進めていくが，これらの区分を念頭において理解を深めてもらいたい。

Ⓐ 諸外国における精神医療の歴史と現在

ここでは，特にフランスとイギリス，アメリカ，イタリアについて述べる。次に述べるように海をはさんでフランスとイギリスの精神医療には通底する時代思潮というべきものがあり，その基で精神医療の実践がなされ，互いに影響を与え合ってきたと考えることができる。それはまたヨーロッパ諸国とアメリカにおいても同様である。

1. フランス

1 歴史

▶ **フランス革命前後の時代**　近代以前，精神障害者は人間らしい扱いを受けず，魔女狩りや宗教裁判の対象にもなった。中世の終わり頃からは収容施設が開設されてきたものの，〈保護・救済〉よりは〈隔離・監禁〉が目的であった。

このような事態に対し，人権宣言を伴ったフランス革命が1つの転機となる。

1789年のフランス革命前後，精神科医の**フィリップ・ピネル**（Pinel, P.）は看護長のバプティスト・ピュサン（Pussin, B.）とともに，パリのビセートル病院で精神病者を鎖から解放し「近代精神医学の父」と称された。

19世紀初めには精神病治療施設が創設され，モラル・トリートメント（心理的療法）が実施された。これは科学的理論を基に，精神病者のおかれた劣悪な状況を徹底して改善し，患者の身体ではなく心に働きかけることで回復に導こうとするもので，精神病者のための

理想の治療施設が，様々に構想されていったのである。

　ピネルの弟子の精神科医ジャン−E−ドミニク・エスキロール（Esquirol, J. E. D.）がその代表であるが，彼は 1838 年法（自由の尊重，福祉，知事の役割などの多くの内容をもち，同意入院と強制入院などの枠組みを規定した法律）の制定に深く関与した。この時期は「フランス精神医学の黄金時代」とも称される。

　こうしたピネルらの業績の背景には，① 17 世紀後半〜 18 世紀初頭にかけて，様々な身体の病気の分類や整理が盛んに行われたこと，②その過程で病者の心理学的問題に強い関心がもたれるようになったこと，③その結果，精神障害や病者に対する知識，理解が進んできたこと，などがある。

　その後は，病院の建設は遅れ，病院ができても入院患者ですぐいっぱいになり，多くは慢性化し，精神病者の治療という意味では大きな停滞がみられ，すでに 19 世紀半ばには「精神病院が慢性患者を生み出しているのではないか」という新聞のキャンペーンが行われていた。

　こうした状況が大きく変わるためには，社会の大きな変動を必要とするが，社会全体に大きな被害をもたらした第 2 次世界大戦が大きな契機になった。第 2 次大戦に伴う占領という大きな痛手を受けた後の歴史的諸条件が〈改革〉を生み出すのに適していた。

▶ **ナチスドイツ占領からの抵抗の気運のなかで**　1945 年にレジスタンス出身のフランス医師連盟に組織された精神科医師集会が開催され，24 項目決議がなされた。この決議のなかで精神病院に関心を向けることをやめ，精神療法施設や治療・社会復帰センターに情熱を注ぐ方向性が定められた。また，必要な場合には，治療・社会復帰センターが患者を引き受け，患者の治療にかかわったほうが，患者が良くなることも実証された。施設収容から社会への大きな転換がなされたのである[2]。

▶ **1960 年代の精神医療の転機**　さらに 1960 年 3 月 15 日，医療と行政の連携による成果を基に，ある通達が出されるに至った。フランスの現在の精神医療の特徴は〈セクター制度（地区医療制度）〉にあるとされるが，この通達こそが精神科〈セクター〉の原点とみなされるものである。

　その基本理念としては，①できるだけ早期の段階で治療に取りかかること，②患者をその自然な環境から引き離すことを避けること，③一定の地理的範囲内において，同一の医療福祉チームによるケアの継続を可能にすることがあげられている。

　この理念はヨーロッパの多くの国に影響を与えた。たとえば 1970 年のスウェーデンの宣言が，その最たるものである。

　また，精神科医であるジョルジュ・ドーメゾン（Daumezon, G.）[3] は 1952 〜 1965 年にかけて，パリの代表的精神病院とされるサンタンヌの入院受け入れ病棟の改革を行い，新たに精神科救急受け入れセンター（CPOA）を組織し，治療的場の変革と精神医療の患者の治療的利益に沿った運用を志向した。

「精神看護学」で学ぶこと

「精神（心）」のとらえ方

精神（心）の発達に関する主要な考え方

家族と精神（心）の健康

暮らしの場と精神（心）の健康

危機状況と精神（心）の健康

現代社会と精神（心）の健康

7 精神保健医療福祉の歴史と現在の姿

1960年前後がフランス精神医療の大きな転機となる時期であることがわかるだろう。

▶ 脱施設化の時代　その後1985年7月25日の法律でセクター制度の国家制度化が正式に認められた。さらにセクター制度の確立とともに，社会復帰を促進するための施設や支援体制も整備され，フランス精神医療の**脱施設化**が進んでいった。

さらに1990年6月，前述の1838年法が改正された。この**1990年法**は従来の強制収容に準じる入院形態のほかに，患者の自由意思と同意に基づく自由入院が設けられ，精神障害者の人権擁護，精神疾患の予防対策，地域医療の推進を重視する方針が示された。この法律により，入院の形態が変化し，2001年統計では入院の約87%が自由入院だったという。

2 ｜ セクター制度（地区医療制度）

もともと**セクター制度**（地区医療制度）では人口約7万人で1セクターが構成され，セクターの責任者（医師）がセクターの需要を踏まえて施設の運営を行うことになっており，およそ1つのセクターには1つの精神科病院と，3か所程度の医学心理センターがある。

この制度は，直接的には衛生の観念の普及と無料診療所の予防活動から発生した。それは分化した技術的受け皿を用いる考え方を伴っており，入院はほかの諸治療の間に挿入される一期間としかみなされない。

Column 脱施設化

　脱施設化とは，巨大精神科病院を閉鎖縮小し，小規模で近代的な精神科病院や総合病院精神科で必要に応じて良質な入院治療を受けることができ，コミュニティのサービスも伴っていることを指す。世界保健機関（WHO）の提唱する健全な脱施設化では次の3ステップから構成される。

①コミュニティにまず精神科医療サービスを構築する。それによって不適切な長期入院を防ぐことができる。

②長期入院患者を，十分な準備の後にコミュニティのサービスに移していく。

③施設に頼らない患者を，十分なコミュニティのサポートシステム（外来，住居，就労，危機介入）で維持できるようにしていく。

　欧米では20世紀の熱狂的な脱施設化の運動の時代は過去のものとなり，今は静かな時代を迎えている時期に当たる。

文献／佐々木一：精神科医療の国際動向〈松原三郎，佐々木一編：世界における精神科医療改革〈専門医のための精神科臨床リュミエール22〉〉，中山書店，2010，p.2-21.

また，この制度は「共同体のなかでの精神障害への許容度を高め，共同体のなかで治療する」[4]という理念をもつものであるが，そのことが逆に，住所不定の患者や外国人，対応困難な患者などをセクター間で排除し合う傾向があることが指摘されている。最も深刻なものは施設，マンパワーの地域格差が顕著なことである。

セクター制度が開始された当初は前述のように対象人口は約7万人とされていたが，住民数の地域格差も顕著となり，2003年には3万～13万人までと広がっている。人口の密集する大都市と過疎化の進む地方ではセクターの地理的範囲も異なり，入院医療にも地域医療にも支障をきたすことが少なくない。こうした欠陥を補うため近接するセクター間で協定を結んで連携し，医療サービスを提供する体制も整えられてきている[5]。

2. イギリス

1 | 歴史

▶ **中世から近代の時代**　中世にあたる1247年，ロンドンにあるベツレヘム聖マリア修道院に設けられた施療院がヨーロッパにおける最も古い歴史をもつ精神病者の治療施設である。後にベスレムとよばれ，悲惨な収容施設の代名詞的存在となった。

近代に入り，1751年に**聖ルカ・アサイラム**という収容施設がロンドンに創設されたが，院長のウィリアム・バッティ（Battie, W.）は治療効果最大化のカギは早期診断と入院治療であり，また個々の症例に適合した治療体制であるとした。また彼は自然治癒力と精神治療の重要性を指摘した人として知られている。

各地に精神病者の収容施設（アサイラム）が開設されたが，ほとんどが私立の精神病院であり，公的な治療体制の整備は進まなかった。そのなかで1774年には「精神病院法」が制定され，治安判事による施設の免許更新が必要となった。公的な介入の萌芽といえる。

▶ **ヨーク・レトリートの成果**　1792年にウィリアム・テューク（Tuke, W.）が**ヨーク・レトリート**（隠退所）を開設した。この施設は，テュークの知人が当時の劣悪な精神病院の環境下で死亡したことを契機に開設されたもので，数代にわたって受け継がれ，英米の精神病院のモデルとなった。テュークのひ孫は精神科医となり，イギリス精神医学のリーダーとして活躍した。

この施設では患者の身体的側面より心理的・環境的側面を重視し，治療を看護重視に切り替え，柔らかく包み込むような環境を提供することで素晴らしい成果をあげた。当時の治癒率は，薬物療法が行われる現代の治療率とほとんど変わらなかったといわれている。

こうした成果をもとに，1830年代にはジョン・コノリー（Conolly, J.）らにより**無拘束運動**が提唱され，1848年に公立精神病院の設置の義務づけがなされた。

テュークらの行った**モラル・トリートメント**は，通常，「道徳的治療」と訳されるが，田園の中という治療環境が患者の心理に及ぼす好ましい影響に十分な配慮がなされており，「心理的治療」と訳すのが妥当と思われる。

フランスのピネルがビセートル病院において実施した精神病院の改革と，テュークの
ヨーク・レトリートは時間的にも心理的にも同時代であり，英仏間でお互い影響しあって
いたことを指摘しておきたい。

▶ 第2次世界大戦後の精神医療の変革　イギリスでも第2次世界大戦後に精神医療の変革の
時期を迎える。

　1948年，ロンドンでジョシュア・ビエラー（Bierer, J.）が**ソーシャルクラブ**（**患者クラブ**）を
開設し，全国に広がった。さらに翌1949年には，スコットランドのテイングルトン病院
でジョージ・M・ベル（Bell, G. M.）が全病棟の鍵を開放し，**オープンドアポリシー**（**開放化運動**）
の先駆けとなった。また，1952年にはマクスウェル・ジョーンズ（Jones, M.）による**治療
共同体**の実践がなされたが，これらは地域社会の支持システムをも含めて，精神障害者の
社会環境条件を再組織し，そのインパクトによって治療やリハビリテーションを促進し，
援助していく社会療法につながるものである。

　1950年代に始まったイギリスの脱施設化の流れのなかで問題とされたのが，退院した
患者の再入院率が高いことであった。この現象（回転ドア現象）を前に，地域ケアを継続し
再入院を防止する条件を探る必要から生まれたのが **EE**（expressed emotion, 家族の感情表出）
研究である。1972年にジョージ・W・ブラウン（Brown, G. W.）[6] は家族環境の測定法を開
発し，家族のある種の感情表出（EE）が再発に大きな規定力をもっていることを実証した
のである。その後，研究の進展のなかで再発防止のための家族支援プログラムの開発にま
で進み，再発予防研究に大きな影響を与えた。

　1960年代から1970年にかけて行われた**反精神医学運動**も見逃すことができない。イギ
リスのロナルド・D・レイン（Laing, R. D.）やデビッド・クーパー（Cooper, D.），アメリカ
のトマス・サス（Szasz, T.）らによって提示された考えで，同時期の世界的な反体制運動と
連動していた。この学派によれば「精神病は実体のあるものではなく，制度や施設や医療
者がつくりだしたもの」とされた。ロンドンのキングスレイ・ホールという宿泊施設を舞
台に，実験的な治療活動を行い注目された。一時期の流行に留まり，主流形成はできなかっ
たが，精神医学の制度規定性を示すものとして，今も耳を傾けるべき内容を含んでいる。

2 ｜ 精神保健に関するナショナル・サービス・フレームワーク（NSF-MH）

　イギリスの精神保健改革は，脱施設化の理念のもとに地域ケアの開発を，着実に，しか
も急速に促進してきたことで知られる。特に1999年から取り組まれた精神保健改革10
か年計画ともいえる「**精神保健に関するナショナル・サービス・フレームワーク**」（The National
Service Framework for Mental Health；NSF-MH）が重要である。

　国営医療制度のもと，精神保健法（Mental Health Act）を根拠法としながら，内科の一
般医（general practitioner；GP）が精神疾患の診療も行う1次医療を担当し，2次医療には
精神科専門医療として積極的アウトリーチチーム，危機解決／家庭治療チーム，早期介入
チームから構成される地域チームがあたり，3次医療には短期，長期の入院医療があたる

体制を目指しており，ヨーロッパにおいて追随されるべきモデルとみなされている（2008
年，WHO ヨーロッパ支部レビュー）[7]。

▌ 3. アメリカ

1 | 歴史

▶ **ヨーロッパの影響下での制度構築**　アメリカは 1776 年に建国された国であり，常にヨー
ロッパでの動きをみながら自国での様々な制度を独自に構築してきたという面を，最初に
指摘しておきたい。

　1852 年にドロセア・ディクス（Dix, D.）がイギリスでの精神病院改革運動を間近にみて
帰国し，**公立精神病院設立法案**の成立に貢献し，南北戦争時にはアメリカ陸軍看護部隊総
監を務めた。

　1908 年にはクリフォード・W・ビアーズ（Beers, C. W.）が「我が魂にあうまで」で自身
の悲惨な精神病院入院体験記を公刊し，精神衛生運動につながった。1928 年にはアメリ
カ精神衛生協会が創設されている。

　しかし州立精神病院は巨大化し，**施設病***の問題が指摘されるに至った。

▶ **第 2 次世界大戦後の地域精神医療の展開**　第 2 次世界大戦後，地域精神医療が本格的に展
開していくことになったが，そこにも正と負の側面がある。

　アメリカにおいては，1950 年代後半から脱施設化が開始されたが，1963 年のケネディ
教書を契機に加速化され，収容型の大規模精神病院を解体し，精神保健センターを中軸に
した地域精神医療の充実を目指す方向に明確に切り替えた。ただし，十分な予算措置の裏
づけがなく実施されたため，精神障害者のホームレス化と，犯罪をとおして刑務所に精神
障害者が収容されるという好ましからざる現実を招いたことは残念である。

　ただ，アメリカにおいて注目されるべきは，宗教者などの自発的意志に基づく NPO 法
人の形をとったシカゴやフィラデルフィアにおけるリハビリテーションセンターやニュー
ヨークにおけるファウンテンハウスのような精神障害者の自助グループ（**クラブハウス***）が，
1940 年代後半から出現し，その活動によって精神障害者の未来を切り拓く活動を行って
きているということである。

　こうした背景事情のもとに 1955 ～ 1970 年の間に，入院患者の 75％が退院ないしは社
会復帰施設に移行している。

---

* **施設病**：ホスピタリズム。医療施設での長期にわたる集団的収容生活により生じる，心身の障害を指す。患者の退
　行現象，受け身的依存症などがある。
* **クラブハウス**：スタッフとメンバーとよばれる利用者の相互支援を基盤とした，自立や社会参加を目指した協働型
　の地域リハビリテーション施設。その先駆けとなったファウンテンハウスの様子はインターネットを利用すれば
　容易に見ることができる。

「精神看護学」で学ぶこと

「精神（心）」のとらえ方

精神（心）の発達に関する主要な考え方

家族と精神（心）の健康

暮らしの場と精神（心）の健康

危機状況と精神（心）の健康

現代社会と精神（心）の健康

7 精神保健医療福祉の歴史と現在の姿

　現在では，精神障害者のケアには，慢性の身体疾患と同様に，治療だけではなく長期的なマネジメントが重要であることが認められるようになってきている。病院中心の医療から，コミュニティを基盤としたヘルスケアと福祉サービスの統合が目指されるようになってきている。その代表が ACT（Assertive Community Treatment, 包括的地域生活支援プログラム）である。1970 年代半ば以降，ウィスコンシン州マジソンで開始されたが，大規模精神病院の病棟を閉鎖し，それに伴いスタッフを地域に振り向け，多職種の連携体制のもとで 365 日 24 時間，患者を支援するもので，従来の精神保健医療サービスに比べ入院期間の短縮や地域での生活を安定させることに有効であると認められ，今日では多くの国に広がっている。

■ 4. イタリア

1｜歴史

　イタリアもまた，フランスやイギリスと同様に脱施設化の道を歩みつつ，独自の，ある意味過激な精神科医療体制を構築してきている。

　この国の脱施設化改革は 1960 年代の初めに北部から開始された。それ以前は何と 1904 年に制定された法 36 号のもとに精神科医療制度は運用されていた。この法律は治療よりも危険性による隔離・収容を重視し，入院患者を増加させることになり，2000 床を超える巨大公立精神科病院の乱立を招くことになった。

　まず，1961 年にフランコ・バザーリア（Basaglia, F.）が州立精神科病院の院長に就任した。1968 年に自由入院＊が法制化され，精神保健センターが設置された。

　その後は 1978 年のバザーリア法という急進的な法律が画期となる。この法律のもとでは新たな入院が禁じられ，次いで精神科病院の設立が禁じられるとともに，各州に公立病院廃止の権限を与えた。各地区保健単位において，精神科治療についての地域サービスを配置するとともに，総合病院内に 15 床の精神病床が設置された。その病床も地域精神保健サービス機関の管理下に置かれているため，いわゆる精神病床はほとんど存在しないに等しくなった。

　社会変動に伴う 1980 年代の停滞の時期を経て，1990 年代に入り再度改革の推進が始まり，2000 年末に保健大臣が全精神科病院の閉鎖完了を宣言するに至った。

2｜脱施設化の現状

　いわゆる脱施設化は他国より急速に進行することとなったが，問題がないとはいえない。

＊ **自由入院**：強制入院に対する入院形態であり，患者の自発的な意思にもとづく入院を指す。

医療体制の州ごとの違いは大きく，たとえばローマでは一部民間の精神科病院が復活しつつあるという話であり，医療の質の面でも，心理教育やリハビリテーションの介入が簡単に利用できないなどの問題を抱えている[8]。

5. 精神医学における疾患概念の確立：その治療法と研究の進展

1 精神医学の疾患概念の理論的展開

1822 年，フランスのアントワーヌ・L・ベイル（Bayle, A. L.）は神経麻痺に関する論文を発表し，精神症状と中枢神経系の限定された部位の損傷の間に，明白な相関関係があることを初めて記載した[9]が（病原菌のトレポネーマが発見されたのは 1913 年），これにより精神障害の分類と研究が盛んになった。

その後で最も重要なのはドイツの**エミール・クレペリン**（Kraepelin, E.）とオーストリアの**ジークムント・フロイト**（Freud, S.）の仕事である。

クレペリンは，早発性痴呆（1896 年）と躁うつ病（1899 年）を分類し，疾患概念の確立（一定の病因，一定の経過，一定の転帰）に努めた。

フロイトは，精神疾患の発病と経過に深層心理が重要な役割を果たすという考えを展開し，**精神分析療法**＊を確立した。神経症の発症の研究と治療に大きな役割を果たすとともに思想的な意味でも大きな衝撃を与えた。

クレペリンは主に統合失調症や躁うつ病を，フロイトは主として神経症を，というように異なった精神疾患を対象としたが，実践の場もクレペリンは大学病院，フロイトは市中のクリニックとまったく異なっていた。クレペリンは生物学的過程（病気になる素質も含む）から，フロイトは個々人の心理的過程から精神疾患を理解しようとしたが，この 2 つの大きな流れがその後の精神医学における疾病観，治療観に与えた影響は極めて大きかった。

クレペリンとフロイトが同時代人であり，前者はドイツのミュンヘンで，後者はオーストリアのウィーンと地理的に隣接した地域で活動しており，相互に理論的影響を与えていたであろうことは想像に難くない。こうして〈生物学的（正統的）精神医学〉と〈力動的精神医学〉という精神医学の二大潮流が形成発展していったのである。

2 ショック療法と精神外科

第 1 次世界大戦末期から第 2 次世界大戦までの間の時期に，精神疾患患者の外部から大きな刺激（ショック）を与えることで，病者の内部平衡に変化を促し，治療的変化をもたらすことを目的とした治療法が相次いで開発された。

すなわち，1917 年のユリウス・W・ヤウレック（Jauregg, J. W.）による進行麻痺のマラ

＊ **精神分析療法**：精神分析運動は，当初，主としてオーストリアとスイスを中心にして展開された。映画「危険なメソッド」（2011 年）は精神分析運動のなかの人，フロイト，カール・G・ユング（Jung, C. G.），さらに優れた女性の精神分析医であるサビーナ・シュピールライン（Spielrein, S.）との関係を示すものとして，また社会的環境的背景を示すものとして興味深い映画である。特に女性患者のヒステリー症状の場面は一見を勧める。

「精神看護学」で学ぶこと

「精神（心）」のとらえ方

精神（心）の発達に関する主要な考え方

家族と精神（心）の健康

暮らしの場と精神（心）の健康

危機状況と精神（心）の健康

現代社会と精神（心）の健康

7 精神保健医療福祉の歴史と現在の姿

リア療法，1933年のマンフレッド・J・ザーケル（Sakel, M. J.）によるインスリンショック療法，1935年のラディスラス・J・メドウナ（Meduna, L. J.）によるカルジアゾールけいれん療法，1938年のユーゴ・チェルレッティ（Cerletti, U.）による電気けいれん療法である。

八木らはすべてのショック療法は，下垂体・副腎系を主軸とした全身適応症候群を誘発する非特異的なストレッサーとする興味深い仮説を提示している[10]。その内容は，精神病の治療史において，ショック療法が精神病からの回復にかかわる脳の活動の一端を垣間みる機会を初めて提供したとするもので，具体的には発熱療法を端緒とするショック療法の登場は，自然の偶発的な侵襲が呼び覚ました精神病者の回復力を，人工的かつ計画的に賦活しようとする試行錯誤的な実験の成果であるとする。

このなかで電気けいれん療法は，うつ病の重度昏迷状態などへの治療効果は，今も注目すべきものがあり，問題点を改善した**修正電気けいれん療法***として精神科臨床のなかで重要な役割を担っている。

登場時の注目度の高さと，その後の極めて低い評価（反人道的）で知られるのが，1935年にポルトガルのエガス・モニス（Moniz, E.）によって開始された術式（ロボトミー）である。この治療法はメスで前頭葉白質の神経線維を切断することで，不潔行為や暴力行為などの治療困難な諸症状を改善するために世界各地で行われた。

モニスはこの術式の考案で後にノーベル医学生理学賞を受けたが，生命への危険や深刻な脳の侵襲による人格水準の低下が問題になり，まったく行われなくなった。この後遺症状への対応の努力のなかで，**生活療法***が生み出されたことは記憶しておくべきことである[11]。

3 │ 向精神薬の発見と治療への応用と変化

1952年，パリ大学のジャン・ドレー（Delay, J.）とピエール・G・ドニケル（Deniker, P. G.）がクロルプロマジンという抗精神病薬を初めて統合失調症の治療に使用し，画期的な成果を上げた。この物質は外科医のアンリ・ラボリ（Laborit, H.）が冬眠麻酔（体温を低下させるなどして手術による生体の反応を少なくする方法）に使用したものであるが，その精神疾患の治療上の画期的な有効性が知られ急速に広まるとともに，次々に新たな向精神薬が開発使用された。

向精神薬は，種々の症状に対しての効果にとどまらず，病者の生活を変え，社会で生活

---

* **修正電気けいれん療法**：電気けいれん療法を無麻酔下で行うと，けいれんによる骨折や呼吸停止や心停止といった重篤な有害作用が生じることがあり，特に高齢者の場合に問題となる。この療法は麻酔科医の管理のもと，筋弛緩薬と静脈麻酔を併用して，手術室や特別の施設で行うもので，極めて安全であることが認められており，総合病院精神科のみならず，急性期医療に積極的な一部の精神科病院でも行われるようになってきている。苦悶・焦燥感が激しいうつ病や難治性統合失調症の患者が主たる適応対象となる。

* **生活療法**：直接の目標は患者の日常生活，行動，環境面に置かれ，それらを改善・向上させることによって，患者の社会性を高め，社会復帰にまでもっていこうとするもので，生活指導，レクリエーション療法，作業療法に3分した，いわゆる“働きかけ”の一方法で，力点の置きどころにより，様々な名を呈するものである。この生活指導の起源が，ロボトミーを施行された患者の人格変化，特に抑制の欠如への対応にあったとされている。

する可能性を高めることになった。また，治療者と病者相互の心理的距離を狭めることにもなった。病者の生き方や社会のあり方が，病気の状態や経過と深くかかわり合っていることを改めて認識させるという効果もあった。

また，向精神薬の使用は社会から隔離された形の医療の限界を気づかせることにもなった。ようやく病者が病者として処遇され始める時代となったといえる。ただ，向精神薬に関しては「治療上の有用性」と「病院管理体制の強化につながる危険性」という相反する2つの側面に注意する必要があり，特に日本における多剤併用療法のまん延には見逃すことのできない問題性がある。

近年，多剤併用療法は，診療報酬上減点されるようになったことで確実に減少傾向にあり，多くの患者にとって好ましい方向に向かっている。

4 統合失調症の長期予後研究の重要性

ヨーロッパにおいて継続され，1970年代に相次いで論文化された統合失調症の長期予後研究は，ゲルト・フーバー（Huber, G.），マンフレッド・ブロイラー（Bleurer, M.），ルーク・チオンピ（Ciompi, L.）らによって実施されたものであるが，この疾患の長期予後が決して悲観的なものではなく，かなりの治療可能性をもつことを明らかにした。この治療可能性に関しての展望を切り拓いたことは研究面でも治療面でも極めて重要な意味をもつ結果となった。この後で，精神障害者，特に統合失調症患者においてストレス脆弱性という概念が注目され，脆弱性の基底にある生物学的基盤や治療法としてのストレス対処法への研究が盛んとなる契機となった。

これらの研究は，いずれもヨーロッパで行われたものであるが，1980年代後半にアメリカで行われたジェラルド・E・ホガティ（Hogarty, G. E.）などの研究は極めて大きな意味をもつ。彼はこの研究で，薬物療法と社会生活技能訓練（SST）と家族療法を組み合わせて治療した統合失調症患者は，1年後もまったく再発がみられないという画期的な研究論文[12]を発表し，その後に続く治療者や研究者に大きな影響を与えた。

バーモント研究も治療初期からのリハビリテーションの導入が長期予後に好ましい影響を残すことを示した点で治療者や患者に大きな希望を残した。

▶ バーモント研究　アメリカのバーモント州立病院を舞台にコートニー・M・ハーディング（Harding, C. M.）らによって行われた，統合失調症の長期予後研究である。初回入院の患者に，薬物療法に加えて作業療法などのリハビリテーション治療を行った場合の30年後の長期予後を調べたもので，「充実した生活を送っている」73％，「ほとんどの症状が消失している」68％など驚くべき治療効果が実証され，統合失調症の治療の推進に大きな影響を与えた研究として知られている[13]。

5 アメリカ精神医学協会による診断基準の成立

精神医学的診断学の見地からは1980年のDSM-Ⅲ（アメリカ精神医学協会による診断基準）

の成立が重大な契機をなす。

　これは国ごとに診断が大きく異なっていたという現実を前に，アメリカ精神医学協会（APA）を中心になされた診断基準の標準化の試みであるが，この基準にしたがえば精神科診断と治療における共通の場の確保が容易になるため，急激に世界的広がりをみせた。DSMは，精神医学研究の深化とともに改訂が繰り返され，現在では **DSM-5** が刊行されている。

　これと同時に，精神療法の重視から生物学的精神医学の全盛期に移行したことが注目される。ただし，地域精神医療の展開にも刮目すべき多くの変化が認められたことは重要である。

Ⓑ 日本における精神医療の歴史と現在

1. 明治以前

　加持祈祷や滝に打たれる修行など，精神病者は「狐つき」などとされ，各地で宗教儀礼が行われる一方で，多くの民間療法が試みられた。

　多くは科学的根拠に乏しく今日的意義をもつものは少ないが，江戸時代の香川修庵らは，特に基礎障害を想定せず，腹のしこりといった目で見えるものを扱いながら，順気や下気というやり方で，目に見えない生命のもつ力を引き出して生かす治療法を積極的に行っていたという [14]。医学への本質的な問いを提出するものといえる。

2. 明治以後

1 ｜ 癲狂院の開院

　1868（明治元）年以後の，明治維新による近代化とともに，日本の精神保健福祉政策も開始された。1874（明治7）年の医制の発布とともに癲狂院（精神科病院）の規定が設けられ，翌1875（明治8）年に日本で最初の精神科病院として京都癲狂院が開設された。これは，もともと京都岩倉の地にあった病院をもとにした公立病院であった。モラル・トリートメントを大方針としたものの収支が合わず，1882（明治15）年に廃院となっている。

　1879（明治12）年には首都東京に東京府癲狂院が発足し，1886（明治19）年には東京府巣鴨病院となった。1883（明治16）年には **相馬事件** が起こり，1895（明治28）年に終息するまで続き，社会に大きな影響を与えた。

▶ **相馬事件**　相馬中村藩（現福島県）の旧藩主の精神変調のため，家族が宮内省の許可を得て自宅で監禁した後に東京府癲狂院へ入院させていたところ，1883（明治16）年に旧藩士の錦織剛清が病状に疑いをもち，家族による不当監禁であるとして告訴し，10年以上にわたって争い，錦織の有罪で決着した事件である。現在では藩主は統合失調症の可能性が

高いとされているが，当時は精神病の診断も未熟で，診断はまちまちで，正常という判断を下す医師もいたため混乱の度合いが増し，社会に大きな影響を与えた。

2 精神病者監護法の制定

相馬事件を契機に 1900（明治 33）年，**精神病者監護法**が制定された。この法律は精神病者の監護義務者を定め（監護義務者不在のときは市町村長が監護），精神病者を私宅あるいは精神病院，精神病室に監置する手続きを定めたもので，本人の保護（不法監禁の防止）および社会の保護がその目的であり，費用は被監護者，扶養義務者の負担とされた。

精神病院・精神病室がほとんどないなかで，この法律は私宅監置での監督が主体となっていた。しかも，その私宅監置は精神病者を医療ではなく公安的隔離監禁の対象とし，それを個人の責任で行わせるもので，この基本的特徴は現在も精神科医療の根底にある。私宅監置こそ日本の精神科医療の原型との指摘もある[15]。

3 呉秀三の活動

1901（明治 34）年，日本の精神医学の先駆者とされる**呉秀三**（図 7-1）が留学から帰国し，東京帝国大学医科大学の教授となり積極的に活動を開始した。一連の活動で最も重要なことは，1918（大正 7）年に樫田五郎とともに「精神病者私宅監置ノ実況及ビ其統計的観察」を報告したことである。この報告で呉は監置（図 7-2）の実態はもっぱら社会的危険の防止に当てられており，病者の大半が医療を受けられないばかりか，人間としての最低限の扱いすら受けていない姿を浮き彫りにした。

この調査を基に，呉は「わが国の精神病者は，病気になった不幸とともに，この国に生まれたという不幸を二重に受けている。病者の救済，保護は実に人道問題であって，目下の急務である」といった有名な文章を残している。ところが，今日ではどの教科書にも掲載されているこの文章も，長く埋もれてきたという事態が存在する。この論文の忘却と受容は，日本の精神病学者の，精神病者の人権を尊重するという意識に対する理解の乏しさに関連すると指摘されても仕方ないであろう。

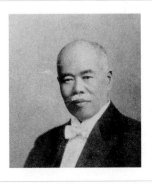

図 7-1 呉秀三

Ⅰ 精神医療の歴史　　241

「精神看護学」で学ぶこと

「精神（心）」のとらえ方

精神（心）の発達に関する主要な考え方

家族と精神（心）の健康

暮らしの場と精神（心）の健康

危機状況と精神（心）の健康

現代社会と精神（心）の健康

7 精神保健医療福祉の歴史と現在の姿

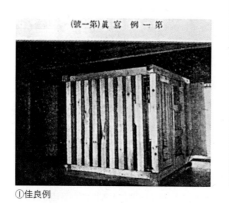
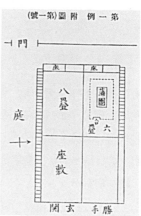

①佳良例

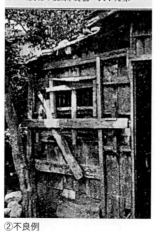
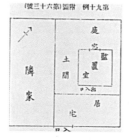

②不良例

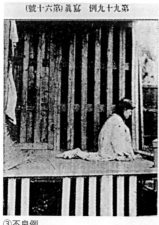
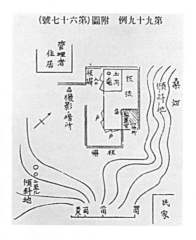

③不良例

出典／呉秀三，樫田五郎：精神病者私宅監置ノ實況及ビ其統計的觀察，精神医学神経学古典刊行会，1973，
p.8，73，79．

図7-2 私宅監置

この報告を受けて 1919（大正 8）年に**精神病院法**が制定され，精神疾患患者の医療に対する公共的責任の考えが一応表明された。

この法律の大きなねらいの一つは貧困患者の救護にあり，監護の責任者が監護義務者から精神病院長へ変更された。ただし，精神病院の直接の監督官庁は警察署のままであり，公安的観点が色濃く残されている。また，実施の過程で都道府県段階での縦割りの混乱が起こった[16]。具体的には，都道府県段階で精神病者監護法と精神病院法の管轄課が異なり，相談・連絡が円滑に進まなかったことなどがある。

同じ 1919（大正 8）年に巣鴨病院の移転により現在の地に東京府立松沢病院が設立され，精神科医療，さらには精神科医の教育の中軸としての役割を果たすようになったが，残念なことに公的病院の整備はその後一向に進まなかった。

1926（大正 15 ／昭和元）年に日本精神衛生協会が設立され，さらに 1938（昭和 13）年には厚生省が設置されるなど，衛生行政機構が確立されたにもかかわらず，精神保健対策は十分な効果をあげることはできなかった。

また，精神障害への差別を示すものとしては，1940（昭和 15）年の**国民優生法**の成立が重要である。この法律は，ナチス・ドイツの断種法*の焼き直しともいわれるもので，悪質な遺伝性疾患を撲滅するという政策の第一の対象に精神疾患があげられている。戦前の精神病院での医療の質の低さを示すものとして，入院患者の死亡率の高さがある。前述の松沢病院に関するデータで，たとえば 1941（昭和 16）年の死亡率をみると，一般人口での死亡率が 1.6％ であったのに対し，松沢病院では 17.6％ となっており，死亡率が極めて高い。このことは戦前の精神病院が病院という名に値せず，収容所的性格を濃厚にもっていたことを示していると考えられる[17]。

3. 第 2 次世界大戦後

1 諸法律の創設と改正

諸外国が第 2 次世界大戦後，病院を縮小し地域精神医療の充実へと移行していったのに対し，日本では世界的潮流と逆行する動きが見られた。特に 1950 年代半ば以後，低医療費制度のなかで私立の精神病院数と病床数が大幅に増加し，他国と比べて大きな差を生み出す結果となった。この点は今日でも是正されていない。

そうした環境のなかで，精神疾患患者の人権は無視され，管理的観点からの薬漬け医療へ鋭い批判が向けられるようになっていた。その流れで宇都宮病院事件，大和川病院問題などが出現してくるのである。これらの経過を追ってみよう。

---

* **断種法**：ヒトラーの主張をもとに 1933 年に成立した法律で，精神障害者を「生きるに値しない生命」と判断し抹殺に導くこととなった。

「精神看護学」で学ぶこと

「精神（心）」のとらえ方

精神（心）の発達に関する主要な考え方

家族と精神（心）の健康

暮らしの場と精神（心）の健康

危機状況と精神（心）の健康

現代社会と精神（心）の健康

7

精神保健医療福祉の歴史と現在の姿

表7-1 精神衛生法の具体的内容

- 精神病院設置を都道府県に一応義務づける（指定病院がある場合は延期可能）。
- 私宅監置は1年限りで廃止。
- 対象となる精神障害者を精神病者，精神薄弱者，精神病質者と明確化。
- 精神衛生相談所，訪問指導などの規定をおく。
- 措置入院制度，同意入院制度の確定。
- 精神衛生審議会の新設。
- 措置入院の要否を判断する精神衛生鑑定医制度の新設。
- 医療保護の必要がある精神障害者については国民のだれもが知事あてに診断および必要な保護を申請することを可能とした。
- 仮入院，仮退院制度など。

❶ 精神衛生法の制定

1949（昭和24）年に日本精神科病院協会が設立され，さらに翌年の1950（昭和25）年に適切な医療・保護を提供することを目的に**精神衛生法**が制定された（表7-1）。

「措置入院」制度は知事命令による強制入院であり，精神病院法の知事命令による入院を踏襲したもので，「同意入院」制度は保護義務者の同意による強制入院で精神病者監護法における監護義務者による病院監置を踏襲したものであった。

この諸規定のなかでは，私宅監置の廃止，精神衛生審議会の設置，精神衛生鑑定医制度の設置が特に重要である。また，鑑定医の質を担保するしくみは設けられていなかった点も，後に起こった事件との関係で重要である。さらに，この際，厚生省（当時）は自発入院（自由入院）を認めなかった点も注目したい。

❷ 精神病床の増加

精神病床の増加は1956（昭和31）年から顕著となり，1962（昭和37）年にはその勢いをさらに増し，この増床傾向は1985（昭和60）年頃まで続いた。

この現象の背後にある要因としては，①技術革新，向精神薬の導入，②精神衛生法の改正，③1958（昭和33）年の**精神科定員特例***による安易な増床，④1960（昭和35）年の国民金融公庫発足で精神病院がその主要な貸付先となった，⑤他科からの医師の転向が増えた（これは，精神科医療は適当にやればいいという風潮と一体になっていた）こと，などがある[18]。

これらのほかに，法人立精神病院制度に対する国庫補助制度の導入が，1956（昭和31）年からの第一次精神病院増設ブームを経済的側面から支援したことも重要である。

さらに1961（昭和36）年に国民皆保険制度が確立し，その理念に基づいて措置入院費の国庫負担率は1/2から8/10に引き上げられ，同時に措置入院患者の医療費支払いに初めて社会保険診療報酬が準用された。この年から措置入院患者は急増し，措置入院患者数に医療扶助（つまり生活保護）による入院件数を加えた件数，つまり公費負担入院患者数は増加し続け，1965（昭和40）年度には全入院患者総数の実に70.9％を占めていた。この公費

---

* **精神科定員特例**：医療法施行規則で精神科病院の医師は一般病床の1/3，看護師は2/3でよいとされ，精神科治療や看護を法律的に差別するものと批判された。2001（平成13）年に，大学病院や総合病院精神科では医師や看護師は一般病床なみとなったが，精神科病院の医師配置は従来どおりで，看護配置基準も3/4に留まっているのは大きな問題である。

負担入院患者数の増加こそ，1960（昭和35）年から始まり1985（昭和60）年まで続く第二次精神病院増設ブームを支えたものなのである[19]。

❸精神衛生法一部改正

1964（昭和39）年のアメリカの**ライシャワー大使刺傷事件**を受けて，翌1965（昭和40）年に精神衛生法一部改正が実現した。具体的内容としては，①措置入院制度の強化，②地域精神科医療の強化，という面があった。②に関しては，都道府県立精神衛生センターの設置，保健所の精神衛生業務の規定，通院医療費公費負担制度の新設などがあり，当初の保安管理的視点が後退して，精神障害者の地域生活への支援的な側面も強くなった。

▶ ライシャワー大使刺傷事件　1964（昭和39）年，駐日アメリカ大使で知日派としても著名だったエドウィン・O・ライシャワー（Reischauer, E. O.）氏が大使館公邸玄関で，侵入した統合失調症の少年に刺された事件である。ちょうど，前年度の実態調査をもとに，発病の予防からリハビリテーションまでを一貫した，精神衛生法の全面改正が準備されつつあったが，この事件が大きな社会問題となり，社会防衛的観点から法改正に影響を与えることになった。この後1960年代後半に起こった全国的な大学反乱のなかで，従来の精神医学会の治療や研究に対する批判が厳しくなり，1969（昭和44）年の日本精神神経学会金沢大会では当時の学会理事が全員退任に追いこまれた。

❹精神衛生法から精神保健法へ

1984（昭和59）年に**宇都宮病院事件**が報道されることで精神科病院の闇の部分が浮かび上がり，WHOからも日本の精神医療の問題点が厳しく指摘されるに至った。これを受けて精神疾患患者の権利擁護を目指し，1987（昭和62）年に精神衛生法が**精神保健法**に改正された。この法律では強制入院の安易な実施を防ぐために医療保護入院や任意入院制度を新設，さらには精神保健指定医制度を設けることで精神疾患患者の権利擁護を図る方向に大きく舵を切った。

精神疾患患者の人権を守るために「法的手続きの厳格化」と「患者の人権に関しての感覚と臨床経験の重要性を明確化」した精神保健指定医制度の導入は特に重要である。

精神保健法の主要な改正点としては，①精神障害者本人の同意による任意入院などの入院形態の改正，②入院時の書面による病者の諸権利などの告知義務，③入院時の行動制限の諸規程，④資格や責任性が求められる精神保健指定医制度の制定，⑤強制入院の妥当性について審査する精神医療審査会の設置，⑥精神障害者社会復帰施設の法定化などがあげられる。

▶ 宇都宮病院事件　宇都宮病院は，ほかの精神科病院で対応に苦慮する粗暴な患者やアルコール依存症の患者を広範囲から受け入れてきた病院であったが，事件以前から「看護師に診療を行わせる」「患者の虐待」などの数々の違法行為が行われていた。宇都宮病院事件とは，1983（昭和58）年4月，食事の内容に不満を漏らした入院患者が，看護職員に金属パイプで約20分にわたって乱打され約4時間後に死亡し，また同年12月にも，見舞いにきた知人に病院の現状を訴えた別の患者が職員らに殴られ，翌日に急死したものであ

「精神看護学」で学ぶこと

「精神（心）」のとらえ方

精神（心）の発達に関する主要な考え方

家族と精神（心）の健康

暮らしの場と精神（心）の健康

危機状況と精神（心）の健康

現代社会と精神（心）の健康

7 精神保健医療福祉の歴史と現在の姿

る。

　事件の翌年の 1984（昭和 59）年 3 月 14 日に朝日新聞朝刊によって報道され，世論の大きな注目を集め，国会での議論や WHO の是正勧告につながり，精神保健法制の変革の契機となった。また，この病院には大学関係者が多数，非常勤医として勤務し，病院の後ろ盾となっていた事実も明らかとなり，大学を中心とした精神医療の体制にも大きな批判の視線が向けられる結果となった。

❺ その後

　1993（平成 5）年の障害者基本法の成立を受けて，1995（平成 7）年に**精神保健福祉法**（精神保健及び精神障害者福祉に関する法律）が成立した。この法律は，①精神障害者の医療および保護を行うこと，②精神障害者の社会復帰の促進およびその自立と社会経済活動への参加の促進のために必要な援助を行うこと，③精神障害の発生の予防その他国民の精神的健康の保持および増進に努めることを目的に，これまでの「精神保健法」を改正したものであり，5 年ごとの見直し規定がある。

　その後，課題として残されていた，触法精神障害者（罪を犯しながら刑事責任を問われない精神障害者）の処遇のための法律が 2003（平成 15）年に医療観察法という形で公布され，2005（平成 17）年 7 月 4 日に施行された。

2 地域精神医療への変化

　諸外国が，1960（昭和 35）年前後から，大規模精神科病院中心の収容型医療から地域精神医療へと展開するに伴い，精神疾患患者の自己実現を図る方向性が確立されるなかで，日本では精神科病院の戦後の急激な増加という事態を背景に，施設収容型医療が継続していた。

　1950 年代後半から薬物療法は行われていたが，精神科リハビリテーション技法も様々に試みられていた。治療法としての**作業療法***は戦前の松沢病院開院時から加藤普佐治郎が試みており，前述した生活療法は松沢病院や国立武蔵療養所（現国立精神・神経医療研究センター）で展開され，**生活臨床***は群馬大学医学部附属病院の臺弘や湯浅修一が実践するなかで大きな注目を集めた。

　1985（昭和 60）年以降は，精神医療を超えて**ノーマライゼーション***を目標とした精神障害者と，その家族，そして市民が参加する幅広い広がりを見せ始める。

❶ 戦後の地域精神医療の歴史

　桑原によれば，戦後の**地域精神医療**の歴史は次のように分類できるという[20]。

▶ **第 1 期**　第 1 期前半は 1950（昭和 25）年の精神衛生法制定から 1965（昭和 40）年の精神

---

* **作業療法**：ほかの生物学的な身体的治療とは対照的に，患者との間に何らかの身体的活動（たとえば農耕）を媒介にして，治療的人間関係の促進を図る治療法である。戦前から広く治療に用いられていた。

* **生活臨床**：特に統合失調症の再発予防という観点から進められた治療アプローチで，患者を生活上の特徴や特性によって分類し，それぞれに合った指導法を行うもので，地域の保健師が大きな役割を果たした。

* **ノーマライゼーション**：障害者などが地域で普通の生活を営むことを当然とする福祉の基本的考え。

衛生法改正までをいい，後半は 1965（昭和 40）～ 1980（昭和 55）年までとしている。

▶ **第 1 期から第 2 期への過渡期**　1981（昭和 56）年の国際障害者年と 1983（昭和 58）年から始まった「国連障害者の 10 年」は，精神障害者福祉にも地域精神医療にも大きな影響を与えた。具体的にはノーマライゼーションの理念の普及，機能障害，能力障害，社会的不利といった新しい障害概念の精神障害者への応用，さらに財源の面では自治体による補助金交付の開始などが大きな意味をもった。これらは精神医療の枠にとらわれていた医療従事者にも，家族や障害者自身にも，より広い視野へと発想の転換を促し，精神障害者福祉を推進する力となった。

　具体的には 1980（昭和 55）～ 1985（昭和 60）年が，第 1 期から第 2 期への過渡期として位置づけられる。

　この時期に，①障害者としての対応の始まり，②小規模共同作業所の設立，③医療従事者，特に医師のもっていた施設収容医療中心主義的理念からの解放が始まったことが大きい。この時期の社会的事件としては宇都宮病院事件が重要である。この事件は，ひき続く第 2 期において精神保健法の制定につながっていく。

▶ **第 2 期**　1985（昭和 60）年以降が第 2 期に属するが，この第 2 期の特徴は，過渡期で形成された活動が羽ばたいていく時期に当たるとされる。精神病院医療の限界が多くの医療従事者や精神障害者やその家族にも認識されるようになり，精神障害者の福祉的援助が制度として認められ始めた時期である。

　在宅で，精神障害者へのケアと生活支援を行っていくことも定着し始めた。たとえば東京の「JHC 板橋」，和歌山の「麦の郷」などの民間の支援団体の活動，横浜市精神障害者地域作業所連絡会の活動などがあげられるが，なかでも特に大きな意義をもっていると思われるのが谷中輝男によって開始された「やどかりの里」の実践から生まれた〈生活支援〉の思想である[21]。ここでは，「社会復帰」の目標は当たり前の人としての付き合いや生活にあり，援助者の課題は支え合いのネットワークづくりであり，精神障害者に多様な場を提供し，多様な出会いを演出し，多くの人との間に豊かな関係をつくれるようにすること，とする。つまり援助者は〈伴走者ともいうべき存在〉となることが重要であると提唱しているのである。

　また，健康は自ら守るものという「自助」の精神も強調している。谷中は「病者」から「生活者」への視点の転換の重要性を指摘するが，この背後には「生活の主体者は健康の自己管理ができる人」であり，これを可能にするのは仲間の力であるという考えが潜んでいる。地域精神医療の主体として精神障害者を位置づけた画期的な思想と実践であるといってよいだろう。

　この後，脱施設化の歩みとともにノーマライゼーションへ向けての歩みが進行していく。また，アメリカで始まった ACT が，2003（平成 15）年に千葉県市川市で ACT-J として産声をあげ，その後，各地に広がってきている（2019［平成 31］年 3 月現在で 20）ことも日本の地域精神医療における重要な展開とみなすことができる。

「精神看護学」で学ぶこと

「精神（心）」のとらえ方

精神（心）の発達に関する主要な考え方

の健康　家族と精神（心）

暮らしの場と精神（心）の健康

危機状況と精神（心）の健康

現代社会と精神（心）の健康

7 精神保健医療福祉の歴史と現在の姿

また，法制度的レベルでは 1996（平成 8）年には精神障害者地域生活支援事業要綱が公になっている。

3 精神医療福祉における看護師の役割

精神疾患患者の日常に寄り添う者として，看護師の立場で何が重要と考えられるだろうか。

看護師として働く場所は精神科病棟であったり，訪問看護ステーションであったり様々であるが，まず念頭におくべきことは，精神症状の束として患者をとらえるのではなく，〈個々の人生のなかでのその人らしさ〉に着目するとともに身体的側面も含めて，きめ細かな観察をもとに患者の目指すべきものを発見することを助け，日常生活に根を下ろした形で自己実現を援助することだろう。精神障害者の当事者意識が高まるなかで看護師自身も新たな経験をすることが多く，職業意識を高めるはずである。

また，人としての権利が侵されやすい患者の目線で考え，利用可能な諸制度に関しても理解を深めることが重要となる。今ある制度を本人の必要性に応じて巧みに利用し，あるいは必要と思われる制度の確立の視点をもつことが患者の利益につながるのである。

これまでに述べたことを基に各国の精神病床数の変化を見ていただきたい。欧米諸国と

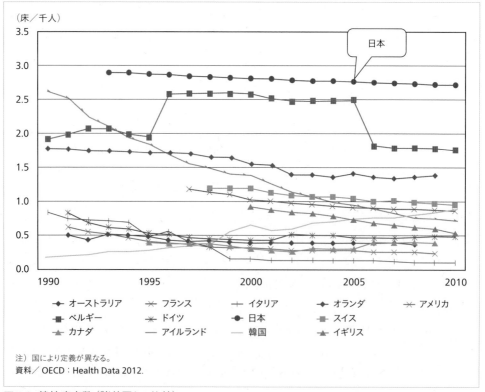

注）国により定義が異なる。
資料／ OECD：Health Data 2012.

図7-3 精神病床数（諸外国との比較）

比べて日本の精神医療が特異な経過をたどっていることがうかがえる。さすがに国も精神病床の削減と地域移行に向けて本格的な動きを見せているが，動きは極めて鈍く，病床数の削減と地域精神医療の展開の拡充ならびにそのための医療資源の整備は，喫緊の課題であるというほかないと思われる（図7-3）。

「精神看護学」で学ぶこと

「精神（心）」のとらえ方

精神（心）の発達に関する主要な考え方

家族と精神（心）の健康

暮らしの場と精神（心）の健康

危機状況と精神（心）の健康

現代社会と精神（心）の健康

7
精神保健医療福祉の歴史と現在の姿

Ⅱ 精神障害をもつ人を守る法・制度

1. 何のために法律や制度を学ぶのか

法律やそれによって維持される制度を，われわれは通常，意識せずに暮らしている。われわれの考え方や，感じ方，そして利害は各人で異なっているため，何か問題が生じたとき，各人が欲求のまま思いどおりに行動すれば，社会全体が混乱をきたすことになる。そのため，社会の秩序を守る約束事として法律がつくられたのである。言ってみれば，法律は言葉により社会を支えるインフラと考えることができるのである[22]。

法律は，人々に対して，法の趣旨に沿った行動を求める強制力をもつとともに，個々人の権利の保障という側面ももっている。法律は，その社会に生きる人々の社会生活のあり方や社会の方向性を指し示す"大きな力＝価値"をもっている。精神障害者にとって，法律には個人としての精神障害者の権利を保障するものもあれば，個人としての権利を一時的に制限するものも存在している。

2. 個別の法律や制度

次に具体的な法律について述べる。精神保健福祉法が適用される空間，たとえば病棟内では，適正手続き（法的に定められた手続き）に従わないと患者の人権を侵害することになり，看護師自身が法的責任を問われることになる。たとえば精神保健指定医の診察と判断なしに拘束を行えば罪の対象となるため，患者の人権を守るためにも医療者としての自分を守るためにも，法的知識が不可欠となる。

また，制度に関していえば，通院医療費公費負担医療を想定すれば容易に理解できることであるが，この制度を理解し推し進めることで，患者の通院継続が経済的に容易になり，再発の防止と，その人の具体的生活を好ましいレベルで維持することが可能となる。

つまりは，法律と制度の知識を得ることは，法律と制度の束のなかで生活している個々の患者を支援し，医療の専門家としての自分を維持できることにつながっていくのである。その意味で，法律と制度の理解の重要性と，個々の患者の実態に即した実際的な運用のしかたの重要性は，いくら強調してもし過ぎないものがある。

1 精神保健福祉法

　1987（昭和62）年の精神衛生法から精神保健法への改正以後，1993（平成5）年の障害者基本法の成立を経て1995（平成7）年に**精神保健福祉法**（精神保健及び精神障害者福祉に関する法律）となり，法の目的に「自立と社会経済活動への参加の促進」が加えられた。

　精神障害者の医療が，より望ましいものになり権利保護が十分になされるよう様々な制度的工夫が織り込まれてきている。こうした制度の具体的運用とその意味については次の第Ⅲ節で詳述する。

　経時的に改正が行われてきたが，最近では2013（平成25）年6月に一部改正が成立した（表7-2）。従来の法律では患者家族の負担があまりにも大きいとの批判を受け，保護者制度が廃止された。

　ただし，諸外国のように司法や行政の強制入院への積極的関与はなく，精神保健指定医1人の診断に加え，家族などの合意が1人でも得られれば医療保護入院が可能との規定になり，市町村長同意の運用が厳格となったこともあいまって，かえって現場での混乱を招いたとの指摘もある。

　また，当該入院患者の退院に向けて病院管理者に退院支援相談員を指名すること，また定期的に退院支援委員会を設定することなどが設けられた。今後の改訂で前述の問題点が是正されることが望まれる。

2 障害者基本法

　1970（昭和45）年に制定された**心身障害者対策基本法**が，1993（平成5）年に全面改正され，**障害者基本法**となった。

　改正の最も大きな特徴は，精神障害者が初めて障害者として，福祉施策の対象として法的に位置づけられたことにある。この法律の第2条で「この法律において『障害者』とは，身体障害，知的障害又は精神障害があるため，継続的に日常生活又は社会生活に相当な制限を受ける者をいう」と明確に規定されている。それまでの日本では，障害者とは「身体障害者」と「知的障害者」のみであり，「精神障害者」は心身障害者対策基本法の対象外であったため，福祉面でほかの障害に比べて立ち遅れていたが，この法律によってほかの障害と同様に，社会，経済，文化，その他あらゆる分野の活動への参加を目指すことが定められた。

表7-2 精神保健福祉法改正のポイント

- 精神障害者の医療の提供を確保するための指針の策定
- 保護者制度の廃止
- 医療保護入院の見直し
- 精神医療審査会に関する見直し

2004（平成16）年の一部改正で，第3条第3項に「何人も，障害者に対して，障害を理由として，差別することその他の権利利益を侵害する行為をしてはならない」ことが追加された。

また2011（平成23）年にも一部改正がなされた。大きな特徴としては，障害者の定義の拡大と，合理的配慮の概念の導入がある。

障害者の定義の拡大については，性同一性障害のように，従来であれば「障害者」に含まれない者も，広く同法の対象とされることとなった。これは，従来の障害者のとらえ方が，心身の機能的損傷を重視していたのに対し，実際の社会的障壁から障害の「状態」の判断をするというスタンスに転換しているためである。これは障害者権利条約批准のために，大きく変更した点である。

合理的配慮の概念の導入については，第4条第2項に「社会的障壁の除去は，それを必要としている障害者が現に存し，かつ，その実施に伴う負担が過重でないときは，それを怠ることによつて前項の規定に違反することとならないよう，その実施について必要かつ合理的な配慮がされなければならない」とした。これを受け，**障害者差別解消法**（障害を理由とする差別の解消の推進に関する法律）のなかでも，この合理的配慮の実施が国や地方公共団体については義務として，また一般事業者については努力義務として位置づけられている。

現場的な立場からは評価基準の変更により，これまで存在した，知的ないし精神障害者が抱える障害が客観的な指標になりづらく，非該当になったり，障害程度区分が低く認定されるなどの問題がほぼ解消され，公平な障害の評価が可能となったことが重要である。

こうした改正の背後に2006（平成18）年12月に国連総会で採択された**障害者権利条約**（障害者の人権や基本的自由の享有を確保し，障害者の固有の尊厳の尊重を確保するため，障害者の権利の実現の措置等を規定している国際条約）の批准に向け国内法整備の一環として改正していくという指向性があった。

2014（平成26）年1月20日にこの障害者権利条約が正式に批准されたことは，極めて重要な意味をもっている。

3 | 障害者総合支援法

障害保健福祉施策は，2003（平成15）年度からノーマライゼーションの理念に基づいて導入された支援費制度により充実が図られたが，問題点が多く，2006（平成18）年度から**障害者自立支援法**が施行された。その後，障害者（児）を権利の主体と位置づけた基本理念を定め，制度の谷間を埋めるために，障害児については児童福祉法を根拠法に整理し直すとともに，難病を対象とするなどの改正を行い，2013（平成25）年4月に**障害者総合支援法**（障害者の日常生活及び社会生活を総合的に支援するための法律）と法律の名称を変えて施行された。この法律では基本理念として，障害者および障害児の「基本的人権を享有する個人としての尊厳」を支援すると表現し，社会で生活する一人の人間として尊重し，社会で

「精神看護学」で学ぶこと
精神（心）のとらえ方
精神（心）の発達に関する主要な考え方
家族と精神（心）の健康
暮らしの場と精神（心）の健康
危機状況と精神（心）の健康
現代社会と精神（心）の健康
7 精神保健医療福祉の歴史と現在の姿

生活するために必要な支援をするための法律であることを明確にした。

　具体的な方策としては，障害者（児）の範囲の見直しや障害支援区分の創設（「障害程度区分」を「障害支援区分」に。区分の認定が障害の多様な特性や心身の状態に応じて適切に行われるよう，認定調査項目や各項目の判断基準の見直し），障害に対する支援の拡充（重度訪問介護の対象拡大，ケアホームとグループホームの一元化，地域移行支援の対象拡大，地域生活支援事業の拡大），サービス基盤の計画的整備があげられる。

　2018（平成30）年4月から一部改正施行されたが，その要点は，①障害者の望む地域生活の支援，②障害児支援のニーズの多様化へのきめ細かな対応，③サービスの質の確保・向上に向けた環境整備にあり，〈共生社会〉のさらなる進展を目指すものといえる。これまで述べてきた法制度の経時的変化をまとめると図7-4のようになる。

　こうした障害者への社会への包括や支援体制が進められていくなかで悲しむべき事件が起こった。神奈川県相模原市のやまゆり園で起こった，元職員による入所者の大量殺害事件である（津久井やまゆり園事件＊）。障害者と社会の関係を改めて問いかける大きな事件であり，精神医療に従事する者にとっても大きな意味をもっている。

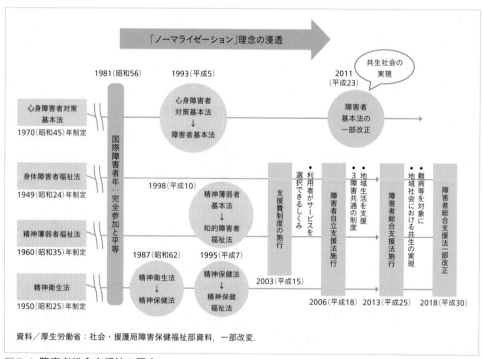

資料／厚生労働省：社会・援護局障害保健福祉部資料，一部改変.

図7-4 障害者総合支援法の歴史

＊ **津久井やまゆり園事件**：2016（平成28）年7月26日，神奈川県相模原市にある知的障害者福祉施設「津久井やまゆり園」に，元施設職員の男性（犯行当時26歳）が侵入し所持していた刃物で入所者19人を刺殺し，入所者・職員計26人に重軽傷を負わせた大量殺傷事件である。「生きる価値のない知的障害者は殺されて当然である」とする極めて差別的な考えが背後にある。この考えは身体障害者や精神障害者にも拡大適応される可能性がある点が重要である。近年の多様な障害者を受け入れていく指向性に真っ向から挑戦するものであり，社会に大きな衝撃をもたらし，「共生社会」という理念を問い直す契機となった。

障害者虐待防止法は，障害者に対する虐待を防ぐために制定されたもので，正式には「障害者虐待の防止，障害者の養護者に対する支援等に関する法律」という。2012（平成24）年10月1日から，この法律に基づき，全国の市町村や都道府県に，障害者に対する虐待の防止や対応の窓口となる市町村障害者虐待防止センターや都道府県障害者権利擁護センターが設置された。

▶ **虐待が発生する背景**　障害者に対する虐待が発生する背景には，①障害の特性に関する知識や理解の不足，②障害者の人権に対する意識の欠如，③障害者がいる家庭や障害者福祉施設の閉鎖性，などがあるといわれているが，この法律では虐待にあたる行為を次のように定義した。

▶ **虐待にあたる行為**　殴る・蹴る・身体を縛りつけるといった「**身体的虐待**」だけではなく，性的な行為を強要したり，本人の前でわいせつな言葉を発したりする「**性的虐待**」や，言葉で脅したり，侮辱したりする「**心理的虐待**」，食事を与えない，風呂に入れないなどの世話を放棄する「**ネグレクト**（放棄・放置）」，勝手に障害者の財産を処分したり，日常生活に必要な金銭を渡さなかったりする「**経済的虐待**」も，虐待行為にあたることが明確に述べられている。

また，各機関の具体的役割として，**市町村障害者虐待防止センター**は，①障害者本人や養護者，周囲の人からの障害者虐待に関する疑問や悩みなど，様々な相談を受け付けること，②家庭や職場，障害者福祉施設などの様々な場で，障害者虐待を発見した人からの通報や，虐待を受けている障害者本人からの届け出を電話や窓口などで受け付けること，とされている。

都道府県障害者権利擁護センターでは，①市町村が行う障害者虐待対応についての連絡調整や情報提供，助言などを行うこと，②障害者が働く職場で発生した虐待については，直接，通報や届け出などを受け付けること，が明示されている。

5 ｜ 発達障害者支援法

発達障害者支援法は，自閉症，アスペルガー症候群その他の広汎性発達障害，学習障害，注意欠如・多動性障害などの発達障害をもつ者に対する援助などについて定めた法律で，2004（平成16）年に成立した。

長年にわたって福祉の谷間で取り残されていた発達障害者の定義と社会福祉法制における位置づけを確立し，発達障害者の福祉的援助に道を開くため，次の目的を初めて明文化した法律である。その目的とは「発達障害の早期発見」「発達支援を行うことに関する国及び地方公共団体の責務」「発達障害者の自立及び社会参加に資する支援」である。

具体的施策の打ち出しに向けた基本的法律として制定されたものだが，発達障害者支援センターの設立など，今後の施策につながる概念も入っており，障害の早期診断・療育・

「精神看護学」で学ぶこと　精神（心）のとらえ方　精神（心）の発達に関する主要な考え方　家族と精神（心）の健康　暮らしの場と精神（心）の健康　危機状況と精神（心）の健康　現代社会と精神（心）の健康　精神保健医療福祉の歴史と現在の姿

教育・就労・相談体制などにおける発達障害者支援システムの確立を目指す法律である。

2016（平成28）年に改正され，乳幼児期から高齢期までの切れ目のない支援，家族も含めた切れ目のない支援，地域の身近な場所での支援がさらに重視された。

6 │ 自殺対策基本法

自殺対策基本法は，自殺対策法とも通称され，1998（平成10）年から年間の自殺者数が3万人を超え続けた日本の状況に対処するため制定された法律で，2006（平成18）年6月21日に公布，同年10月28日に施行された。

主として内閣府（政策統括官）が所管するほか，内閣府に特別の機関として設置される自殺総合対策会議（会長：内閣官房長官）が「自殺対策の大綱」を定める。施策の遂行そのものは国と地方公共団体が行っている。この法律の制定後，各種の啓蒙活動や実践的取り組みが行われ成果を上げてきている。

2016（平成28）年4月の改正では，内閣府の事業が厚生労働省に移管され，都道府県が策定していた基本計画を市町村にも義務づけた。自殺未遂者を支援する拠点病院も置かれた。交付金は当初予算で計上され，地域の実情に合った取り組みを行う自治体に対して交付される。子どもの自殺を予防する教育を学校にも求め，よりきめ細かい対策が期待されている。

7 │ その他の法律や制度

▶ **生活保護法** 日本国憲法第25条で保障された生存権を具体化するものとして制定された法律である。国が生活に困窮するすべての国民に対し，その困窮の程度に応じて必要な保護を行い，その最低限度の生活を保障するとともに，その自立を助長することを定める。「補足性の原理*」が働き，具体的給付内容として，生活・教育・住宅・医療・介護・出産・生業・葬祭の8種がある。日本では，本来対象となるべき人が十分に把握されていないという現実があるが，それでも生活保護対象者の増加は顕著である。2018（平成30）年の改正では，後発医薬品の使用促進に典型的だが，財政的な観点からの「改革」の姿勢が目立っており，生活困窮者の「健康で文化的な最低限度の生活」を保障する方向に向いておらず，差別的処遇と受け取られる可能性が大きい。

▶ **障害年金制度** 障害者になって働くことで生活費を得ることが困難になった場合に，あらかじめ保険料を払った人については一定の所得を保障する制度である。

▶ **社会福祉法** 社会福祉法人の設立や事業展開，社会福祉協議会設置の根拠となっている法律である。この法律で，「福祉サービス利用援助事業」が設定され，判断能力が不十分な人に対しての各種援助事業が行われている。2017（平成29）年4月から改正法が施行された。この改正では，評議員会の設置の義務づけ，理事・監事の義務や責任についての法

---

* **補足性の原理**：生活保護法の保護は，個人の努力やほかの社会保障，社会福祉の諸制度に先だって行われるべきものではなく，補足的に行われるものであることを示す原理。

律上の明確化，一定規模以上の法人への会計監査人による監査の義務づけなど，社会福祉法人の高い公益性を確保する項目が設けられている。

▶ **障害者雇用促進法**　民間企業に一定割合以上の雇用率（法定雇用率）の達成を義務づけ，それに達しなかった企業からは障害者雇用納付金を徴収する。本法律は1960（昭和35）年に制定されたものだが，当時の対象に精神障害者は含まれていなかった。2005（平成17）年の法改正で初めて精神障害者の雇用が障害者の法定雇用率に反映できるようになった。制定当初の法定雇用率は1.8%以上であったが，段階的に引き上げられ，2023（令和5）年4月現在は民間企業が2.3%となっている。また，発達障害者を含む精神障害者も，他の2障害と独立し，算定基礎に追加されている。

▶ **成年後見制度**　2000（平成12）年に制定された，判断能力が不十分になった人が不利益を被らないよう，家庭裁判所に申し立て，援助をしてくれる人（後見人，保佐人，補助人）を付けてもらう制度である。

　従来からあった禁治産制度が本人の自己決定権に制限を加えていたこと，多額の鑑定料と時間を必要とし，必要とする人の実状に適合していなかった点を改めて制定されたものであり，判断能力が衰える前から利用できる**任意後見制度**と，判断能力が衰えた後でないと利用できない**法定後見制度**がある。

　本人の判断能力の程度に応じて，後見・保佐・補助の3つが設けられ，家庭裁判所の審判によって後見人，保佐人，補助人が決定される。

▶ **医療観察法**　正式には「心神喪失等の状態で重大な他害行為を行った者の医療及び観察等に関する法律」といい，2003（平成15）年に成立し，2005（平成17）年7月から施行された。これは，殺人など特に重大な罪を犯しながら，犯行時には心神喪失あるいは心神耗弱の状態にあった精神障害者を，特別の治療施設（指定医療機関）で治療し，「病状に伴う同様の行為の再発を防止する」ことを目的とした法律である。

　鑑定入院制度が新たに定められたが，この制度は裁判所が精神鑑定（精神疾患があるかどうか判断する）を要すると認めた触法精神障害者を，2か月を限度に「医療観察法」の指定医療機関に入院させて精神鑑定を行うものである。その鑑定結果を踏まえて，指定入院機関での入院治療ないしは通院治療を命じるか，それらの不必要を決めることになっている。

　なお，裁判所でのこの審判には，裁判官や検事，弁護士のみならず，精神保健判定医資格をもった**精神保健審判員**と，主として精神保健福祉士からなる**精神保健参与員**が関与することになっていることが大きな意味をもつ。医療的観点の重視と，社会に戻ってからの手厚いサポートの視点の導入を意味しているからである。また，指定医療機関に多職種協働での治療体制が義務づけられていることは，今後の精神科医療のあるべき方向性を示したものとして高く評価できる。

▶ **犯罪被害者等基本法**　2004（平成16）年12月，「犯罪被害者等の権利や利益の保護を図る」ことを目的に施行された法律である。基本理念として「すべて犯罪被害者等は，個人の尊厳が重んぜられ，その尊厳にふさわしい処遇を保障される権利を有する」ことを明文化し，

犯罪被害者等のための施策は，被害の状況や原因，置かれている状況に応じて適切に講じられ，また被害を受けたときから再び平穏な生活を営むことができるようになるまでの間，必要な支援を継続して受けることができるよう講じられる，と掲げられている。また，犯罪被害者等への支援を「国・地方公共団体・国民の責務である」と位置づけているのも注目される。

III 精神保健福祉法における医療の形態と患者の処遇

　精神科医療の特殊性として一番に考えられるのは「強制」医療ということである。患者は疾患や病状によっては自分の行動をコントロールできない状態となり，社会のなかで自律した行動ができなくなる。この際には，本人の意思に反して法的に入院という措置がとられ，またその入院中は保護のために行動が制限される。

　これらは**精神保健福祉法**（精神保健及び精神障害者福祉に関する法律）のもとに運用されるものであるが，看護師は入院時から患者への直接ケアを行い，手続きにも参加する。また病棟では，行動制限下にある患者に看護を直接提供する。精神科に携わる看護師は，精神保健福祉法のなかでも特に入院形態や行動制限について理解し，法を守ってケアに当たらなければならない。

　そして，ここで注意しなければならないのは「法に従いさえすればよい」というわけではないということである。

　たとえば外出制限について指示が出ている患者が，外出の希望を伝えてきたときに「法により決まっています。指示だから仕方ありません」とだけ繰り返していたらどうだろうか。患者の思いを聴き，患者の心に寄り添うという看護師の役割が果たされているとはいえないだろう。また行動制限を広く考えれば，病棟内の持ち込み品や，できること・できないことなどの制限事項といったルールづくりに最も関与するのも看護師である。安全のためにという名目で，何でも禁止してよいわけでもないし，また安全な環境が守れないようなルールでもいけないだろう。

　「この法律は強制入院や行動制限を認めるものだ。だから法律の範囲内ならよい」と容易に考えてはならない。日本では憲法で自由が保障されているにもかかわらず，強制的な医療では自由が制限されるのである。そのため，この法律を厳格に遵守しつつも，最も制限が少ない，管理的，強制的ではない方法を常に検討し，ケアに当たることが求められる。このことは，当事者の意思決定を支援し，寄り添うという精神看護学の本質に沿うものであり，患者と一番近いところで連続してかかわる看護師が行うべきことだろう。

　このように，精神保健福祉法による入院での看護ケアにおいては，当事者の処遇に細心の注意が払われるべきである。しかし，これまで精神科病院で，精神障害者への不適切な

対応による事件が起こってきたことも事実である。施設のなかではついつい援助行動が管理的側面に傾き，知らず知らずに当事者を支配しようとすることについて，看護師は常に意識化している必要がある。憲法は個人の幸福追求権を保障しており，精神保健福祉法上の入院処遇を受けている精神障害者であっても，それは保障されなければならない。「精神科医療は精神障害者の幸福追求権をどのように保障するかに帰着する」[23]ということを原則とするならば，看護師が看護ケアとして行う援助行為はすべて当事者の希望や幸福につながるものでなければならない。

　ここからは入院や行動制限の際に示される患者本人への告知文（厚生労働省様式資料）から入院と処遇をみていくことにする。これはできる限り患者の立場に立ってもらいたいと考えるからである。

Ⓐ 入院医療の形態

▌ 1. 精神保健指定医，特定医師

　通院や入院に関して解説する際には，必ず精神保健指定医，特定医師が登場することになるため，まずこれらについて解説する。

1 ｜ 精神保健指定医

　精神保健指定医は 1987（昭和 62）年の精神保健法から始まった制度で，厚生労働大臣の指定する資格である。精神保健福祉法のなかで，一部の重要な決定を指示できる医師であり「強制医療の判断は十分な経験と知識に裏付けられた専門性をもった精神科医しか行えない」とすることで患者の人権を保障する役割を担っている。

　重大な責任を負う立場であることから，精神保健指定医になるには 5 年以上の医師の経験と 3 年以上の精神科実務経験に加え所定の研修と定められた症例レポート提出による書面および口頭試問が課せられる。

2 ｜ 特定医師

　精神保健指定医の資格取得にはかなりの期間を要するため，もともと精神科医そのものも不足している地域医療では，精神保健指定医の確保が難しい状況が発生してきた。このため 2006（平成 18）年の法改正で「**特定医師**」が導入された。

　特定医師とは簡単に説明すると「精神保健指定医が不在の緊急時に指定医に代わって精神保健指定医が来るまでの指示ができる医師」のことである。可能な指示の範囲は各項で解説するが，精神保健指定医よりも制限されている（表 7-3）。

　特定医師の条件は，①医籍登録後 4 年以上，②2 年以上の精神科臨床経験，である。ただし，どの精神科病院でも特定医師を置けるわけではない。特定医師を置けるのは特定病

「精神看護学」で学ぶこと

「精神（心）」のとらえ方

精神（心）の発達に関する主要な考え方

家族と精神（心）の健康

暮らしの場と精神（心）の健康

危機状況と精神（心）の健康

現代社会と精神（心）の健康

7
精神保健医療福祉の歴史と現在の姿

表7-3 精神保健指定医と特定医師

	精神保健指定医	特定医師
任意入院の制限	72 時間	12 時間
医療保護入院の制限	制限なし	12 時間
応急入院の制限	72 時間	12 時間
隔離の制限	制限なし	12 時間
身体的拘束	実施の判断を行える	実施の判断を行えない

院とされている。

　特定病院とは，地域の精神科救急医療（夜間休日の診療）を担うなどの役割をもった病院で，①精神科救急医療に参加している病院，②応急入院指定病院かその計画のある病院，③夜間休日診療があり，精神科救急医療（夜間休日の緊急時の医療）を行っている病院，④一定水準の医療が提供されている（複数の指定医が常勤していて看護職員の配置も 3：1 以上）の病院，⑤特例措置（緊急入院や退院制限など）の判断の妥当性について検証する委員会の設置がされている病院，という条件があり，都道府県等から認定された病院となる。

　大まかにいうと「その地域である程度の規模をもっている精神科医療を担う主な病院の一つ」ということになる。

2. 任意入院

1 ｜ 目的

　精神保健福祉法第 20 条で「精神科病院の管理者は，精神障害者を入院させる場合においては，本人の同意に基づいて入院が行われるように努めなければならない」と規定されているように，精神保健福祉法では強制されて入院するのでなく自分の意思で入院できることを基本と考えている。これを**任意入院**という。冒頭で述べたように「できるだけ開放的処遇のもと人権に配慮した医療を行うこと」を目指しているものである。入院に際して

> ### Column しぶしぶ入院も任意入院
>
> 　法律で「同意」といえば，本人からの同意の意思の明確な表出があることとされる。たとえば消費者トラブルのような紛争の際に，業者から強引に買わされることなどがないように保護するためだろう。しかし，任意入院での「本人の同意」は少し違っており，「患者自らが入院について拒むことができるにもかかわらず積極的に拒んでいない状態も含むもの」とされている。
>
> 　これはどういうことかというと，本人は「ぜひ入院させてください」と言っているわけではなく，医師が「入院したほうがいいですよ」と勧めたことに対して反応は微妙だが，実際の手続きには拒否しないでいる，というような状態でも任意入院となるのである。

入院（任意入院）に際してのお知らせ

　　　　　　　　　　殿

　　　　　　　　　　　　　　　　　　　　　　　　　　　　年　　　月　　　日

1　あなたの入院は、あなたの同意に基づく、精神保健及び精神障害者福祉に関する法律第20条の
　　規定による任意入院です。
2　あなたの入院中、手紙やはがきなどの発信や受信は制限されません。ただし、封書に異物が同
　　封されていると判断される場合、病院の職員の立ち会いのもとで、あなたに開封してもらい、そ
　　の異物は病院にあずかることがあります。
3　あなたの入院中、人権を擁護する行政機関の職員、あなたの代理人である弁護士との電話・面
　　会や、あなた又はあなたのご家族等の依頼によりあなたの代理人となろうとする弁護士との面会
　　は、制限されませんが、それら以外の人との電話・面接については、あなたの病状に応じて医師
　　の指示で一時的に制限することがあります。
4　あなたの入院中、あなたの処遇は、原則として開放的な環境での処遇（夜間を除いて病院の出
　　入りが自由に可能な処遇。）となります。しかし、治療上必要な場合には、あなたの開放処遇を制
　　限することがあります。
5　あなたの入院中、治療上どうしても必要な場合には、あなたの行動を制限することがあります。
6　あなたの入院は任意入院でありますので、あなたの退院の申し出により、退院できます。ただ
　　し、精神保健指定医又は特定医師があなたを診察し、必要があると認めたときには、入院を継続
　　していただくことがあります。その際には、入院継続の措置をとることについて、あなたに説明
　　いたします。
7　もしもあなたに不明な点、納得のいかない点がありましたら、遠慮なく病院の職員に申し出て
　　下さい。
　　　それでもなお、あなたの入院や処遇に納得のいかない場合には、あなた又はあなたのご家族等
　　は、退院や病院の処遇の改善を指示するよう、都道府県知事に請求することができます。この点
　　について、詳しくお知りになりたいときは、病院の職員にお尋ねになるか又は下記にお問い合わ
　　せ下さい。

都道府県知事の連絡先（電話番号を含む。）

8　病院の治療方針に従って療養に専念して下さい。

　　　　　　　　　　　　　　　　　　　　　　　病　院　名
　　　　　　　　　　　　　　　　　　　　　　　管理者の氏名
　　　　　　　　　　　　　　　　　　　　　　　主治医の氏名

図7-5　任意入院に際してのお知らせ

は本人により入院が同意され，医師による文書での告知（図7-5）と本人の同意書の提出
が必要となる。

2　入院後の制限

▶ 退院制限　任意入院は本人の意思での入院であるから，入院した後も本人が希望すれば
退院できるように規定されている（精神保健福祉法第21条第2項）。ただし病状が悪いにもか

「精神看護学」で学ぶこと

「精神（心）」のとらえ方

精神（心）の発達に関する主要な考え方

家族と精神（心）の健康

暮らしの場と精神（心）の健康

危機状況と精神（心）の健康

現代社会と精神（心）の健康

精神保健医療福祉の歴史と現在の姿

任 意 入 院 （ 継 続 ） 同 意 書

年　　　月　　　日

病院長　殿

入院者本人　氏　　名　　　　　　　　　　　㊞

生年月日　□大正
　　　　　□昭和　　　年　　　月　　　日
　　　　　□平成

住　　所　　□都□道　　　　□群□市
　　　　　　□府□県　　　　□区

　私は、「入院に際してのお知らせ」（入院時告知事項）を了承の上、精神保健及び精神障害者福祉に関する法律第21条第1項の規定により、貴院に引き続き入院することに同意いたします。

図7-6　入院継続の同意書

かわらず本人は病識がない状態など，精神保健指定医の診察の結果，医療および保護のため入院継続をしたほうがよいと判断される場合には72時間を限度に退院の制限ができる。このときに精神保健指定医がいない場合，特定病院であれば特定医師の診察で12時間に限り退院の制限ができる。

▶ 長期入院をさせない取り組み　任意入院が長期化しないようにするために，入院が1年を超えるときには入院の再確認のため書面で同意を確認することとなっている（図7-6）。この際の告知は看護師でもできることになっている。

▌3. 措置入院

1 ▏目的

　措置入院は，精神保健福祉法第29条に規定されており，自己を傷つけ，または他人を害する（自傷他害）恐れがあると判断された場合，都道府県知事の権限により入院する制度である。

　たとえば，①大うつ病性障害で自殺企図を繰り返し，少しでも目を離せば自殺行為に及んでしまうような状態，②統合失調症の患者が幻覚妄想状態で聞こえてくる声の命令に

従って刃物をもって隣家に家宅侵入してしまったなど，自殺企図による**自傷行為**や，他人に危害を加えようとするおそれや迷惑行為があると判断される状況である。

この入院は都道府県知事の権限により入院するものであり，その公的な強制力の強さから極めて慎重な病状判断を必要とする。そのため，この入院の是非を判断するために，まずは精神保健指定医2人が診察（措置診察）し，2人がともに入院の必要があると診断して始めて入院となる。2人の意見が異なれば措置入院にはならない。誤った入院を防ぐためのもので人権擁護の一つである。措置入院決定後，都道府県知事による書面（通常は保健所職員が届ける）で告知される（図7-7）。

2 │ 入院後の制限

行動制限や電話など通信の制限，面会制限が行われることがある。

▶入院への不服の申立　「措置入院」の開始に対しての取消しは，行政不服審査法の審査請求や行政事件訴訟法に基づく不服申し立てが可能である。

3 │ 入院後の手続き

- **定期病状報告**：入院者の人権擁護と適正な医療の確保のため，入院継続が必要な症状であるかを定期的に報告する義務がある（初回3か月ごと，6か月目からは半年ごと）。
- **症状消退届**：措置症状（自傷他害の恐れ）が消失したと認められるに至ったときは，直ちに措置解除を行わなければならない。このため都道府県知事は病院から提出された症状消退届を受理後，速やかに措置解除の判断を行う。措置解除後は医療保護入院や任意入院へと移行し，継続治療となる場合が多い。

4 │ 緊急措置入院

緊急措置入院は，措置入院の診察が必要であるにもかかわらず精神保健指定医が1人しかいない場合（急速な入院の必要性）に，72時間を限度に都道府県知事の命令により入院するものである（精神保健福祉法第29条の2）。

72時間以内に精神保健指定医2人による措置診察が行われ，措置入院となるかの要否が決まる。告知文は措置入院の場合と同じである。

▌4. 医療保護入院

1 │ 目的

医療保護入院は精神保健指定医による診察の結果，医療および保護のために入院の必要があると判断された場合（自傷他害の恐れはないが，入院治療は必要な状態）であって，本人が治療に同意せず，しかし家族等の同意があるとき（ただし単身で家族がいないなどの場合には市区町村長の同意）の入院形態である（図7-8）。医療保護入院は精神保健福祉法第33条に規

「精神看護学」で学ぶこと

「精神（心）」のとらえ方

精神（心）の発達に関する主要な考え方

家族と精神（心）の健康

暮らしの場と精神（心）の健康

危機状況と精神（心）の健康

現代社会と精神（心）の健康

7 精神保健医療福祉の歴史と現在の姿

様式7

措 置 入 院 決 定 の お 知 ら せ

殿

年　　月　　日

知事

1　あなたは、精神保健指定医の診察の結果、入院措置が必要であると認めたので通知します。

2　あなたの入院は、【①精神保健及び精神障害者福祉に関する法律第29条の規定による措置入院 ②精神保健及び精神障害者福祉に関する法律第29条の2の規定による緊急措置入院】です。

3　あなたの入院中、手紙やはがきなどの発信や受信は制限されません。ただし、封書に異物が同封されていると判断される場合、病院の職員の立ち会いのもとで、あなたに開封してもらい、その異物は病院にあずかることがあります。

4　あなたの入院中、人権を擁護する行政機関の職員、あなたの代理人である弁護士との電話・面会や、あなた又はあなたのご家族等の依頼によりあなたの代理人となろうとする弁護士との面会は、制限されませんが、それら以外の人との電話・面接については、あなたの病状に応じて医師の指示で一時的に制限することがあります。

5　あなたは、治療上の必要性から、行動制限を受けることがあります。

6　もしもあなたに不明な点、納得のいかない点がありましたら、遠慮なく病院の職員に申し出て下さい。

　　それでもなお、あなたの入院や処遇に納得のいかない場合には、あなた又はあなたのご家族等は、退院や病院の処遇の改善を指示するよう、都道府県知事に請求することができます。この点について、詳しくお知りになりたいときは、病院の職員にお尋ねになるか又は下記にお問い合わせ下さい。

> 都道府県知事の連絡先（電話番号を含む。）

7　病院の治療方針に従って療養に専念して下さい。

8　この処分について不服がある場合は、この処分があったことを知った日の翌日から起算して60日以内に厚生労働大臣に対して審査請求をすることができます。

9　この処分の取消しを求める訴えは、この処分の通知を受けた日の翌日から起算して6か月以内に限り、都道府県を被告として（訴訟において都道府県を代表する者は都道府県知事となります。）提起することができます（なお、この処分の通知を受けた日の翌日から起算して6か月以内であっても、この処分の日の翌日から起算して1年を経過するとこの処分の取消しの訴えを提起することができなくなります。）。また、この処分の通知を受けた日の翌日から起算して60日以内に審査請求をした場合には、この処分の取消しの訴えは、その審査請求に対する裁決の送達を受けた日の翌日から起算して6か月以内であれば、提起することができます（なお、その審査請求に対する裁決の送達を受けた日の翌日から起算して6か月以内であっても、その審査請求に対する裁決の日の翌日から起算して1年を経過するとこの処分の取消しの訴えを提起することができなくなります。）。

図7-7　措置入院決定のお知らせ

同　意　書

1. 医療保護入院の同意の対象となる精神障害者本人

住　　所	〒
フリガナ	
氏　　名	
生年月日	年　　　　月　　　　日

2. 医療保護入院の同意者の申告事項

住　　所	〒	〒
フリガナ		
氏　　名		
生年月日	年　　月　　日	年　　月　　日
本人との関係		

1　配偶者　2　父母（親権者で　ある・ない）3　祖父母等　4　子・孫等　5　兄弟姉妹
6　後見人又は保佐人　7　家庭裁判所が選任した扶養義務者（　　　　　　　　　　）
　　　　　　　　　　　　　　　　　　　（選任年月日　　　　年　　　月　　　日）

なお、以下のいずれにも該当しないことを申し添えます。

①本人と訴訟をした者、本人と訴訟をした者の配偶者又は直系血族、②家庭裁判所で免ぜられた法定代理人、保佐人、補助人、③成年被後見人又は被保佐人、④未成年者

※親権者が両親の場合は、両親とも署名の上記載して下さい。

　以上について、事実と相違ないことを確認した上で、1の者を貴病院に入院させることに同意します。

　病院管理者　殿

　　　　　　　　　　　　　　　　　　　　　　　年　　　月　　　日
　　　　　　　　　　　　　　　　　　　　　　　　　　　　　　　印
　　　　　　　　　　　　　　　　　　　　　　　　　　　　　　　印

図7-8 医療保護入院同意書

定されている。

　具体的には次のような場合である。

精神保健指定医：ご本人は『入院は嫌だ』と言っていますが，治療のためには入院が必要な状態です。
　ご家族のどなたかが同意してくだされば医療保護入院として入院することができます。
家族：家族としても入院治療を受けさせたいので同意します。

この際，診断には精神保健指定医の診察が必要だが，精神保健指定医がいない緊急の場合，特定病院であれば特定医師が 12 時間に限り入院させることができる。本人に対しては書面により告知する（図 7-9）。

様式 8

入院（医療保護入院）に際してのお知らせ

　　　　　　　　　　殿

　　　　　　　　　　　　　　　　　　　　　　　　　　　年　　　月　　　日

1　あなたは、（精神保健指定医・特定医師）の診察の結果、入院が必要であると認められ、
　　　　　　年　　　月　　　日（午前・午後　　時）、入院されました。

2　あなたの入院は、精神保健及び精神障害者福祉に関する法律第 33 条【①第 1 項　②第 3 項　③
　第 4 項後段】の規定による医療保護入院です。

3　あなたの入院中、手紙やはがきなどの発信や受信は制限されません。ただし、封書に異物が同
　封されていると判断される場合、病院の職員の立ち会いのもとで、あなたに開封してもらい、そ
　の異物は病院にあずかることがあります。

4　あなたの入院中、人権を擁護する行政機関の職員、あなたの代理人である弁護士との電話・面
　会や、あなた又はあなたのご家族等の依頼によりあなたの代理人となろうとする弁護士との面会
　は、制限されませんが、それら以外の人との電話・面接については、あなたの病状に応じて医師
　の指示で一時的に制限することがあります。

5　あなたの入院中、治療上必要な場合には、あなたの行動を制限することがあります。

6　もしもあなたに不明な点、納得のいかない点がありましたら、遠慮なく病院の職員に申し出て
　下さい。

　　それでもなお、あなたの入院や処遇に納得のいかない場合には、あなた又はあなたのご家族等
　は、退院や病院の処遇の改善を指示するよう、都道府県知事に請求することができます。この点
　について、詳しくお知りになりたいときは、病院の職員にお尋ねになるか又は下記にお問い合わ
　せ下さい。

　| 都道府県知事の連絡先（電話番号を含む。） |

7　病院の治療方針に従って療養に専念して下さい。

　　　　　　　　　　　　　　　　　　　　　　病　　院　　名
　　　　　　　　　　　　　　　　　　　　　　管 理 者 の 氏 名
　　　　　　　　　　　　　　　　　　　　　　指定医・特定医師の氏名
　　　　　　　　　　　　　　　　　　　　　　主 治 医 の 氏 名

図 7-9　医療保護入院に際してのお知らせ

　ここでいう「家族等」がだれのことを指すかということであるが，次のようになっている。①配偶者（夫，妻），②親権を行うもの（通常未成年者の親），③扶養義務者（成人した人の親もしくは兄弟姉妹等），④後見人または保佐人，である。

　家族等が同意すれば本人が拒否しても入院することになるわけだが，ここでも悪意によって当事者が人権を侵害されることを保護する規定はある。この「家族等」には次のような除外規定がある。①行方の知れない者，②当該精神障害者に対して訴訟をしている，またはしたことがある人とその近親者（配偶者または直系血族），③家庭裁判所で免ぜられた法定代理人，保佐人，補助人，④成年被後見人または被保佐人，⑤未成年者である。

　つまり，訴えることまでしているほど本人と仲が悪い家族や，代理人として資格がない人が，悪意をもって入院させることを防ぐため，また，判断する能力が疑わしい人に同意をさせないようにするためである。

　では，母は同意したが，父は同意しないという場合はどうなるかということも気になる。これについて厚生労働省は通知を出している。どちらかの同意で入院はできるが，できるだけ多くの家族の同意が得られるように十分な説明と調整をすること，また未成年の場合には民法第818条の規定にしたがって，原則として父母双方の同意を要するとされている。家族についての優先順位はない。

　加えて医療保護入院は，本人の同意を得ることなく入院させる制度であることから，その運用には格別の慎重さが求められるとして，十分な説明によって任意入院への努力をするようにとされている。

▶「家族等」がだれもいないとき　家族等がだれもいないか，家族等の全員が心神喪失などで意思表示のできない場合に限って，患者の居住地の市区町村長が家族の代わりに同意して入院する（精神保健福祉法第33条第3項）。

Column 　**医療保護入院「母は同意，父は反対，兄は同意しそうだ…」**

　　実際の法律の運用は，解釈上難しいものも多い。「精神保健及び精神障害者福祉に関する法律の一部を改正する法律等の施行に伴うQ＆A」（厚生労働省，2014）では次のような状況についても回答が書かれている。

　　「16歳の女性が家庭内の暴力行為や自傷行為があったため，母と兄（22歳）に連れられて受診し，精神保健指定医は医療保護入院が必要との判定をしている。暴力を振るわれている母親は強制的にも入院させたいと希望しているが，娘に甘い父親は入院には反対している。兄は入院には同意しそうだ」というケースである。この際に兄の同意で入院ができるかという質問である。

　　回答は成人の兄の同意で医療保護入院を行うことは差し支えない。ただし，その際，「親権者の身上監護権に鑑み，父母の判断を尊重されたい」となっている。

3 ｜ 入院後の制限

行動制限，電話など通信の制限，面会制限などが行われることがある。

4 ｜ 入院後の手続き

入院後には次の手続きがあるが，特に入院の長期化を防止し地域生活に戻れるように手続きが行われる。

- **入院届・入院診療計画書**：入院後 10 日以内に提出し，精神医療審査会が入院の適切性を審査する。
- **定期病状報告**：医療保護入院でも，本人の意思に反する入院の是非について定期的（入院後 12 か月ごと）に報告する義務がある。入院の延長に際しては院内の審査会で審査をする。
- **退院後生活環境相談員の指定**：2014（平成 26）年度の法改正により，医療保護入院者が可能な限り早期に退院できるよう，退院支援の中心的役割を果たす退院後生活環境相談員を指定することになった。退院後生活環境相談員になれる職種は，①精神保健福祉士（PSW），②看護師，作業療法士，社会福祉士（精神科に従事した経験が必要），③3 年以上，退院相談・指導をしたことがあって指定の研修を受けている者であり，配置の目安は相談員 1 名につき，医療保護入院者 50 名以下となっている。

5 ｜ 退院審査請求（退院などの請求による審査）

精神科病院に入院している患者の中には，「私は不当に入院させられているのであるから，退院させてほしい」と考えることは多い。この時，たとえば誤診により，本来は精神医療の対象ではないにもかかわらず入院となっている場合には主治医に退院をお願いしても，入院が必要として一蹴されてしまうかもしれない。また，せっかく心の病気のために入院しているのに，その環境が劣悪であったり，制限が強すぎたりするなど，自分が受けている処遇が酷いと感じる場合も，病院にそのことを訴えても病院側はその正当性を主張して何も変わらないということもあるかもしれない。このようなことに対する人権擁護として，精神保健福祉法第 38 条の 4 に「精神科病院に入院中の者又はその家族等は，厚生労働省令で定めるところにより，都道府県知事に対し，当該入院中の者を退院させ，又は精神科病院の管理者に対し，その者を退院させることを命じ，若しくはその者の処遇の改善のために必要な措置を採ることを命じることを求めることができる」と規定されている。

この制度は，こうした事態について，入院している病院の都道府県に対して，退院や処遇の改善を請求することができるものである。都道府県知事（もしくは政令指定都市の長）はこれを受け精神医療審査会に審査を求める。請求できるのは「入院中の患者またはその家族等」であり，家族等がいない場合や，家族等がその意思を表示できない場合には

居住地の市町村長が代わることができる。また，弁護士などの代理人による請求もできる。

　請求は基本的には書面で請求するが，患者本人の場合には電話を含む口頭による請求も認められている。「厚生労働大臣の定める処遇の基準」(厚生労働省告示第130号)には「電話機は，患者が自由に利用できるような場所に設置される必要があり，閉鎖病棟内にも公衆電話等を設置するものとする。また，都道府県精神保健福祉主管部局，地方法務局人権擁護主管部局等の電話番号を，見やすいところに掲げる等の措置を講ずるものとする」と規定され，電話をかけることができるよう配慮されている。

　退院請求や処遇改善請求で弁護士を依頼する場合，公費負担制度はないため私選の代理人になる。これに対して日本弁護士連合会（日弁連）は，退院等請求手続きの代理人活動を援助する制度を設けている。また近年は，入院中の患者からの電話にすぐ弁護士を派遣する当番制をもつ弁護士会も増えてきている[24]。また，NPO法人として活動する大阪や広島の精神医療人権センターなど民間の人権擁護団体へ連絡することができる。

　毎年6月30日に行われることから630調査とよばれている精神医療に関する調査[25]によると，2022（令和4）年度の全国（政令指定都市を除く）の退院審査請求で入院が不当と認められたものは申請4459件（前年度からの繰越304件含む）に対して1.5%，処遇改善請求で処遇が適当ではないと判定されたものは申請877（前年度からの繰越65件を含む）に対して4.8%であったという。入院中の患者が「自分は病気ではないから入院の必要がない」とする訴えに対して，医療側はつい「病気の症状が重くて自覚がない」という評価をしがちであるが，入院が不当であると感じている患者にとっては重大なことである。そのため患者が夜間に，それも頻回に弁護士などに退院請求の手続きの電話をしたい，というような訴えが起こることもある。夜間であっても基本的に弁護士との通信を制限することはできないが，あまりに頻回であったりする場合には看護者が対応に苦慮する場合も出てくる。一度電話をしても，患者がうまく話をまとめられずに，後から伝えられなかったことが次々に出てくるような場合もあり，看護者として訴えの内容を一緒にメモするなどの支援の方法も考えるとよい[26]。あまりに頻回な要求により相手方が困ってしまうような場合には患者本人の不利益にもつながりかねないが，本人の切実な思いも大事にする必要がある。ここで重要なことは，本人が希望をもった人生を送ることができるようになる「リカバリー」志向をもち，患者とかかわっていく姿勢である。

5. 応急入院

1 ｜ 目的

　応急入院は医療保護入院の緊急版といった性格のもので，精神保健指定医による診察の結果，医療および保護のために入院の必要があると判断された場合（自傷他害の恐れはない

が，入院治療が必要な状態）であって，本人が治療に同意せず，家族等の同意が得られない場合に72時間に限り入院する形態である。患者が身元不明，または家族等の連絡先も不明である場合を想定している。応急入院は指定を受けた指定病院のみが対応できる。

精神保健指定医がいない緊急の場合，指定を受けた特定病院であれば特定医師が12時間に限り入院させることができる（つまりその12時間中に精神保健指定医の診察を受ける）。本人に対しては書面により告知する（図7-10）。

応急入院は精神保健福祉法第33条の7に規定されている。

2 入院後の制限

医療保護入院に準じる。

6. 通報と移送

精神医療の場合，患者に病識が乏しいということも多く，たとえば，①アルコール依存症の患者が家で酒を飲み続けて動かないケース，②ひきこもりで家にいて精神疾患が疑われるが未治療のケース，③統合失調症で外来通院が中断し，家で独り言をいっては壁を叩いたりしていて家族の声かけにも応じないケース，というような特徴的なケースがある。

このような受診したがらない患者が，どのように病院で診察を受けることになるかについて解説する。

1 通報

精神保健福祉法第22条では，「精神障害者又はその疑いのある者を知つた者は，誰で

Column 強制入院はなぜ正当化されるか

そもそも自由が保障されているはずの日本で，人を強制的に入院させて退院させないというような強要はなぜ許されるのか？ ということについて考えたことがあるだろうか。強制入院の根拠となる考え方には2つある。

- **パレンス・パトリエ**（**parens patriae**）**思想**：国親思想という。患者自身は入院が必要な状態かどうかを判断できない状態であるから，医療が親としての役割を負って不利益が起こらないように保護するという考えである。
- **ポリスパワー**（**police power**）**思想**：危険があることについては，社会の安全を保障するように介入するという考えである。

措置入院のような自傷他害に対しては，国家権力をもって入院させるのでポリスパワー思想の考え方になるし，医療保護入院は医療が保護するという考えからパレンス・パトリエ思想に基づくものと考えられている。

文献／日本精神科救急学会：精神科救急医療ガイドライン，2009.

様式9

入院（応急入院）に際してのお知らせ

　　　　　　　　　殿

　　　　　　　　　　　　　　　　　　　　　　　年　　月　　日

1　あなたは、（精神保健指定医・特定医師）の診察の結果、入院が必要であると認められ、本日（午前・午後　　時）、入院されました。

2　あなたの入院は、精神保健及び精神障害者福祉に関する法律第33条の7【①第1項　②第2項後段】の規定による応急入院です。

3　あなたの入院中、手紙やはがきなどの発信や受信は制限されません。ただし、封書に異物が同封されていると判断される場合、病院の職員の立ち会いのもとで、あなたに開封してもらい、その異物は病院にあずかることがあります。

4　あなたの入院中、人権を擁護する行政機関の職員、あなたの代理人である弁護士との電話・面会や、あなた又はあなたのご家族等の依頼によりあなたの代理人となろうとする弁護士との面会は、制限されませんが、それら以外の人との電話・面接については、あなたの病状に応じて医師の指示で一時的に制限することがあります。

5　あなたの入院中、治療上な場合には、あなたの行動を制限することがあります。

6　もしもあなたに不明な点、納得のいかない点がありましたら、遠慮なく病院の職員に申し出て下さい。

　　それでもなお、あなたの入院や処遇に納得のいかない場合には、あなた又はあなたのご家族等は、退院や病院の処遇の改善を指示するよう、都道府県知事に請求することができます。この点について、詳しくお知りになりたいときは、病院の職員にお尋ねになるか又は下記にお問い合わせ下さい。

> 都道府県知事の連絡先（電話番号を含む。）

7　病院の治療方針に従って療養に専念して下さい。

　　　　　　　　　　　　　　　病　　院　　名
　　　　　　　　　　　　　　　管 理 者 の 氏 名
　　　　　　　　　　　　　　　指定医・特定医師の氏名
　　　　　　　　　　　　　　　主 治 医 の 氏 名

図7-10　応急入院に際してのお知らせ

も，その者について指定医の診察及び必要な保護を都道府県知事に申請することができる」とされている。

　また，警察官は職務中に精神障害であって自傷他害の恐れがあると認められる者を発見したときは，直ちに保健所長を経て都道府県知事に通報しなければならない（同第23条）。

「精神看護学」で学ぶこと

「精神（心）」のとらえ方

精神（心）の発達に関する主要な考え方

家族と精神（心）の健康

暮らしの場と精神（心）の健康

危機状況と精神（心）の健康

現代社会と精神（心）の健康

7

精神保健医療福祉の歴史と現在の姿

つまり一般人でも保健所に通報するか，あるいは自傷他害の恐れがあれば警察に伝え，警察官がその必要性を認めれば警察官が通報することになる。この通報を受けた場合には保健所職員（保健師）が診察に立ち会うことになる。

このほかに検察官の通報（同第24条），保護観察所の長の通報（同第25条），矯正施設の長の通報（同第26条）として，それぞれの部門で精神障害者についての通報が定められている。

2 │ 移送

本人には病識がないなど，医療者や家族が入院を勧めても本人が受療に応じない場合も多い。この場合に都道府県知事が患者を応急入院指定病院に移送する制度がある（精神保健福祉法第34条）。この制度は実施に困難が多く，件数は少ない。

また，都道府県知事は措置入院をしようとする際に，措置入院を行う病院に移送しなければならない（同第29条の2の2）。

3 │ 外来通院費用

障害者総合支援法では自立支援医療として，都道府県・政令指定都市により通院医療に係る自立支援医療費が支給される（ただし所得により負担上限額が設定されている）。

B 入院患者の処遇と権利擁護

1. 自己決定の尊重，入院患者の基本的な処遇

精神科病院に入院した患者は，非自発的入院であっても本人の自己決定が尊重されるように処遇されるべきである。国際連合の原則（精神疾患を有する者の保護及びメンタルヘルスケアの改善のための諸原則，1991）では「すべての患者は，最も制限の少ない環境下で，かつ，患者の保健上の必要性と他の人の身体的安全の保護の必要性に照らして適切な，最も制限が少ない，あるいは最も侵襲的でない治療を受ける権利を有する」とある。この「保健上の必要性と他の人の身体的安全の保護の必要性」という点が行動制限にかかわる部分である。

不穏，興奮，多動といった精神症状は，時に他者への過干渉となったり，あるいはわずかな刺激に反応して言い争いになったりする。また昏迷状態など，保護しなければ個人の意思で自分の安全を守ることができない場合もある。自殺企図など自己破壊行動が著しい場合，また混乱から他者と自分の区別がつかずにトラブルになる場合などもあり，時として本人の行動を制限する必要が生じる。

これについて「厚生労働大臣の定める処遇の基準」（厚生省告示第130号）では「入院患者の処遇は，患者の個人としての尊厳を尊重し，その人権に配慮しつつ，適切な精神医療

の確保に適したものであり，行動制限は最も少ない制限でなければならない」とされている。このことは患者本人にとって心理的・物理的・身体的に，安全な環境を提供するとともに最も安心で安楽であるようにケアをするということである。

　行動制限に関して気をつけなければならないことは，精神科病院に入院している精神障害者の行為が理性を欠いた行動に見えると，つい制限すべき行動だと考えがちなことである。ジョン・S・ミル（Mill, J. S.）は，判断能力のある成人の自己決定については，たとえその内容が愚行（愚かで理性を欠いたふるまい）と判断されたとしても，他者への危害がない限り本人の自己決定に委ねられる，とするいわゆる愚行権を主張している。

　精神科病院に入院していることと，判断能力がないということは同義ではない。一見理性的ではないと判断される振る舞いが，すべて疾患によるものだから保護・制限されるべきという性急な判断を下してはならない。このように考えると，安全な環境を保つために精神科病院のなかでつくられている規則やルールについて，不要に自己決定権を侵害していないかという視点で検討し直すことも必要になる。

2. 開放処遇

　前述のように処遇にあたっては，制限の最も少ない方法がとられなければならない。精神保健福祉法は任意入院を基本とすることについては先に述べたが，特に任意入院の場合には自らの意思で入院する形態であるから，入院中も基本的には自由に外出などができるはずである。これを**開放処遇**という。

　精神科病院では，一般的に**閉鎖病棟**（終日，玄関は施錠されている）と**開放病棟**（夜間を除き玄関は開いているので日中は自由に出入りできる）があり，任意入院の場合は開放病棟で処遇される必要がある。もしも任意入院となった患者が閉鎖病棟に入院しなければならない場合には，**開放的な処遇**（本人の申請時には鍵を開けてもらえるなど）が受けられるよう配慮する必要がある。

　もしも症状が激しくなってしまって，任意入院だけれども閉鎖病棟に移るなどして保護しなくては本人が守れない，というときは開放処遇の制限をする。この際は精神保健指定医が診察し，本人に告知する（図7-11）。

> **Column　外来通院**
>
> 　日本では外来通院は自発的に行われる。よって精神保健福祉法には強制入院制度は規定されているが，退院後必ず外来を受診しなければならない，というような「強制通院」の制度はない。ただ1つ医療観察法に基づく通院処遇の場合は「通院による医療を受けなければならない」とされている。これは通院が義務づけられている強制治療である。

様式6

開放処遇の制限を行うに当たってのお知らせ

　　　　　　　殿

　　　　　　　　　　　　　　　　　　　　　　　年　　月　　日

　　あなたの状態が、下記に該当するため、これから（午前・午後　　時　　分）開放処遇を制
限します。
2　下記の状態がなくなれば、再び開放処遇となります。

　　　　　　　　　　　　　　　　記

ア　他の患者との人間関係を著しく損なうおそれがある等、その言動が患者の病状の経過や予後
　　に悪く影響する状態
イ　自殺企図又は自傷行為のおそれがある状態
ウ　ア又はイのほか、当該患者の病状からみて、開放処遇を継続することが困難な状態
エ　その他（　　　　　　　　　　　　　　　　　　　　　　　　　　　　　　）

　　　　　　　　　　　　　　　　　　　　　　　医師の氏名

図7-11　開放処遇の制限を行うに当たってのお知らせ

▌3. 入院中の行動制限

　精神保健福祉法第36条では「精神科病院の管理者は，入院中の者につき，その医療又
は保護に欠くことのできない限度において，その行動について必要な制限を行うことがで
きる」とされている。

　これに加え同第2項には「精神科病院の管理者は，前項の規定にかかわらず，信書の発
受の制限，都道府県その他の行政機関の職員との面会の制限その他の行動の制限であつて，
厚生労働大臣があらかじめ社会保障審議会の意見を聴いて定める行動の制限については，
これを行うことができない」ともあり，この第36条の規定は重要である。

　この規定で特に絶対に制限をしてはならないものは「厚生労働大臣が定める行動の制限」
（厚生省告示第128号）で，①信書の発受（手紙のやり取り。ただし明らかに中に異物が入っているよ
うなときは患者自身にスタッフの目の前で開封してもらい，危険なものであれば，それだけ預かる），②

人権擁護に関する行政機関の職員，弁護士（代理人）との電話，面会（そのため必ず電話機は設置されていなければならない），と規定されている。この2つに関しては，患者からの要請に対して看護師は断ってはならない。

これ以外の通信，面会についても基本的には自由であるように配慮することが求められている。ただし，電話や面会の制限が行われることがある。これはあくまでも病状の悪化や治療効果を妨げるなど，医療または保護のうえで合理的な理由がある場合に限られ，慎重な判断を要する。

面会や通信の制限は医師によって指示され，診療録に記載される必要がある。

1 ｜ 隔離

隔離とは，患者の症状からみて「本人又は周囲の者に危険が及ぶ可能性が著しく高く，隔離以外の方法ではその危険を回避することが著しく困難であると判断される場合に，その危険を最小限に減らし，患者本人の医療又は保護を図ることを目的として行われる」ものであって（厚生省告示第130号），個室もしくは多床室であっても，患者1人を入室させて施錠することである。

▶ **隔離の注意点** 当然のことながら人の自由を奪う行為であるから，隔離はやむを得ずなされるものでなければならず，また制裁や懲罰あるいは見せしめのために行われるようなことは絶対にあってはならない。注意すべき事項には，次のようなものがある。

• 医師は精神症状を診察したうえで隔離の指示を出し，患者に対して告知する（図

Column 包括的暴力防止プログラム（CVPPP）

隔離が必要な多くの場合，当然のことながら患者は隔離という処遇を受けることを拒む。この背景には病状や強制入院させられたということがもたらす恐怖感（妄想でだれかに襲われると考えている，恐ろしいところに閉じ込められていると感じるなど）があり，また強制入院をさせられたということへの強い憤りがある場合もある。このような時，患者が攻撃的になることがあるが，これは患者にとってやむをえぬ表現方法なのである。

精神科看護師は，こうした状況にも落ち着いて専門的なスキルを使って患者の味方となり，ケアをすることが必要となる。欧米にはこうした状況に対応する教育プログラムが多数あるが，イギリスのプログラムを日本に導入し開発されたものとして包括的暴力防止プログラム（Comprehensive Violence Prevention and Protection Program；CVPPP）がある。

CVPPPは，リスクアセスメントやコミュニケーション法，身体的介入法，振り返りまでを総合的に学ぶプログラムで，合計4日間の研修プログラムとなっている。2020（令和2）年までで1万3000人を越えて受講しており，今後も浸透していくものと考えられる。

CVPPPについては『精神看護学②』第7章-I-D「攻撃的行動・暴力・暴力予防プログラム」を参照。

III 精神保健福祉法における医療の形態と患者の処遇 273

「精神看護学」で学ぶこと
「精神（心）」のとらえ方
精神（心）の発達に関する主要な考え方
家族と精神（心）の健康
暮らしの場と精神（心）の健康
危機状況と精神（心）の健康
現代社会と精神（心）の健康
7 精神保健医療福祉の歴史と現在の姿

7-12)。隔離の理由，開始した日時および解除した日時を診療録に記載する。医師は1日に1回は診察を行う。隔離が12時間以上になる場合には，精神保健指定医の指示が必要となる。

- 隔離中は定期的な会話などによる注意深い観察*と適切な医療および保護を行う。
- 隔離中は洗面，入浴，掃除など患者および部屋の衛生の確保に配慮する（この際，一時的に洗面所などに出ることは隔離解除ではなく看護師の判断で可能である）。
- 解除は医師の判断で行われるが，看護師の観察した内容はその判断に役立つものであるため行動観察は非常に重要である。

▶ 隔離の対象となる患者　隔離の対象となる患者は，次のような場合である。

様式 10

隔離を行うに当たってのお知らせ

殿

　　　　　　　　　　　　　　　　　　　　　　　　年　　　月　　　日

1　あなたの状態が、下記に該当するため、これから（午前・午後　　時　　分）隔離をします。
2　下記の状態がなくなれば、隔離を解除します。

記

ア　他の患者との人間関係を著しく損なうおそれがある等、その言動が患者の病状の経過や予後に悪く影響する状態
イ　自殺企図又は自傷行為が切迫している状態
ウ　他の患者に対する暴行行為や著しい迷惑行為、器物破損行為が認められ、他の方法ではこれを防ぎきれない状態
エ　急性精神運動興奮等のため、不穏、多動、爆発性などが目立ち、一般の精神病室では医療又は保護を図ることが著しく困難な状態
オ　身体的合併症を有する患者について、検査及び処置等のため、隔離が必要な場合
カ　その他（　　　　　　　　　　　　　　　　　　　　　　　　　　　　　　　）

医師の氏名

図7-12　隔離を行うに当たってのお知らせ

- 患者の言動が患者の病状の経過や予後に著しく悪く影響する場合。
- 自殺企図または自傷行為が切迫している場合。
- ほかの患者に対する暴力行為や著しい迷惑行為，器物破損行為があり，ほかの方法では防ぎきれない場合。
- 急性精神運動興奮等のため不穏，多動，爆発性などが目立ち，一般病室では対応が困難な場合。
- 身体的合併症があって，検査および処置等のため，隔離が必要な場合（翌日までの禁飲食を維持することが難しいなど）。

このほか，本人が静かで安全な環境を希望し，本人の意思により保護室への入室と施錠を求める場合がある。この場合には隔離には当たらないので，本人が希望すれば，すぐに部屋を出られる。この際は，本人の意思による入室である旨を明記し，書面で同意を得る。

2 | 身体的拘束

身体的拘束は「特別に医療的な配慮がなされた衣類又は綿入り帯等を使用して，一時的に患者の身体を拘束し，その運動を抑制する行動の制限」である。

身体的拘束は，身体の自由が利かなくなる制限であり2次的な身体的障害の可能性もあるため，やむを得ない処置として行われ，できる限り早期に，ほかの方法へ切り替えるよう努めなければならない。

身体的拘束については精神保健指定医が診察し，指示する必要がある。この際，患者に告知する（図7-13）。診療録へも理由，開始した日時および解除した日時を記載する。

身体的拘束を行っている間は，原則として常時の臨床的観察*を行わなければならない。また医師は頻繁に診察を行い，拘束の必要がなくなれば，すぐに解除するようにする。この際には精神保健指定医でなく医師でよい。

▶ **身体的拘束が行われる条件**　①自殺企図または自傷行為が著しく切迫している（手が使えれば首をつろうとしてしまう，自分で自分の目を突いてしまうなど），②多動または不穏が顕著，③精神障害のために，そのまま放置すれば患者の生命にまで危険が及ぶ恐れがある場合（身体疾患が重症で処置が必要であるにもかかわらず，理解できずに輸液などを外してしまうことが長時間繰り返される），である。

ちなみに，①車椅子の転倒防止のための短時間のベルト固定（常時固定する場合は身体的拘束に該当する），②短時間の輸液のための固定，③鍵付きでない危険防止のためのつなぎ服，は身体的拘束には当たらないとされている。

---

* 観察：隔離にあたっては「注意深い」観察，身体的拘束にあたっては「常時の臨床的」観察をすることになっている。厚生労働省は，これがどの程度の頻度かについては触れていないが，日本医療機能評価機構の病院評価の項目では，隔離は30分に1回，身体的拘束は15分に1回を観察の基準としている。

様式 11

身体的拘束を行うに当たってのお知らせ

　　　　　　　殿

　　　　　　　　　　　　　　　　　　　　　　　　　　　年　　　月　　　日

1　あなたの状態が、下記に該当するため、これから（午前・午後　　時　　分）身体的拘束を
します。

2　下記の状態がなくなれば、身体的拘束を解除します。

　　　　　　　　　　　　　　　　　記

ア　自殺企図又は自傷行為が著しく切迫している状態

イ　多動又は不穏が顕著である状態

ウ　ア又はイのほか精神障害のために、そのまま放置すれば患者の生命にまで危険が及ぶおそれ
　がある状態

エ　その他（　　　　　　　　　　　　　　　　　　　　　　　　　　　　　）

　　　　　　　　　　　　　　　　　　　精神保健指定医の氏名

図7-13 身体的拘束を行うに当たってのお知らせ

Column

隔離や身体的拘束の判断

　日本では精神保健福祉法により，隔離の開始にあたっては，医師，特定医師，精神保健指定医の指示，身体的拘束の開始にあたっては，精神保健指定医の指示が必要である。人権擁護の観点から，このことは大変重要な意味をもつ。ところが，このことは言い換えれば「いくら精神看護学に精通していても，看護師ではその判断をする能力があるとはいえない」ということになる。

　イギリスには精神保健福祉法に相当するものに「Mental Health Act」があり，またその運用指針として「Code of Practice」があるが，このなかでは緊急時（非常に危険性が高い状態で医師が不在であるような場合）の隔離や身体的拘束は，看護師で判断できることになっている。もちろん，その後，速やかに医師の診察を受ける必要があるのだが，日本でも緊急時であれば看護師がその判断をする資質をもっていると考えてもらえるように専門性を高めていく努力が必要だろう。

❶精神医療審査会

入院状況にある患者あるいはその家族が，たとえば不当に入院させられていると感じるとき，または「ひどい扱いを受けている」と感じたときには，どうすればよいだろうか。医療者が絶対的な決定権をもって法を運用できるとすれば，患者は不当に処遇されてしまう。

こうした人権侵害から守るための権利擁護の法的側面について，ここでは都道府県（政令指定都市の場合には市）に設置されている**精神医療審査会**を中心に解説する。

これまでみてきた事項のなかで，患者が入院する際の入院の告知文には処遇改善への請求や退院請求が行えることが記載されていた。これは患者の人権を保障し不当拘束や差別的扱いを防ぐためのものである。

また，病院からは入院患者の定期病状報告が提出されることも述べてきた。

これらに対応するためには，患者の人権保障という観点から公平中立な立場で判断する機関が必要になる。これが精神医療審査会である（精神保健福祉法第 12 条）。

- **精神医療審査会の業務**：精神医療審査会は都道府県（および政令指定都市）に設置され，①医療保護入院の届け出，②措置入院，医療保護入院患者の定期病状報告，③患者からの退院請求，処遇改善請求の審査を行う。
- **精神医療審査会の構成員**：①精神障害者の医療に関し学識経験を有する者（精神保健指定医）2 人以上，②法律に関し学識経験を有する者（弁護士等）1 人以上，③「精神障害者の保健または福祉に関し学識経験を有する者（精神保健福祉士等）1 人以上（2016［平成 28］年より）を含む計 5 人で構成されている。

精神医療審査会で行われる定期病状報告の審査も，法を遵守した医療が行われているかを審査し，不当な入院が行われていないかを確かめるものであるから，これも人権擁護の一つである。

また，**退院請求**や，**処遇改善請求**も精神医療審査会の役割である。

❷そのほかの権利擁護

前述の精神保健指定医や指定病院の制度，そして通信制限の禁止も人権擁護の方法である。また，精神保健福祉法第 38 条には報告徴収，改善命令等が定められている。これは，

Column 精神保健福祉法と守秘義務

　個人情報保護については医療者として熟知する必要があるところだが，精神保健福祉法も第 53 条第 2 項に「精神科病院の職員又はその職にあつた者が，この法律の規定に基づく精神科病院で知り得た人の秘密を正当な理由がなく漏らしたとき」には「一年以下の懲役又は百万円以下の罰金に処する」という処罰規定を明記している。

「精神看護学」で学ぶこと

「精神（心）」のとらえ方

精神（心）の発達に関する主要な考え方

家族と精神（心）の健康

暮らしの場と精神（心）の健康

危機状況と精神（心）の健康

現代社会と精神（心）の健康

7 精神保健医療福祉の歴史と現在の姿

厚生労働大臣または都道府県知事が必要と認めるときに病院管理者に報告を求めたり，立ち入って検査や診察を行ったりすることができ，もし違反があれば，必要な改善命令や患者を退院させる命令などができる。

C 法の運用と看護ケア

　ここまで，精神保健福祉法が当事者の権利を守るものであることは述べてきた。しかし紹介した告知文や法の条文をみてみると，いまひとつ，権利を守る，というよりも「強制する」というイメージが残らないだろうか。この告知文をそのまま業務として当事者に読み上げることを想像してみると，そこには単に業務としての無機質な響きがないだろうか。法は人の権利を保証するものでなければならないが，ここに存在するのは公正さや正義といった考え方である。しかし，ここにも落とし穴はある。多忙な業務を抱えて，多くの患者さんの処置やケア計画で一日が過ぎるというようなとき，「法の範囲で適切にケアしている」ことだけに依拠してしまうと，いずれ疲弊し作業的に業務をこなす看護になってしまうかもしれない。感情社会学の崎山[27]によると，そこにあるのは合理性を優先した業務性すなわち「業務としての仕事」である。これと対比されるのはケアという文脈での感情性である。これは合理性を置いておいても当事者の味方になる，という姿勢だろう。ここで必要となるのが真摯にその人に向き合う誠実な姿勢[28]でありサリヴァンのいう患者を人として尊敬すること[29]，なのである。入院している人の声なき声に応え，いたわりと配慮を欠かさないことを前提に法律を守っていくことが求められる。

　また，日本の精神保健福祉法による強制入院制度，特に医療保護入院制度が本人の意思と関係なく入院を強制する点で人権上の問題があるという，制度そのものへの指摘もある。2006 年に国連で障害者権利条約が採択され，2014（平成 26）年に日本はこれを批准したが，これについての第 1 回目の日本政府審査が 2022（令和 4）年に行われた。そのなかでも日本の精神科入院制度についての意見が出されている。同年 9 月 9 日，総括所見が公表され，強制入院を認めた法律の廃止を求められた。これについては法的拘束力があるものではないが，今後の精神科医療体制の在り方に大きく影響するものとみられる。さらに，厚生労働省も 2021（令和 3）年から「地域で安心して暮らせる精神保健医療福祉体制の実現に向けた検討会」を開催し，そのなかで特に医療保護入院の見直し，隔離や身体的拘束の最小化に向け基準の見直しなどが検討されている。これからの精神科医療が当事者にとって本当の意味での助けになるよう，看護師は精神科医療に内面化された位置からではなく，社会の側から考える視点をもつことが求められる。

文献
1）　清水順三郎：精神障害の理解〈佐藤壹三監：精神障害をもつ人の看護〈新体系看護学全書〉〉メヂカルフレンド社，2002.
2）　ジェラール・マッセ，他著，岡本重慶，和田央訳：絵とき精神医学の歴史，星和書店，2002.
3）　前掲書2）.

4) 前掲書2).

5) 田口寿子：フランス精神医療の歴史・現状・課題〈松原三郎，佐々木一編：世界における精神科医療改革〈専門医のための精神科臨床リュミエール22〉〉，中山書店，2010，p.118-127.

6) Brown, G.W., et al.：Influence of family life on the schizophrenic disorders；a replication. Br J Psychiatry, 121（562）：241-258, 1972.

7) WHO Regional Office for Europe：Policies and practices for mental health in Europe；meeting the challenges, WHO Regional Office for Europe, 2008.

8) 清野絵，他：イタリアにおける精神医療改革〈松原三郎，佐々木一編：世界における精神科医療改革〈専門医のための精神科臨床リュミエール22〉〉，中山書店，2010，p.105-117.

9) ジャック・オックマン著，阿部惠一郎訳：精神医学の歴史，新版，白水社，2007.

10) 八木剛平，田辺英：精神病治療の開発思想史；ネオヒポクラティズムの系譜，星和書店，1999.

11) 浅野弘毅：精神医療論争史；わが国における「社会復帰」論争批判，批評社，2000.

12) 八木剛平：精神分裂病の薬物治療学；ネオヒポクラティズムの提唱，金原出版，1997.

13) Harding C. M., Brooks G.W.：The Vermont Longitudinal Study of Persons With Severe Mental Illness, Ⅱ；Long-Term Outcome of Subjects Who Retrospectively Met DSM- Ⅲ Criteria for Schizophrenia, Am J Psychiatry, 144（6）：727-735, 1987.

14) 八木剛平，田辺英：日本精神病治療史，金原出版，2002.

15) 岡田靖雄：吹き来る風に；精神科の臨床・社会・歴史，中山書店，2011.

16) 岡田靖雄：日本精神科医療史，医学書院，2002.

17) 前掲書16).

18) 前掲書16).

19) 桑原治雄：日本における地域精神医療の歴史〈松下正明編：精神医療の歴史〈臨床精神医学講座 S1 巻〉〉，中山書店，1999.

20) 前掲書19).

21) 谷中輝男：生活支援；精神障害者生活支援の理念と方法，やどかり出版，1996.

22) 木村草太：キヨミズ准教授の法学入門，星海社，2012.

23) 大谷實：精神科医療の法と人権，弘文堂，1995，p.34.

24) 姜文江，辻川圭乃編：自由を奪われた精神障害者のための弁護士実務；刑事・医療観察法から精神保健福祉法まで，現代人文社，2017，p.123-129.

25) 国立精神・神経センター精神保健研究所：精神保健医療福祉に関する資料，2023. https://www.ncnp.go.jp/nimh/seisaku/data/630.html（最終アクセス日：2023/10/10）

26) 日本精神科看護協会監：新・看護者のための精神保健福祉法 Q&A；平成 27 年版，中央法規出版，2015，p.252-253.

27) 崎山治男：「心の時代」と自己；感情社会学の視座，勁草書房，2005.

28) 横田泉：精神医療のゆらぎとひらめき，日本評論社，2019.

29) 中井久夫：サリヴァン，アメリカの精神科医，みすず書房，2019，p.80.

参考文献

・ピエール・ピショー著，帚木蓬生，大西守訳：精神医学の二十世紀，新潮社，1999.

・エドワード・ショーター著，木村定訳：精神医学の歴史；隔離の時代から薬物治療の時代まで，青土社，1999.

・浅井邦彦，他：精神科医療における行動制限の最小化に関する研究；精神障害者の行動制限と人権確保のあり方，平成 11 年度厚生科学研究受補助金（障害保健福祉総合研究事業），2000.

・伊勢田堯，西田淳志：近年のイギリスにおける精神保健改革〈松原三郎，佐々木一編：世界における精神科医療改革〈専門医のための精神科臨床リュミエール22〉〉，中山書店，2010，p.24-39.

・大谷實：新版精神保健福祉法講義，成文堂，2010，p.164.

・小俣和一郎：精神病院の起源；近代編，太田出版，2000.

・小俣和一郎：精神病院の起源，太田出版，1998.

・川本哲郎：強制治療システムのこれから〈町野朔編：精神医療と心神喪失者等医療観察法〉，ジュリスト増刊，有斐閣，2004，p.122-126.

・厚生労働省：各種様式について．http://www.mhlw.go.jp/seisakunitsuite/bunya/hukushi_kaigo/shougaishahukushi/kaisei_seisin/youshiki.html（最終アクセス日：2021/11/2）

・髙柳功，他編著：三訂精神保健福祉法の最新知識；歴史と臨床実務，中央法規出版，2015.

・日本精神科救急学会：精神科救急医療ガイドライン（1）；総論及び興奮・攻撃性への対応，2009.

・下里誠二編：最新 CVPPP トレーニングマニュアル；医療職による包括的暴力防止プログラムの理論と実践，中央法規出版，2019.

・山内俊雄，他編：精神科専門医のためのプラクティカル精神医学，中山書店，2009，p.622.

「精神看護学」で学ぶこと

「精神（心）」のとらえ方

精神（心）の発達に関する主要な考え方

家族と精神（心）の健康

暮らしの場と精神（心）の健康

危機状況と精神（心）の健康

現代社会と精神（心）の健康

7

精神保健医療福祉の歴史と現在の姿

1 フロイト, S.（Freud, S.）のいう現実原則に従って機能し, 防衛機制を働かせるのはどれか。

（100 回 PM77）

1. イ ド   2. 自 我   3. 超自我   4. リビドー

2 Aさん（50 歳, 男性）は, アルコール依存症のために断酒目的で入院した。入院前日の夜まで毎日飲酒をしていたと話している。
alcohol dependence
入院当日に優先的に行うのはどれか。

（103 回 PM67）

1. 抗酒薬の説明を行う。   2. 断酒会への参加を促す。
3. 振戦の有無を確認する。   4. ストレス対処行動を分析する。

3 がんの告知を受けた患者の態度と防衛機制の組合せで正しいのはどれか。

（103 回 PM39）

1. がんのことは考えないようにする ──────── 投 射
2. がんになったのは家族のせいだと言う ──────── 抑 圧
3. 親ががんで亡くなったので自分も同じだと話す ──── 代 償
4. 通院日に来院せず, 家でゲームをしていたと話す ─── 逃 避

4 Aさん（23 歳, 女性）は, トラックの横転事故に巻き込まれて一緒に歩いていた友人が死亡し, 自分も軽度の外傷で入院している。看護師がAさんに「大変でしたね」と声をかけると, 笑顔で「大丈夫ですよ。何のことですか」と言うだけで, 事故のことは話さない。Aさんは検査の結果, 軽度の外傷以外に身体的な異常や記憶の障害はない。
この現象はどれか。

（103 回 PM68）

1. 解 離
2. 昇 華
3. 合理化
4. 反動形成

5 精神保健福祉センターの役割はどれか。

（100 回 PM81）

1. 精神障害者の更正保護   2. 精神障害児の緊急一時保護
3. 精神障害者への障害年金の給付   4. 市町村への精神保健業務の技術指導

6 精神保健医療福祉に関する法律について正しいのはどれか。**2 つ選べ**。

（106 回 PM89）

1. 自殺対策基本法に基づき自殺総合対策大綱が策定されている。
2. 障害者基本法の対象は身体障害と精神障害の 2 障害と規定されている。
3. 発達障害者支援法における発達障害の定義には統合失調症が含まれる。
schizophrenia

4. 精神通院医療の公費負担は精神保健福祉法による自立支援医療で規定されている。

5. 犯罪被害者等基本法は犯罪被害者等の権利利益の保護を図ることを目標としている。

7 心神喪失等の状態で重大な他害行為を行った者の医療及び観察に関する法律の目的はどれか。 (99回 AM72)

1. 社会復帰の促進
2. 責任能力の判定
3. 刑務所での精神科治療
4. 医療少年院での精神科治療

8 精神科病院で行動制限を受ける患者への対応で正しいのはどれか。**2つ選べ**。 (107回 AM89)

1. 行動制限の理由を患者に説明する。
2. 原則として2名以上のスタッフで対応する。
3. 信書の発受の対象は患者の家族に限定する。
4. 精神保健指定医による診察は週1回とする。
5. 12時間を超えない隔離は看護師の判断で実施する。

9 精神保健法から精神保健及び精神障害者の福祉に関する法律への改正で行われたのはどれか。 (105回 AM61)

1. 私宅監置の廃止
2. 任意入院の新設
3. 通院医療公費負担制度の導入
4. 精神障害者保健福祉手帳制度の創設

10 発達段階と心の健康問題の組合せで最も関連が強いのはどれか。 (103回追 PM70)

1. 幼児期 ―― 摂食障害
2. 青年期 ―― 分離不安
3. 成人期 ―― アルコール依存
   alcohol dependence
4. 老年期 ―― 青い鳥症候群

1 　　　　　　　　　　　　　　　　解答 **2**

フロイトは，人の心を，エス（イドともいう），自我，超自我の3つの機関からなるとした。

×1：もともと人間にはエスしかなく，そこでは欲動（からだから起きる本能が心では欲動となるとフロイトは考えていた）が無秩序にうごめいているとした。

○2：自我（エゴともいう）は，エスからくる欲動を発現しようとして，現実や超自我からかかる圧力によって感じる不安や不快を避けるために，様々な防衛機制を発動させる。

×3：エディプスコンプレックスを乗り越えていく過程で，内在化される無意識的な道徳や良心，さらには自我理想が超自我（スーパーエゴともいう）である。

×4：リビドーは，生命活動や精神活動のエネルギーとなる性的な欲求・衝動のことである。

2 　　　　　　　　　　　　　　　　解答 **3**

アルコール離脱症状は多彩であるが，発汗，心拍上昇，血圧上昇，悪心・嘔吐，下痢などの自律神経系症状が先行し，その後，不安焦燥，不眠，意識障害，幻覚，精神運動興奮，けいれん発作（全般性強直間代発作）などの症状が出現する。離脱症状が最も強く出現するのは，断酒後の24〜72時間である。

○3：Aさんは，入院して断酒したことにより，様々な離脱症状が出現するおそれがあり，特に最初の3日間ほどは注意が必要である。入院当日は，手指の振戦など離脱症状の有無の観察が優先される。

×1，2，4：今後の治療・看護として考えられるが，入院当日の優先事項とするのは早すぎる。

3 　　　　　　　　　　　　　　　　解答 **4**

×1：投射（投影）とは，自分が認めたくないような感情や欲求を，あたかも他者のもの，あるいは他者から向けられたものであるとみなすことである。

×2：抑圧とは，不快や不安，葛藤など，自分にとって都合の悪い欲求などが意識に上がらないよう，ふたをして無意識の領域に抑え込むことである。

×3：代償（補償）とは，自分の欠点や劣等感をほかの優越感で覆い隠すことで，心の安定を保とうとすることをいう。

○4：逃避とは，逃避困難な状況や危険に直面すると，傷つくことを避けるために，目の前の現実から逃げることである。

4 　　　　　　　　　　　　　　　　解答 **1**

○1：解離とは，生死にかかわることや深い悲しみを経験したとき，自分から切り離してやり過ごそうとすることである。

×2：昇華とは，そのまま表現すると不都合な感情や欲求を，社会に認められる健全な形で発揮することである。

×3：合理化とは，欲求をありのままに認めず，自分の行為を正当化し，理由づけをすることである。

×4：反動形成とは，自分の中にある認めがたい欲求や感情を隠すために，自分の素直な感情を表面に出さず，正反対の態度をとることである。

5 　　　　　　　　　　　　　　　　解答 **4**

○：4
×：1，2，3

地域において精神保健福祉を担当している機関としては，保健所，市町村，精神保健福祉センターなどがあり，精神保健福祉センターは，都道府県や地方自治法による政令指定都市が設置している。主な業務は精神保健福祉法第6条に規定され，①精神保健および精神障害者の福祉に関する知識の普及および調査研究，②精神保健および精神障害者の福祉に関する相談および指導のうち複雑または困難なものを行う，③精神医療審査会の事務を行う，などであり，精神保健業務について，市町村への技術的な協力や援助も実施する。

---

6 解答 **1, 5**

○**1**：2006（平成18）年に自殺対策基本法が公布され，その後，自殺総合対策大綱が閣議決定された。すべての都道府県および市町村が自殺対策計画を策定し，地域レベルの実践的な取り組みにより，若年層向けの対策や勤務問題による自殺対策が進められている。

×**2**：この法律の第2条で「この法律において『障害者』とは，身体障害，知的障害又は精神障害があるため，継続的に日常生活又は社会生活に相当な制限を受ける者をいう」と明確に規定されている。

×**3**：発達障害者支援法は，自閉症，アスペルガー症候群その他の広汎性発達障害，学習障害，注意欠如・多動性障害などの発達障害をもつ者に対する援助などについて定めた法律で，2004（平成16）年に成立した。統合失調症は含まない。

×**4**：精神通院医療の公費負担は，障害者総合支援法で自立支援医療として，都道府県・指定都市により通院医療に係る自立支援医療費が支給される（ただし所得により負担上限額が設定されている）。

○**5**：犯罪被害者等基本法は，2004（平成16）年に「犯罪被害者等の権利や利益の保護を図る」ことを目的に施行された法律である。被害を受けたときから再び平穏な生活を営むことができるようになるまでの間，必要な支援を継続して受けることができるよう講じられることを掲げ，犯罪被害者等への支援を「国・地方公共団体・国民の責務である」と位置づけているのも注目される。

---

7 解答 **1**

○：1
×：2, 3, 4

日本の医療観察法は，心神喪失または心神耗弱の状態（精神障害のために善悪の区別がつかず，通常の刑事責任を問えない状態）で殺人・放火・強盗・強制性交などの重大な他害行為を行った人に対する，適切な医療の提供と社会復帰の促進を目

---

8 解答 **1, 2**

○**1**：患者の行動を制限する場合は，その理由を患者に説明する必要がある。

○**2**：患者の安全や不当な取り扱い防止のため原則として2名以上のスタッフで対応する。

×**3**：信書の発受は制限してはならないものとされており，家族に限定されず自由である。

×**4**：原則，1日1回以上の診察が必要とされる。

×**5**：隔離は看護師ではなく医師の判断で行われる。さらに隔離が12時間以上となる場合には精神保健指定医の指示が必要となる。

---

9 解答 **4**

×**1**：1950（昭和25）年に適切な医療・保護を提供することを目的に精神衛生法が制定され，私宅監置が廃止された。

×**2**：1987（昭和62）年に精神衛生法が精神保健法に改正され，強制入院の安易な実施を防ぐために医療保護入院や任意入院制度を新設，さらには精神保健指定医制度を設けることで精神疾患患者の権利擁護を図る方向に大きく舵を切った。

×**3**：1965（昭和40）年に精神衛生法が一部改正され，通院医療費公費負担制度が新設された。

○**4**：1995（平成7）年の精神保健法から精神保健福祉法（精神保健及び精神障害者の福祉に関する法律）への改正において，精神障害者の医療が，より望ましいものになり権利擁護が十分になされるよう様々な制度的工夫が織り込まれ，精神障害者保健福祉手帳制度の創設，社会復帰と自立促進を促進するための施設の規定，市町村の役割強化などが行われた。

---

10 解答 **3**

×**1**：摂食障害は思春期から青年期の女性に多発し，成人や小児，男性にも認められる。

×**2**：分離不安がみられるのは乳幼児期である。

マーラーは乳幼児の心理的発達を自閉期，共生期，分離個体期の3期に分け，分離個体期のうち再接近期（15〜22か月）で，子どもは母親を一個の独立した人格をもつ人間として認識するようになり，一時的に母親から離れることへの不安（分離不安）を強く感じるようになるとした。

○3：アルコール依存は成人期に多く，近年は，女性や高齢者のアルコール依存症者の増加傾向が顕著である。

×4：現実と理想とのギャップに不満を抱き極端に理想を求める青い鳥症候群は，思春期から青年期に起こりやすい。壮年期から老年期には，子どもに「もう自分が必要とされなくなった」ことを寂しく感じる親も多く，そうした感情にとらわれ続けると，「空の巣症候群」とよばれる抑うつ状態が現れることがある。

索引

新体系看護学全書

精神看護学❶

精神看護学概論／精神保健

		定価（本体2,300円＋税）
2002年11月29日	第1版第1刷発行	
2006年12月13日	第2版第1刷発行	
2011年12月15日	第3版第1刷発行	
2015年12月10日	第4版第1刷発行	
2019年11月15日	第5版第1刷発行	
2021年12月 6 日	第6版第1刷発行	
2024年 1 月31日	第6版第3刷発行	

編　集｜代表　岩﨑　弥生©　　　　　　　　　　　　　　　　　　　　〈検印省略〉

発行者｜亀井　淳

発行所｜✕ **株式会社 メヂカルフレンド社**

https://www.medical-friend.jp
〒102-0073 東京都千代田区九段北3丁目2番4号　麹町郵便局私書箱48号
電話｜(03) 3264-6611　振替｜00100-0-114708

Printed in Japan　落丁・乱丁本はお取り替えいたします
ブックデザイン｜松田行正（株式会社マツダオフィス）
印刷｜(株)太平印刷社　製本｜(有)井上製本所
ISBN 978-4-8392-3389-1　C3347　　　　　　　　　　　　　000633-032